▶ A. Volz
BASICS Psychiatrie

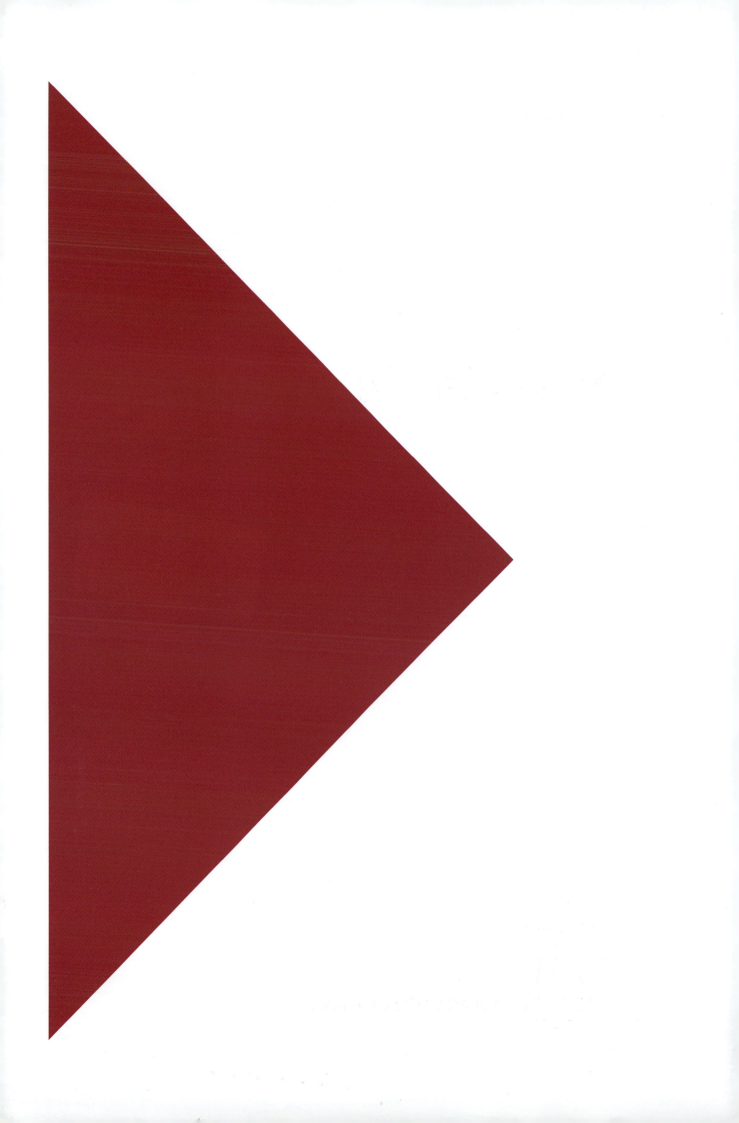

Anja Volz

BASICS
Psychiatrie

3. Auflage

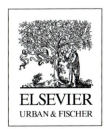

URBAN & FISCHER München

Zuschriften an:
Elsevier GmbH, Urban & Fischer Verlag, Hackerbrücke 6, 80335 München

Wichtiger Hinweis für den Benutzer
Die Erkenntnisse in der Medizin unterliegen laufendem Wandel durch Forschung und klinische Erfahrungen. Der Autor dieses Werkes hat große Sorgfalt darauf verwendet, dass die in diesem Werk gemachten therapeutischen Angaben (insbesondere hinsichtlich Indikation, Dosierung und unerwünschter Wirkungen) dem derzeitigen Wissensstand entsprechen. Das entbindet den Nutzer dieses Werkes aber nicht von der Verpflichtung, anhand weiterer schriftlicher Informationsquellen zu überprüfen, ob die dort gemachten Angaben von denen in diesem Werk abweichen und seine Verordnung in eigener Verantwortung zu treffen.
Für die Vollständigkeit und Auswahl der aufgeführten Medikamente übernimmt der Verlag keine Gewähr.
Geschützte Warennamen (Warenzeichen) werden in der Regel besonders kenntlich gemacht (®). Aus dem Fehlen eines solchen Hinweises kann jedoch nicht automatisch geschlossen werden, dass es sich um einen freien Warennamen handelt.

Bibliografische Information der Deutschen Nationalbibliothek
Die Deutsche Nationalbibliothek verzeichnet diese Publikation in der Deutschen Nationalbibliografie; detaillierte bibliografische Daten sind im Internet über http://www.d-nb.de/ abrufbar.

Alle Rechte vorbehalten
3. Auflage 2015
© Elsevier GmbH, München
Der Urban & Fischer Verlag ist ein Imprint der Elsevier GmbH.

15 16 17 18 19   5 4 3 2

Für Copyright in Bezug auf das verwendete Bildmaterial siehe Quellenverzeichnis.

Das Werk einschließlich aller seiner Teile ist urheberrechtlich geschützt. Jede Verwertung außerhalb der engen Grenzen des Urheberrechtsgesetzes ist ohne Zustimmung des Verlages unzulässig und strafbar. Das gilt insbesondere für Vervielfältigungen, Übersetzungen, Mikroverfilmungen und die Einspeicherung und Verarbeitung in elektronischen Systemen.

Um den Textfluss nicht zu stören, wurde bei Patienten und Berufsbezeichnungen die grammatikalisch maskuline Form gewählt. Selbstverständlich sind in diesen Fällen immer Frauen und Männer gemeint.

Planung: Julia Lux, Isabelle Rottstegge
Lektorat: Alexander Gattnarzik
Redaktion und Register: Dr. Nikola Schmidt
Gestaltungskonzept: Rainald Schwarz, Andrea Mogwitz, München
Herstellung: Alexander Gattnarzik, Andrea Mogwitz, München
Satz: abavo GmbH, Buchloe/Deutschland; TnQ, Chennai/Indien
Druck und Bindung: Printer Trento, Trient, Italien
Umschlaggestaltung: SpieszDesign, Neu-Ulm
Titelfotografie: Mariano Ruiz, Fotolia.com (Spritze); by-studio, Fotolia.com (Pillen); tom, Fotolia.com (Stethoskop)

ISBN Print   978-3-437-42228-7
ISBN e-Book   978-3-437-18720-9

Aktuelle Informationen finden Sie im Internet unter **www.elsevier.de** und **www.elsevier.com**

VORWORT

VORWORT ZUR 3. AUFLAGE

Liebe Leserinnen und Leser,

ausgehend von der 1. Auflage von Fr. Wunn, habe ich für diese 3. Auflage die Ausführungen stärker an der ICD-10 orientiert, die Kapitel entsprechend umgearbeitet und, wo es mir nötig schien, aktualisiert. Kinder- und jugendpsychiatrische Erkrankungen sind soweit aufgenommen, wie sie auch eine Bedeutung für die Erwachsenenpsychiatrie haben. Aktuelle psychopharmakologische, psychotherapeutische und epidemiologische Entwicklungen sind ins Buch eingeflossen und die psychiatrischen Aspekte in der Schwangerschaft und Stillzeit sind ergänzt worden.

Auch diese Neuauflage basiert auf dem BASICS-Reihenkonzept, das Ihnen den Zugang zu psychiatrischen Störungen erleichtern und die klinischen Grundlagen der Psychiatrie näherbringen soll. Es ersetzt selbstverständlich kein Lehrbuch, kann Ihnen aber ein guter Begleiter zu Kursen, Praktika oder Prüfungen sein.

An dieser Stelle möchte ich auch Frau Rottstegge für die Zusammenarbeit im Lektorat des Elsevier-Verlages und insbesondere Fr. Dr. Schmidt für die erneute sehr engagierte und hilfreiche Redaktion danken.

Jedem interessierten Leser sei eine Hospitation in einer psychiatrischen Einrichtung sehr ans Herz gelegt, weil nur in der zwischenmenschlichen Begegnung erfahrbar wird, was „psychisch Kranksein" wirklich bedeutet.

Weilheim in Oberbayern, April 2015
Anja Volz

VORWORT ZUR 1. AUFLAGE

Liebe Studentinnen, liebe Studenten!

Die Psychiatrie hatte und hat immer noch eine schwierige Stellung in Medizin und Gesellschaft. Bis heute werden psychiatrische Patienten gesellschaftlich stigmatisiert. Deshalb fällt es vielen Menschen schwer, ein solches Leiden an sich selbst zu erkennen oder zu akzeptieren. Sehr häufig werden von den Betroffenen die Ursachen ihrer Erkrankung in einer körperlichen Störung oder im sozialen Umfeld gesucht. In der Bevölkerung wird die Institution „Psychiatrie" oft primär mit der Angst vor Zwangstherapie und Entmündigung verbunden. Auch die – durchaus berechtigte – Furcht, schief angesehen oder für „verrückt" erklärt zu werden, wenn man einen Psychiater aufsucht oder gar in der Klinik („Klapse") gewesen ist, fixiert den der Psychiatrie anhaftenden Ruf.

In der Medizin wird die Psychiatrie oft als „Psychofach" abgetan, das ausschließlich dem Interessierten vorbehalten ist. Dabei wird übersehen, dass viele Erkrankungen psychisch bedingt sind oder zumindest psychische Komponenten haben, die auch berücksichtigt werden müssen. Sowohl für die Lebensqualität des Patienten als auch für seine Heilung ist es wichtig, den seelischen Aspekt nicht zu vernachlässigen. So konnte z. B. gezeigt werden, dass somatische Erkrankungen besser und effektiver geheilt werden konnten, wenn die psychische Betreuung adäquat war.

Bis zu 30 % der Patienten einer Allgemeinarztpraxis leiden an psychischen Erkrankungen. Das Fach der Psychiatrie ist weit gefächert. Dazu gehören nicht nur die bekannte Schizophrenie oder die Depression, sondern es geht auch um Abhängigkeiten von verschiedensten Substanzen, um Schlaf- oder Essstörungen, Persönlichkeitsstörungen und anderes.

Im Gegensatz zur allgemein vorherrschenden Meinung ist die Psychiatrie also Teil eines jeden Fachgebietes in der Medizin. Derjenige, der sich darin zeitig Grundkenntnisse aneignet, kann oft seinen Patienten durch frühere Diagnosestellung und Überweisung an einen Spezialisten große Dienste leisten. Umgekehrt sollten z. B. in der Onkologie die schwerstkranken Patienten auch von psychischer Seite betreut werden, um ihnen eine ganzheitliche Therapie zu ermöglichen.

Dieses Buch aus der BASICS-Reihe soll also einen Überblick über dieses sehr vielseitige Fach bieten, ohne ausführlichere Lehrbücher ersetzen zu wollen. Die Themen werden großteils auf einer oder zwei Doppelseiten abgehandelt, sodass ein schneller Einstieg in die einzelnen Bereiche ermöglicht wird. Ergänzt werden die klar strukturierten Inhalte durch zahlreiche Tabellen und Abbildungen. Um den klinischen Bezug herzustellen und auf Probleme bei der Diagnosestellung oder Unterscheidung zwischen körperlicher oder psychischer Störung hinzuweisen, dienen die Fallbeispiele am Ende des Buches.

Mein besonderer Dank gilt Dr. Florian Pilger, der mir nicht nur, aber besonders bei fachlichen Aspekten eine große Hilfe war. Des Weiteren danke ich meiner Lektorin Dagmar Reiche (Sprachquadrat) und meiner Betreuerin vom Elsevier, Urban & Fischer Verlag, Willi Haas für die große Geduld und Unterstützung in jeglicher Hinsicht. Für viele hilfreiche Ratschläge (nicht nur) in studentischer Hinsicht danke ich Claas Bartram und meinen Eltern, weil sie immer hinter mir standen und mich unterstützten.

Ich hoffe, die Studenten im klinischen Abschnitt mit diesem Buch unterstützen zu können und sie für das Fach und dessen Bedeutung ein wenig zu gewinnen.

Viel Spaß damit!

München, im Winter 2005
Eva Wunn

ABKÜRZUNGSVERZEICHNIS

A., Aa.	Arteria, Arteriae
Abb.	Abbildung
Abk.	Abkürzung
AD	Antidepressiva
ADHS	Aufmerksamkeitsdefizit-Hyperaktivitätssyndrom
AP	Antipsychotika
Ätiol.	Ätiologie
AV-Block	atrioventrikulärer Block
Benzos	Benzodiazepine
BMI	Body-Mass-Index
bzw.	beziehungsweise
ca.	zirka (ungefähr)
CJK	Creutzfeldt-Jakob-Krankheit
CT	Computertomografie/-gramm
DD	Differenzialdiagnose
d. h.	das heißt
EEG	Elektroenzephalografie/-gramm
EKT	Elektrokrampftherapie
EOG	Elektrookulogramm
EPMS	extrapyramidal-motorische Störungen
etc.	et cetera
evtl.	eventuell
GABA	Gammaaminobuttersäure
ges.	gesamt
ggf.	gegebenenfalls
Ggs.	Gegensatz
GI(-)T(rakt)	Gastrointestinaltrakt
GT	Gesprächstherapie
HIV	human immunodeficiency virus
HOPS	hirnorganisches Psychosyndrom
i. A.	im Allgemeinen
i. a.	intraarteriell
i. m.	intramuskulär
Ind.	Indikation
inkl.	inklusive
insbes.	insbesondere
insges.	insgesamt
IPT	interpersonelle Psychotherapie
i. v.	intravenös
KH	Krankheit
KHK	koronare Herzkrankheit
Klassifik.	Klassifikation
Kompl.	Komplikationen
Kontraind.	Kontraindikation(en)
LJ	Lebensjahr
M., Mm.	Musculus, Musculi
MAO-Hemmer	Monoaminooxidasehemmer
min	Minuten
mind.	mindestens
Mio.	Millionen
MMS	Mini Mental State
MNS	malignes neuroleptisches Syndrom
Mrd.	Milliarden
MRT	Magnetresonanztomografie/-gramm
Ncl., Ncll.	Nucleus, Nuclei
NW	Nebenwirkung
o. g.	oben genannt
PET	Positronenemissionstomografie/-gramm
Ph.	Phase
pos.	positiv
Progn.	Prognose
Prophyl.	Prophylaxe
PS	Persönlichkeitsstörung
PTBS	posttraumatische Belastungsstörung
rel.	relativ
RLS	Restless-Legs-Syndrom
s.	siehe
s. a.	siehe auch
SAS	Schlafapnoesyndrom
s. c.	subkutan
SLE	systemischer Lupus erythematodes
SNRI	selektiver Noradrenalin-Wiederaufnahmehemmer
s. o.	siehe oben
sog.	sogenannt
SPECT	Single-Photon-Emissionscomputertomografie/-gramm
SSRI	selektiver Serotonin-Wiederaufnahmehemmer
STH	somatotropes Hormon
s. u.	siehe unten
Syn.	Synonym
Tab.	Tabelle
Ther.	Therapie
u. a.	unter anderem
u. Ä.	und Ähnliches
u. U.	unter Umständen
u. v. a.	und viele andere
V., Vv.	Vena, Venae
V. a.	Verdacht auf
v. a.	vor allem
vgl.	vergleiche
VT	Verhaltenstherapie
WHO	World Health Organisation
WS	Wirbelsäule
z. B.	zum Beispiel
ZNS	Zentralnervensystem
z. T.	zum Teil
zzt.	zurzeit

INHALTSVERZEICHNIS

ALLGEMEINER TEIL 1

Grundlagen 2
1 Einführung und psychiatrische Erstuntersuchung 2
2 Psychopathologischer Befund 4
3 Klassifikation und Epidemiologie 6
4 Diagnostik in der Psychiatrie 8

Therapie 10
5 Nichtmedikamentöse Therapieverfahren 10
6 Psychopharmaka: Antidepressiva und Phasenprophylaktika 16
7 Psychopharmaka: Antipsychotika 18
8 Weitere Psychopharmaka 20

SPEZIELLER TEIL 23

Affektive Störungen 24
9 Depression und anhaltende affektive Störungen 24
10 Bipolare Störungen 28

Schizophrene Störungen 30
11 Schizophrenie 30

Neurotische Störungen 36
12 Angststörungen 36
13 Zwangsstörungen 40
14 Somatoforme Störungen 42
15 Belastungs- und Anpassungsstörungen 44
16 Dissoziative Störungen 46

Persönlichkeitsstörungen und Verhaltensauffälligkeiten 48
17 Persönlichkeitsstörungen 48
18 Essstörungen 52
19 Sexualstörungen 54
20 Schlafstörungen 56

Suchterkrankungen 59
21 Alkoholabhängigkeit 59
22 Drogen- und Medikamentenabhängigkeit 64

Kinder- und Jugendpsychiatrie 68
23 Intelligenzminderung, Entwicklungs- und Verhaltensstörungen 68

Organische psychische Störungen 72
24 Demenz und Delir 72

Spezielle Aspekte der Psychiatrie 78
25 Psychiatrische Notfälle 78
26 Psychiatrische Aspekte der Schwangerschaft und Stillzeit 82
27 Juristische Aspekte in der Psychiatrie 84

FALLBEISPIELE 87
28 Fall 1: Kraftlosigkeit und Bauchschmerzen 88
29 Fall 2: Wirre Ideen 90
30 Fall 3: Nur noch Rohkost 92
31 Fall 4: Unerklärliche Herzattacken 94

ANHANG 97
32 Glossar 98
33 Tabellen und Quellenverzeichnis 100
34 Register 101

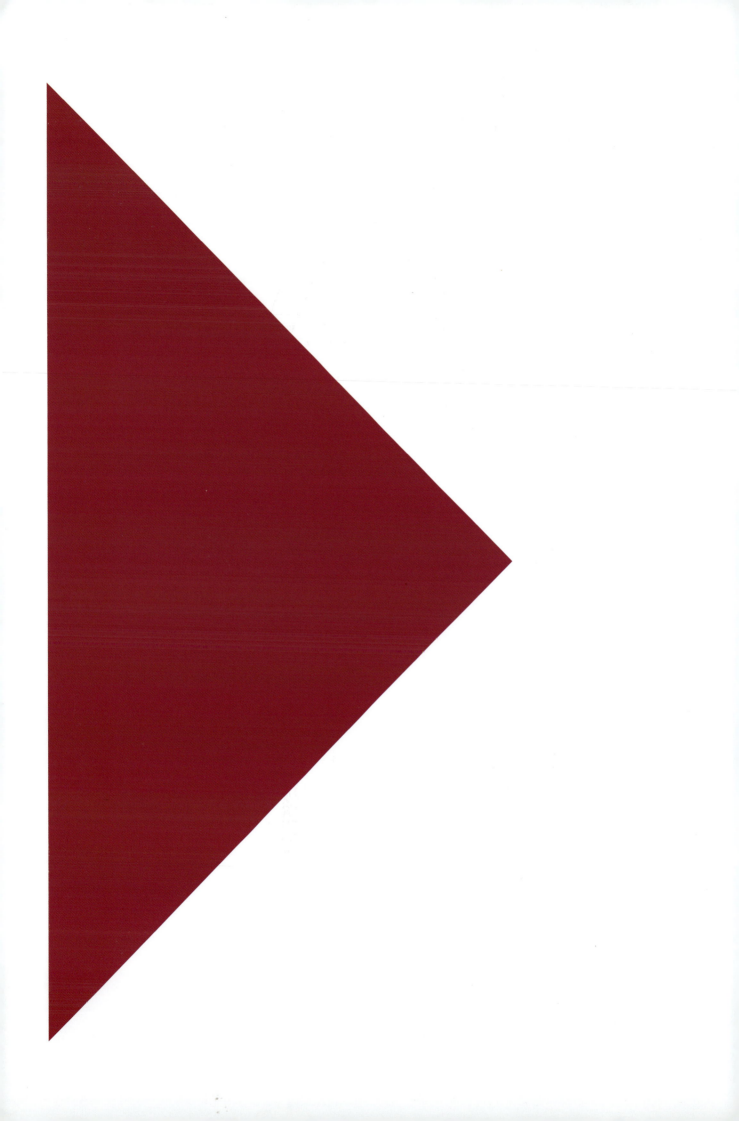

Allgemeiner Teil

Grundlagen

1 Einführung und psychiatrische Erstuntersuchung 2
2 Psychopathologischer Befund 4
3 Klassifikation und Epidemiologie 6
4 Diagnostik in der Psychiatrie 8

Therapie

5 Nichtmedikamentöse Therapieverfahren 10
6 Psychopharmaka: Antidepressiva und Phasenprophylaktika 16
7 Psychopharmaka: Antipsychotika 18
8 Weitere Psychopharmaka 20

1 EINFÜHRUNG UND PSYCHIATRISCHE ERSTUNTERSUCHUNG

Warum ist psychiatrisches Wissen für den Arzt wichtig?

Das Feld der Psychiatrie ist weit. Etwa 30 % der Patienten einer Allgemeinarztpraxis leiden unter psychischen Erkrankungen. Zu den häufigsten zählen **Depressionen, Angsterkrankungen, somatoforme Störungen** und **Alkoholismus.** Nur wenige psychische Störungen werden auch als solche erkannt. Sowohl bei der Depression als auch bei der Angststörung oder den somatoformen Störungen gibt es Ausprägungen, bei denen fast ausschließlich körperliche Symptome im Vordergrund stehen. Aufwendige und vielseitige diagnostische Bestrebungen, dem vermeintlichen körperlichen Leiden auf die Spur zu kommen, schlagen fehl. Es besteht die Gefahr, dass durch wiederholte somatische Abklärungen der Glaube des Patienten, tatsächlich an einer somatischen Erkrankung zu leiden, sozusagen bestätigt und damit fixiert wird. Auch wenn keine organische Ursache für die Beschwerden gefunden werden können, leiden die Erkrankten unter ihren körperlichen Missempfindungen. Fehlt nach mannigfaltigen Untersuchungen ein organisches Korrelat, wird erst nach langer Zeit die Diagnose eines zugrunde liegenden psychischen Leidens gestellt. Dann ist es sehr schwierig, den Patienten für diese Sicht der Dinge zu gewinnen. Er fühlt sich nicht selten stigmatisiert und nicht mehr ernst genommen. So ist auch das häufig zu beobachtende „doctor shopping" zu erklären. Das Vertrauensverhältnis ist gestört, die Patienten wechseln den Arzt. In der Psychiatrie werden psychische und körperliche Faktoren für die Entstehung einer Erkrankung gleichermaßen berücksichtigt. Damit spielt sie in jedem Fachgebiet eine große Rolle. So entstehen z. B. depressive Episoden oft im Rahmen schwerer körperlicher Leiden, z. B. nach der Diagnose „Krebs". Hier ist es besonders wichtig, den Betroffenen adäquate Hilfe anzubieten und einen Spezialisten hinzuzuziehen, denn die „Gesundheit der Seele" bedeutet schließlich auch Lebensqualität.

Psychiatrische Erstuntersuchung

Von besonderer Bedeutung ist das Erstgespräch nicht zuletzt deshalb, weil manche Patienten sehr ängstlich, unsicher, misstrauisch oder ablehnend einer Begegnung mit dem Psychiater gegenüberstehen. Oft steht dies auch in Zusammenhang mit der Frage, ob ein Patient aus eigener Entscheidung Rat sucht oder fremdmotiviert in eine Praxis/Klinik kommt. Der Aufbau einer vertrauensvollen Beziehung ist sowohl für die Compliance – also das Einhalten gewisser Behandlungsempfehlungen sowie eine verlässliche Medikamenteneinnahme – als auch für die weitere Betreuung und den Erfolg einer Therapie wichtig. Deshalb sollte der Patient im Erstgespräch erfahren, dass der Arzt auf ihn eingeht, ihn ernst nimmt und nicht be- oder verurteilt. Der Arzt sollte dem Patienten Zeit geben, über seine Probleme zu sprechen und offene Fragen stellen. Auch sollte man keinen falschen Ehrgeiz entwickeln, schon im Erstgespräch alle relevanten Fakten zu erfahren und damit das Gespräch zu sehr zu strukturieren.

Am Ende eines Gesprächs (und das betrifft nicht nur das Erstgespräch) sollte eine Zusammenfassung erstellt werden; außerdem sollten diagnostische oder therapeutische Schritte, die sich aus dem Gespräch ergeben, festgehalten werden (▶ Tab. 1.1).

Es ist sinnvoll, den Patienten darauf hinzuweisen, dass alle an seiner Behandlung beteiligten Personen an die **Schweigepflicht** gebunden sind.

In der Psychiatrie kommt der Schweigepflicht eine besondere Bedeutung zu, da die Gefahr einer Stigmatisierung durch Außenstehende, auch Familienangehörige, groß ist. Die psychiatrische Behandlung ist daher für den Patienten nicht selten mit Schamgefühlen verbunden. Es ist oft sinnvoll, den Patienten zu Beginn einer Therapie nochmals explizit auf die bestehende Schweigepflicht seitens des Therapeuten hinzuweisen. Nur der Patient selbst kann den Arzt von der Schweigepflicht entbinden (s. a. Forensik, ▶ Kap. 27).

Das psychiatrische Erstgespräch besteht aus zwei Kernstücken: Der **Anamneseerhebung** und der **Exploration** mit dem Erstellen eines psychopathologischen Befundes.

Eine **orientierende körperliche und v. a. neurologische Untersuchung** schließt sich jedem Erstgespräch bzw. jeder Neuaufnahme an (▶ Tab. 1.1). Da differenzialdiagnostisch v. a. körperliche Erkrankungen ausgeschlossen werden müssen, ist die Überprüfung des neurologischen Systems unabdingbar.

Anamnese

Aktuelle Krankheitsgeschichte Zu Beginn der Anamnese sollte man sich auf die aktuell bestehende Symptomatik konzentrieren (▶ Tab. 1.2). Dauer und Intensität, Auslöser und Umstände, welche die Symptomatik lindern, müssen erfragt werden. Dabei ist es auch wichtig, nach Schlafstörungen, Appetit und Schmerzen zu fragen. Entscheidend für die weitere Therapie, also ob ein Patient stationär aufgenommen werden muss, sind Fragen nach Selbstverletzung oder Suizidalität, aber auch die Einschätzung der Fremdaggressivität.

> Besonders wichtig: Immer nach bestehender Suizidalität fragen!

Psychische und somatische Vorgeschichte Der Therapeut sollte (mit Hilfe einer evtl. schon bestehenden Patientenakte oder mit dem Patienten selbst) alle zurückliegenden Krankheitsepisoden mit Dauer, Symptomatik und medikamentöser Therapie erarbeiten. Auch körperliche Erkrankungen, Operationen und frühere stationäre Aufenthalte sowie Suizidalität in der Krankheitsvorgeschichte müssen erfragt werden.

Tab. 1.1: Struktur der psychiatrischen Erstuntersuchung.

Personaldaten
Aktuelle Anamnese
Psychiatrische Krankheitsvorgeschichte
Biografische Daten
Primärpersönlichkeit
Familienanamnese
Somatische Anamnese
Suchtanamnese
Fremdanamnese
Erwartungen an die Therapie
Persönliche Ressourcen
Psychopathologischer Befund
Orientierende körperliche Untersuchung

Medikamentenanamnese Die aktuelle Medikation ebenso wie relevante frühere Medikamente sollten in Dosierung, Frequenz und Dauer der Einnahme erfragt werden. Auch Phytotherapeutika oder homöopathische Mittel sind dabei von Interesse. Behandlungserfolge, aber auch Nebenwirkungen und Unverträglichkeiten sollten dokumentiert werden. Wichtig ist es auch zu erfahren, ob somatische Krankheiten bestehen, die medikamentös behandelt werden, um multiple Wechselwirkungen mit Psychopharmaka zu berücksichtigen.

Biografische Daten Zu den biografischen Daten gehören Informationen zu Geburtsumständen, Geschwister und Geschwisterreihenfolge, Beruf der Eltern, Familienatmosphäre, kindliche und schulische Entwicklung, Pubertät, Ausbildung und beruflicher Werdegang, Partnerschaften und Kinder, sexuelle Entwicklung und belastende Lebensereignisse. Im Erstkontakt kann zunächst eine Kurzbiografie erfasst werden, die in folgenden Treffen dann ergänzt oder vertieft werden kann.

Familien- und Sozialanamnese Die Familienanamnese ist unentbehrlich, da viele psychiatrische Erkrankungen (z. B. Depressionen, Schizophrenie) auch eine genetische Komponente besitzen. Das soziale Umfeld bzw. die soziale Einbettung des Patienten ist oft bedeutsam: Die Art der Unterkunft, das familiäre Umfeld, die berufliche Belastung, die Stellung des Patienten in der Gesellschaft sowie seine finanzielle Situation sollten eruiert werden.

Suchtanamnese Dazu gehören Gepflogenheiten wie Alkohol-, Nikotin- und Drogenkonsum. Wichtig ist es auch, die Regelmäßigkeit und Menge des Konsums zu erfragen.

Fremdanamnese Bei vielen Syndromen, bei denen der Patient z. B. nicht krankheitseinsichtig ist, hilft es, die Familie oder das nahe soziale Umfeld zu befragen, um die Schwere und das Ausmaß der Krankheit zu erkennen und eine möglichst objektive Meinung zu erhalten. Hilfreich können auch Informationen vom Hausarzt sein.

Tab. 1.2: Inhalt der Krankenanamnese.

Aktuelle Krankheitsanamnese	Entwicklung der aktuellen Beschwerden und Symptome (Beginn und Dauer)
	Subjektive Gewichtung der Symptome, Beurteilung und Erleben der Erkrankung
	Auslösefaktoren, die insbes. folgende Problemfelder betreffen: ▶ Persönliche Bindungen, Beziehungen, Familie ▶ Berufsprobleme, Lernschwierigkeiten ▶ Soziokultureller Hintergrund
	Bisherige psychopharmakologische, psychotherapeutische oder andere Behandlungsversuche der aktuellen Problematik? Erfolg?
	Komplikationen während der aktuellen Krankheitsphase: Delinquentes Verhalten? Selbst-/Fremdverletzung/Gefährdung? Abusus psychotroper Substanzen?

Zudem kann die Einbeziehung der Familie in die Diagnostik (und ggf. auch die Therapie) eine Voraussetzung für eine bessere Akzeptanz einer psychischen Erkrankung sein und z. B. auch für eine bessere Compliance bei der Medikamenteneinnahme sorgen. Zu beachten ist die Schweigepflicht!

Psychiatrische Exploration

Sie dient dem Erheben eines psychopathologischen Befundes, also das Erkennen psychischer Auffälligkeiten. Durch eine gezielte Gesprächsführung werden dabei die einzelnen Aspekte der Psychopathologie erfragt, aber auch im Verhalten des Patienten beobachtet (▶ Kap. 2).

▶ In der Psychiatrie hat das Erstgespräch als vertrauensbildende Basis einen besonderen Stellenwert. Der Patient soll sich ernst genommen fühlen und ausreichend Raum haben, seine Sicht der Beschwerden darzulegen. Besondere Aufmerksamkeit sollte auf die nicht ausgesprochenen Worte und die Gestaltung des zwischenmenschlichen Kontaktes gerichtet werden.

▶ Das Erheben der Anamnese und die psychiatrische Exploration sind entscheidende Bestandteile der Erstuntersuchung.

▶ Psychiatrische Fragestellungen betreffen auch andere medizinische Fachrichtungen, weil psychische Ursachen sich in körperlichen Symptomen ausdrücken, aber auch körperliche Erkrankungen psychische Auswirkungen haben können.

ZUSAMMENFASSUNG

2 PSYCHOPATHOLOGISCHER BEFUND

Bei der Erhebung des psychopathologischen Befunds wird versucht, das Krankheitsbild zu beschreiben und verschiedene psychische Dimensionen zu charakterisieren, ohne aber eine direkte Verknüpfung zur Ätiologie oder Pathogenese herzustellen.

Äußeres Auftreten
Wichtig dabei sind das gesamte Erscheinungsbild, die Kleidung, Gestik, Mimik und die Körperpflege.

Verhalten
Wie verhält sich der Patient in der Untersuchungssituation? Ist er beispielsweise ablehnend oder misstrauisch, aggressiv oder eher zurückhaltend? Wirkt er kooperativ? Ist er kritikfähig und einsichtsfähig? Gibt es Hinweise auf ein Akzeptieren der Krankheit? Auch ist es wichtig zu berücksichtigen, wie sich der Patient ausdrückt und ob er sich über seine Krankheit bereits informiert hat.

Bewusstseinsstörungen
Unterschieden werden **quantitative** und **qualitative** Bewusstseinsstörungen (▶ Tab. 2.1). Beispiele für qualitative Bewusstseinseinschränkungen sind:
- **Bewusstseinseintrübung:** Die Bewusstseinsklarheit ist eingetrübt, Handeln und Denken sind verwirrt, bestimmte Aspekte der eigenen Person und der Situation können nicht mehr sinnvoll in Einklang gebracht werden. Sie ist typisches Zeichen des Delirs.
- **Bewusstseinseinengung:** Das Bewusstsein ist auf wenige Bereiche eingeengt und starr darauf fixiert, z. B. beim Dämmerzustand der Epilepsie.
- **Bewusstseinsverschiebung:** Eindrücke aus der Umwelt werden verändert wahrgenommen, z. B. Intensitätssteigerung der Gefühlswahrnehmung im Drogenrausch.

Unter quantitativen Bewusstseinsstörungen versteht man eine Bewusstseinsminderung als Störung der Vigilanz, die in verschiedene Grade eingeteilt werden kann.

Tab. 2.1: Quantitative Bewusstseinsstörungen.

Bewusstseinsgrad	Definition
Benommenheit	Patient ist teilnahmslos und verlangsamt, v. a. in der Informationsaufnahme und -verarbeitung.
Somnolenz	Patient ist schläfrig, reagiert nicht adäquat auf Ansprechen, ist aber erweckbar.
Sopor	Patient schläft und ist nur durch Schmerzreize erweckbar.
Koma	Patient ist nicht mehr bei Bewusstsein und auch nicht durch starke Reize erweckbar.

Orientierungsstörungen
Unterschieden werden die Orientierung zur eigenen **Person** (Name, Geburtsdatum, Vorgeschichte), zum **Ort** (Krankenhaus, Station, Wohnort), zur **Zeit** (Datum, Monat, Jahr) und zur **Situation** (Untersuchungssituation, Klinik, zu Hause).

Aufmerksamkeits- und Gedächtnisstörungen
- **Aufmerksamkeit und Konzentration** lassen sich z. B. durch Rechenaufgaben (von 100 fortlaufend 7 abziehen) oder das Buchstabierenlassen von Wörtern testen.
- Das **Kurzzeitgedächtnis** lässt sich überprüfen, indem man drei Begriffe, z. B. Ei, Baum, Auto vorspricht und diese gleich und nach einigen Minuten reproduzieren lässt. Auch das **Langzeitgedächtnis** sollte mit Fragen über die Kindheit o. Ä. geprüft werden.

Denkstörungen (Schizophrenie, ▶ Kap. 11)
Formale Denkstörungen
Formale Denkstörungen sind in ▶ Tabelle 2.2 zusammengefasst.

Inhaltliche Denkstörungen
Wahn Der Wahn bedeutet für den Betroffenen eine unabänderliche Realität. Der Betroffene kann diese Überzeugtheit nicht korrigieren oder einen Perspektivenwechsel vornehmen. Der Wahn ist auch nicht durch neue, widersprüchliche Erfahrungen beeinflussbar. Im Wahnverlauf trifft man auf verschiedene Stadien: Wahnstimmung → manifester Wahn → Residualwahn.

Man unterscheidet folgende **Wahnausprägungen:**
- Wahnstimmung: Der Patient hat das Gefühl, dass etwas „vor sich geht".
- Wahnwahrnehmung: Reale Sinneswahrnehmungen aus der Umwelt erhalten eine abnorme Bedeutung, d. h., sie werden vom Patienten falsch interpretiert. Beispiel: Der Patient berichtet, dass alle Ampeln für ihn auf „grün" geschaltet sind.

Tab. 2.2: Formale Denkstörungen.

Denkverlangsamung	Das Denken erscheint dem Untersucher verlangsamt und schleppend.
Denkhemmung	Der Patient empfindet das Denken mühsam, wie blockiert oder gebremst.
Umständliches Denken	Weitschweifiger Gedankengang, bei dem der Patient Wichtiges nicht von Unwichtigem trennen kann. Ein inhaltlicher Zusammenhang ist aber erhalten.
Eingeengtes Denken	Gedankengänge sind auf wenige Themen fixiert, Verhaftetsein an diesen Inhalten.
Perseveration	Wiederholen von zuvor gemachten Angaben oder verwendeten Worten, die dann nicht mehr sinnvoll sind
Grübeln	Andauernde Beschäftigung mit bestimmten, meist unangenehmen Denkinhalten, die häufig mit der aktuellen Lebenssituation in Zusammenhang stehen
Gedankendrängen	Patient ist dem Druck vieler unterschiedlicher Gedanken ausgeliefert.
Ideenflucht	Extrem einfallsreicher Gedankengang, bei dem die einzelnen Gedanken nicht mehr zu Ende geführt werden, sondern durch eine Flut von Assoziationen unterbrochen werden und dessen Zielgedanke ständig wechselt
Vorbeireden	Obwohl der Patient die Frage verstanden hat, geht er nicht auf die Frage ein, sondern antwortet etwas inhaltlich anderes.
Gedankenabreißen/-sperrung	Plötzlicher Abbruch eines flüssigen Gedankengangs bzw. des Sprechens ohne ersichtlichen Grund
Inkohärenz/Zerfahrenheit	Denken und Sprechen des Patienten sind für den Untersucher in ihrem Zusammenhang unverständlich, im Extremfall kann der Satzbau zerstört und bis in einzelne Satzgruppen oder Gedankenbruchstücke zerrissen sein.
Neologismen	Wortneuschöpfungen, die nicht den sprachlichen Konventionen entsprechen und oft nicht verständlich sind

▶ **Wahneinfall:** plötzliches Auftauchen von wahnhaften Überzeugung ohne Sinneswahrnehmung

Häufige **Wahnformen** sind:
▶ **Verfolgungswahn** (häufigster Wahn)
▶ **Beziehungswahn:** Der Patient bezieht Vorgänge, die um ihn herum geschehen, auf sich; er glaubt beispielsweise Nachrichten im Fernsehen beziehen sich auf ihn.
▶ **Größenwahn:** Hier geht es um Themen wie Macht, hohe Abstammung oder als Sonderform um den religiösen Wahn: Der Patient glaubt z. B. Jünger Christi zu sein, mit Gott kommunizieren zu können oder zukünftiger Bundeskanzler zu werden.
▶ **Verarmungswahn:** Die Betroffenen sind überzeugt, dass sie schon in naher Zukunft alles verlieren und ihre Familie in eine desolate finanzielle Situation bringen werden (z. B. als Symptom bei depressiven Störungen).
▶ **Versündigungswahn:** Hier geht es um die Überzeugung, durch das eigene Handeln Schuld auf sich zu laden (auch typisch im Rahmen von Depressionen).

Zwänge Man unterscheidet Zwangsgedanken von Zwangshandlungen (Zwangsstörungen, ▶ Kap. 13). Häufige Zwangshandlungen sind: Waschzwang, Zählzwang, Kontrollzwang, Putzzwang.

Zwänge findet man als eigenes Erkrankungsbild, aber auch bei Schizophrenien, depressiven Episoden oder Persönlichkeitsstörungen. Im Unterschied zum Wahn nehmen die Betroffenen ihre Zwänge als sinnlos wahr und leiden unter ihnen.
Bei Zwangsgedanken drängen sich immer wieder gewisse Denkinhalte auf, die nicht unterdrückt werden können. Dies wird als sehr quälend erlebt.

Wahrnehmungsstörungen (Sinnestäuschungen)
Dazu zählen Halluzinationen und Illusionen:
▶ **Halluzinationen** sind Trugwahrnehmungen ohne objektiv gegebenen Sinnesreiz. Man unterscheidet optische (z. B. weiße Mäuse), akustische (z. B. Stimmen), olfaktorische, gustatorische und taktile (= haptische) Halluzinationen.
▶ Bei **Illusionen** geht es im Gegensatz dazu um die Verkennung, also Fehldeutung real vorhandener Gegenstände (ein Patient nimmt beim Spazierengehen einen Baumstamm als Menschen wahr).

Ich-Störungen (Schizophrenie, ▶ Kap. 11)
Darunter versteht man die Störung der Integrität der eigenen Person. Die eigene Persönlichkeit kann nicht mehr gegen die Umwelt oder andere Personen abgegrenzt werden, bzw. die Grenzen zwischen Ich und Umwelt verschwimmen. Beispiele:
▶ Depersonalisation und Derealisation (sog. Entfremdungserlebnisse)
▶ Gedankenausbreitung, -entzug, -eingebung und Fremdbeeinflussung

Affektstörungen (affektive Störungen, ▶ Kap. 9, ▶ Kap. 10)
Bei der Anamnese und Untersuchung ist auf einen gedrückten Affekt (wie bei depressiven Episoden) zu achten sowie auf eine gehobene Stimmung (wie sie bei einer Manie vorkommt). Wichtig ist auch, sich nach **zirkadianen** Besonderheiten zu erkundigen, z. B. nach Morgen- oder Abendtief.
Weitere Beispiele von Begrifflichkeiten zur Beschreibung eines (pathologisch) veränderten Gemütszustands sind:

▶ Ratlosigkeit, Traurigkeit, Hoffnungslosigkeit, Affektarmut/-starre
▶ Euphorie, gesteigertes Selbstwertgefühl, Gereiztheit oder Aggressivität
▶ **Parathymie:** Gefühl und Situation passen nicht zusammen (Patient erzählt lachend vom Tod seiner Mutter).
▶ **Affektlabilität und Affektinkontinenz:** Rasch wechselnde Stimmungslagen, im Extremfall kann Patient Gefühlsregungen nicht mehr kontrollieren.

Antriebsstörungen und Psychomotorik
Der **Antrieb** ist die Aktivitätsbereitschaft eines Menschen, sich Aufgaben zu stellen. Der Antrieb spiegelt sich im Tempo und in der Ausdauer wider, mit der psychische und körperliche Anforderungen bewältigt werden. Dazu gehören z. B. Antriebsarmut oder Passivität oder gesteigerter Antrieb.
Die **Psychomotorik** ist Ausdruck des Bewegungsapparats auf innerseelische Vorgänge, z. B.:
▶ Motorische Unruhe bei Ängsten
▶ Mutismus: wortkarg bis Versiegen der Sprache
▶ Logorrhö: verstärkter Redefluss
▶ Stupor: schwere Antriebshemmung bis zur völligen Regungslosigkeit

Somatische Störungen
Psychische Störungen können auch körperliche Funktionen beeinträchtigen und äußern sich dann als **vegetative Störungen** (z. B. Kopfschmerzen, Mundtrockenheit, Schwitzen, Obstipation), als **Schlaf- oder Vigilanzstörungen** (z. B. Einschlafstörungen, Tagesmüdigkeit, Frühwerwachen) oder als **Appetenzstörungen** (z. B. Appetitlosigkeit, vermindertes sexuelles Interesse).

Kontaktstörungen/Primärpersönlichkeit
Soziales Verhalten und Kontaktfähigkeit können bei psychischen Störungen verändert sein. Dies ist im Gespräch zu erfragen und zeigt sich durch Veränderungen gegenüber der primären Persönlichkeit.

Selbst- und Fremdgefährdung
Das Erfassen der Suizidalität, von passiven Todeswünschen bis hin zu konkreten Handlungsabsichten, ist entscheidender Teil des psychopathologischen Befunds (▶ Tab. 33.2). Aber auch Aggressivität und eine drohende Gefahr, die ggf. vom psychisch kranken Menschen gegenüber anderen Personen oder Gegenständen ausgeht, muss im psychopathologischen Befund festgehalten und die entsprechenden Therapiemaßnahmen müssen eingeleitet werden.

▶ Die Erhebung des psychopathologischen Befunds soll dazu dienen, möglichst vollständig und objektiv die vorliegenden Symptome zu erkennen. Dies ist wichtig zur Diagnosestellung und dient als Grundlage einer Therapie.
▶ Bestimmte Symptomkonstellationen sind dabei typisch für manche Krankheitsbilder. Einzelne psychische Symptome sind aber unspezifisch und können bei unterschiedlichen Störungen auftreten. Einzelne psychische Symptome rechtfertigen also noch keine psychiatrische Diagnose!

ZUSAMMENFASSUNG

3 KLASSIFIKATION UND EPIDEMIOLOGIE

Klassifikationssysteme

Es gibt zwei große Klassifikationssysteme in der Psychiatrie. Erstens die von der WHO etablierte ICD-10 (= International Classification of Diseases, derzeit in der 10. Auflage) und zweitens das von der American Psychiatric Association entwickelte DSM-5 (= Diagnostic Systems Manual, derzeit in der 5. Auflage). Wichtig ist, dass internationale Standards verwendet werden, damit die Diagnostik einer psychischen Krankheit normiert abläuft.

> **Standardisierung**
> Zur Diagnosestellung (▶ Abb. 4.1) müssen sich bestimmte Symptome präsentieren und zwar in einer gewissen Ausprägung und über einen definierten Zeitraum. Auf dem Weg zur Diagnosestellung müssen verschiedene differenzialdiagnostische Prozesse durchlaufen werden, um andere (oft auch organische) Krankheiten auszuschließen.

ICD-10

Im Gegensatz zur ICD-9 hat die ICD-10 die klassische triadische Einteilung psychischer Störungen komplett verlassen. Zuvor wurden organisch bedingte, endogene und psychogene Störungen unterschieden. Diese Einteilung wurde zugunsten einer rein **deskriptiven, also eher phänomenologischen Klassifikation** geändert (▶ Tab. 3.1). Deskriptiv bedeutet, dass die Erkrankungen entsprechend ihrem Verlauf, ihrer Dauer und Symptomatik charakterisiert und nicht mehr unter ätiologischen Gesichtspunkten betrachtet werden.

Um eine bestimmte Diagnose stellen zu können, stehen verschiedene standardisierte Mittel zur Verfügung. Beispielsweise gibt es strukturierte Interviews, in denen spezielle Fragen zur Befunderhebung festgelegt sind. Die Auswertung dieser Interviews entbehrt jedoch nicht einer gewissen Subjektivität des jeweiligen Untersuchers. Es existieren auch standardisierte Interviews, bei denen die Antworten kodiert sind. Deren Auswertung kann EDV-gestützt erfolgen.

DSM-System

Das DSM-System folgt einer multiaxialen Klassifikation:
Achse I: Aktuelles psychopathologisches Syndrom
Achse II: Persönlichkeitsstörung
Achse III: Körperliche Erkrankung
Achse IV: Situative Auslöser
Achse V: Soziale Adaptation
Dies soll zu einer größtmöglichen Fülle an Informationen über den Patienten führen.

Epidemiologie psychischer Erkrankungen

Psychische Erkrankungen sind allgemein sehr häufig (vgl. die Prävalenz- bzw. Inzidenzraten in den einzelnen Kapiteln). Deshalb ist es für jeden Mediziner, unabhängig von seiner medizinischen Fachrichtung, hilfreich, sich auf diesem Gebiet Wissen anzueignen. Studien konnten zeigen, dass bis zu 30 % der Patienten in einer allge-

Tab. 3.1: Diagnostische Hauptgruppe bei ICD-10 (die Gruppe F ist für psychiatrische Störungen relevant). [W906-001]

F0	Organische einschließlich somatischer psychischer Störungen
	▶ Demenzen verschiedener Ätiologie
	▶ Delir
	▶ Sonstige Störungen aufgrund einer Schädigung oder Funktionsstörung des Gehirns
F1	Psychische und Verhaltensstörungen durch psychotrope Substanzen (Suchterkrankungen)
	▶ Alkohol
	▶ Opioide
	▶ Tabak etc.
F2	Schizophrenie, schizotype und wahnhafte Störungen
F3	Affektive Störungen
	▶ Depression
	▶ Manie
	▶ Bipolare Störung
F4	Belastungs- und somatoforme Störungen
	▶ Angststörungen (Phobien, Panikstörung, generalisierte Angststörung)
	▶ Anpassungsstörungen
	▶ Somatoforme Störungen (körperliche Beschwerden ohne morphologisches Korrelat)
	▶ Dissoziative Störungen
	▶ Zwangsstörungen
F5	Verhaltensauffälligkeiten im Zusammenhang mit körperlichen Störungen oder Faktoren
	▶ Essstörungen (Anorexie, Bulimie)
	▶ Schlafstörungen
	▶ Psychische Störungen im Wochenbett
F6	Persönlichkeits- und Verhaltensstörungen
	▶ Alle Formen der Persönlichkeitsstörung
	▶ Störungen der Impulskontrolle
	▶ Störungen der Geschlechtsidentität und der sexuellen Präferenz
F7	Intelligenzminderung
	▶ Einteilung in verschiedene Grade je nach IQ
F8	Entwicklungsstörungen
	▶ Störungen in der Entwicklung von Sprache, des Sprechens, schulischer sowie motorischer Fertigkeiten
	▶ Tiefgreifende Entwicklungsstörungen wie z. B. Autismus
F9	Verhaltensstörungen und emotionale Störungen mit Beginn in Kindheit und Jugend
	▶ ADHS-Syndrom (Aufmerksamkeitsdefizit-Hyperaktivitätssyndrom)
	▶ Störungen des Sozialverhaltens oder anderen Verhaltens
	▶ Tic-Störungen

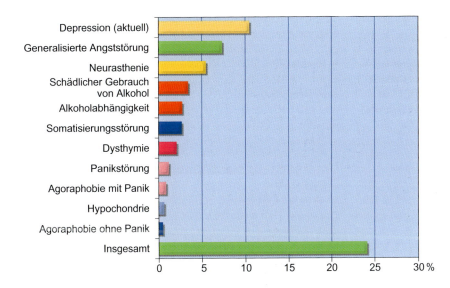

Abb. 3.1: Psychische Erkrankungen in hausärztlichen Praxen. [L141]

meinärztlichen Praxis (auch) unter psychischen Symptomen leiden. Im Vordergrund stehen dabei depressive Erkrankungen, Angststörungen, Alkoholismus und somatoforme Erkrankungen. Leider werden diese nur selten erkannt und behandelt, was für die Betroffenen zu einer erheblichen Reduktion der Lebensqualität führt. So werden z. B. nur 50 % aller Depressionen vom Hausarzt richtig diagnostiziert und von diesen wiederum nur 10 % adäquat behandelt.
▶ Abbildung 3.1 zeigt die häufigsten Symptome, mit denen Patienten beim Hausarzt vorstellig werden.
Schwierigkeiten bei der richtigen Diagnosestellung bereiten die zumeist somatischen Beschwerden, die oft im Vordergrund stehen. Wird die eigentliche Ursache, nämlich die psychische, nicht erkannt, erhält der Patient keine kausale Therapie. Deshalb sollte auch bei vorrangiger somatischer Symptomatik gezielt nach Stimmung und Affekt gefragt werden. Situationen, in denen zu einer psychiatrischen Behandlung geraten wird, zeigt ▶ Abbildung 3.2.

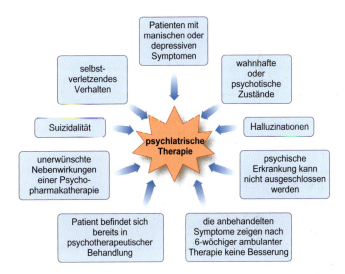

Abb. 3.2: Gründe für die Einleitung oder Empfehlung einer psychiatrischen Therapie. [E905]

> ▶ In der Psychiatrie existieren zwei international anerkannte Klassifikationssysteme: Die ICD-10 der WHO und die DSM-5 der American Psychiatric Association.
> ▶ Die Vorteile dieser Systeme liegen in der Möglichkeit einer internationalen Verständigung und Angleichung der Diagnostik und Therapie. Jedoch geben diese Kodierungen keinen therapeutischen Rat.
> ▶ Sorgfältige Differenzialdiagnostik ist mittels diagnostischer Interviews und Checklisten möglich. Ebenfalls sollte auf das Vorliegen komorbider Störungen geachtet werden.
> ▶ Psychische Störungen sind weit verbreitet. Erste Anlaufstelle sind häufig Allgemeinarztpraxen, weswegen auch Ärzte anderer Fachrichtungen Wissen über psychische Erkrankungen haben sollten.
>
> **ZUSAMMENFASSUNG**

4 DIAGNOSTIK IN DER PSYCHIATRIE

Die Diagnostik in der Psychiatrie bewegt sich auf mehreren Ebenen (▶ Abb. 4.1):
▶ Davon bildet die **Symptomebene** die unterste – hier werden lediglich verschiedene **psychopathologische Befunde** aufgelistet, die durch eine **Exploration** erhoben wurden (z. B. „Wahnvorstellung", „Depersonalisation", „Antriebsstörung").
▶ Die nächste Stufe bildet die **Syndromebene,** auf der verschiedene Symptome, die überzufällig häufig gemeinsam auftreten, zu übergeordneten Syndromen zusammengefasst werden (z. B. „depressives Syndrom").
▶ Die oberste stellt die **Diagnoseebene** dar, bei der Symptome, Syndrome, Dauer und zusätzliche Merkmale zusammenlaufen. Dabei werden der Verlauf und die Ausprägung der Krankheitszeichen sowie die Ergebnisse von Labor-, neuropsychologischen und apparativen Zusatzuntersuchungen berücksichtigt.

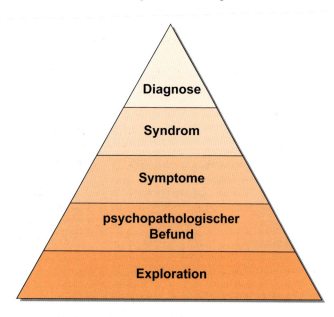

Abb. 4.1: Der Weg zur Diagnose. [L231]

> Bevor eine psychiatrische Diagnose gestellt werden kann, müssen **organische Ursachen** der Erkrankung immer ausgeschlossen werden!

Verlauf
▶ **Erstmanifestation:** Die Erstmanifestation bedeutet das erstmalige Auftreten der Krankheit. Dabei ist nicht enthalten, **wie** die Krankheit aufgetreten ist (akut, subakut, schleichend).
▶ **Prodromi:** Bei einem schleichenden Krankheitsbeginn lassen sich häufig sog. Vorläufer- oder Prodromalsymptome definieren, die mehr oder weniger typisch für die bevorstehende Krankheit sind.
▶ **Exazerbation:** bezeichnet den Ausbruch einer Krankheit.
▶ **Residualsymptomatik:** Darunter versteht man die nicht vollständige Rückbildung mancher für die Krankheit typischen Symptome. Bestimmte Krankheiten verlaufen in Phasen oder Schüben, zwischen denen entweder eine völlige Gesundung eintritt oder aber eine Residualsymptomatik bestehen bleiben kann.
▶ **Remission** (Voll-/Partial-): Der Begriff bedeutet so viel wie Heilung oder Genesung. Man unterscheidet die vollständige Heilung von der nur teilweisen Genesung. Diese beiden Begriffe werden im Zusammenhang mit therapeutischen Interventionen gebraucht im Gegensatz zur sog. Spontanremission, die sozusagen „ohne therapeutisches Zutun" eintritt.
▶ **Rückfall/Rezidiv:** Von einem Rückfall spricht man, wenn bei einem Patienten die krankheitsspezifischen Symptome (während einer Remissionsphase) wieder auftreten. Wenn die Symptome längere Zeit nach Remission erneut auftreten, spricht man von einem **Rezidiv.**

Untersuchungsinstrumente zur psychiatrischen Diagnostik

Strukturierte Interviews Ein Interview dient der Informationssammlung. Damit alle wichtigen Fragen gestellt werden, um möglichst umfangreiche Informationen zu erhalten, gibt es strukturierte Interviews, die systematisch gegliedert sind. Es existieren vorformulierte Fragen, deren Bewertung aber oft dem Untersucher überlassen bleibt.

Standardisierte Interviews Alle diagnostischen Schritte, alle Elemente einer Informationserhebung und auch deren Auswertung sind hier genau festgelegt. Die Auswertung erfolgt meist per Computer, ebenso die Diagnosestellung (z. B. SKID Strukturiertes klinisches Interview für DSM-IV-Störungen).

Testpsychologie

Testpsychologische Untersuchungen sollen in der Psychiatrie eine objektivere Diagnostik ermöglichen. Wichtige Evaluationskriterien stellen dabei die Objektivität, die Reliabilität und die Validität dar:
▶ **Objektivität:** Die Ergebnisse eines Tests sollen vom Untersucher unabhängig sein.
▶ **Reliabilität:** Sie ist ein Maß für die Wiederholbarkeit eines Tests, d. h. die Zuverlässigkeit, mit der ein bestimmtes Merkmal erfasst wird.
▶ **Validität:** Diese gibt den Grad der Genauigkeit an, d. h. die Gültigkeit eines Testverfahrens.

Testpsychologische Verfahren wendet man z. B. im Bereich der Leistungs- und Persönlichkeitsdiagnostik an.

Leistungsdiagnostik
▶ Intelligenztests (z. B. Hamburger-Wechsler-Intelligenztest für Erwachsene = HAWIE)
▶ Tests zur Beurteilung von Konzentration und Aufmerksamkeitsleistungen (z. B. Test d2)
▶ Tests zur Beurteilung von Gedächtnisleistungen
▶ Spezielle Tests für den gerontopsychiatrischen Bereich, wie z. B. der Mini-Mental-State (MMS) oder andere Testverfahren zur Demenzdiagnostik.

Störungsspezifische Diagnostik Mittels Fremd- oder Selbstbeurteilungsverfahren können krankheitsspezifische Symptome erfasst werden. So wird z. B. die Hamilton-Depressionsskala (HAMD) oder die Positive and Negative Symptoms Scale (PANSS) als Fremdbeurteilung bei Depressionen bzw. schizophrenen Störungen eingesetzt. Dabei sind die erreichten Punktwerte v. a. für die Beurteilung des Krankheitsverlaufs hilfreich.

Persönlichkeitsdiagnostik Man unterscheidet hier Verfahren zur Feststellung der aktuell vorliegenden Persönlichkeitsstruktur (z. B.

das FPI [Freiburger-Persönlichkeits-Inventar], den MMPI [Multiphasic-Minnesota-Personality-Inventory] und das Eysenck-Persönlichkeitsinventar) von Verfahren, die prämorbide Charaktereigenschaften erfassen, also die Persönlichkeit vor Ausbruch einer Krankheit beschreiben sollen. Beim FPI z. B. werden mehrere Fragen zur Selbstbeschreibung gestellt, auf die mit stimmt/stimmt nicht geantwortet wird. Aus den Antworten wird ein Persönlichkeitsprofil erstellt, das verschiedene Dimensionen umfasst. Unter anderem geht es um Lebenszufriedenheit, Leistungsorientierung, Gehemmtheit, Offenheit, Aggressivität etc.

Apparative Diagnostik

EEG (Elektroenzephalografie) Das Elektroenzephalogramm leitet Potenzialschwankungen des Gehirns von der Kopfhaut ab. Es hat in der psychiatrischen Diagnostik in den letzten Jahren an Bedeutung verloren und wurde häufig von den bildgebenden Verfahren (wie CT, MRT) abgelöst. Neben der Diagnostik von Epilepsien und zur Differenzierung von psychischen Veränderungen nach Drogen- oder Medikamentenmissbrauch wird es in der Psychiatrie auch zur Überwachung von Psychopharmaka-Therapien eingesetzt, die Einfluss auf die Hirnströme haben. Im Rahmen der Polysomnografie, also der Schlafbeobachtung, kommt das EEG ebenfalls zum Einsatz.

CT (Computertomografie) Da verschiedene Körpergewebe Röntgenstrahlen unterschiedlich stark absorbieren, kann je nach Dichte des Gewebes ein aussagekräftiges Bild entstehen. Der Einsatz von Kontrastmittel erbringt oft bessere Aussagewerte, v. a. im Bereich der Tumordiagnostik. Angewendet wird die CT in der Psychiatrie/Psychosomatik in erster Linie zum Ausschluss organischer Ursachen bei psychischen Symptomen. Auch atrophische Prozesse können anhand einer Ventrikelerweiterung bzw. einer Verminderung der Hirnsubstanz erkannt werden. Allerdings sind gewisse atrophische Prozesse mit zunehmendem Alter physiologisch und müssen somit immer zum Alter des Patienten in Beziehung gesetzt werden.

MRT (Magnetresonanztomografie) Die MRT hat den großen Vorteil der fehlenden Strahlenbelastung und einer besseren und genaueren Auflösung. Sie funktioniert mit einem Magnetfeld, in dem sich Wasserstoffatome speziell ausrichten und bei Rückkehr in ihre Ausgangsposition je nach Gewebe unterschiedlich Energie freisetzen. Dadurch können die verschiedenen Gewebe dargestellt werden. Sie ist allerdings kosten- und zeitaufwendiger als eine CT.

SPECT (Single-Photon-Emissionscomputertomografie) Dem Patienten werden hier radioaktiv markierte Substanzen gespritzt. Deren Gewebeverteilung bzw. Bindung an Rezeptoren kann sichtbar gemacht werden und lässt z.B. Rückschlüsse auf den zerebralen Blutfluss oder Dopaminrezeptoren (DaTScan in der Parkinsondiagnostik) zu. Ein großer Vorteil der SPECT besteht darin, dass sie bereits pathologische Strömungsveränderungen aufzeigt, bevor der Patient klinisch auffällig wird.

fMRT (funktionelle MRT) Bei dieser eine Kombination von struktureller (MRT) und funktioneller Bildgebung können aktivere Hirnregionen über den erhöhten Sauerstoffverbrauch dargestellt werden. Dieses Verfahren ist derzeit v. a. der Hirnforschung vorbehalten.

PET (Positronenemissionstomografie) Sie erlaubt die regionale Messung und Darstellung von intrazerebralen Stoffwechselvorgängen und somit Regionen der Aktivität. Dargestellt werden Durchblutung, Stoffwechselprozesse und Medikamentenwechselwirkungen. Wichtige Informationen kann die PET zur Demenzdiagnostik (auch DD wie Pseudodemenz im Rahmen einer depressiven Episode), zu anderen degenerativen Prozessen, Enzephalitiden und chronischen Intoxikationen liefern (▶ Abb. 4.2). Das Verfahren wird nur in speziellen Einrichtungen angeboten und ist kostenintensiv.

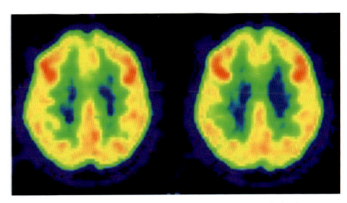

Abb. 4.2: Desoxy-Glukose-PET – verringerter Stoffwechsel im temporoparietalen Hirnbereich bei beginnender Alzheimer-Demenz. Rechts: Symptomprogression nach 2 Jahren. [M515]

Labordiagnostik

▶ Ausschluss organischer Erkrankungen wie Leber-/Nieren-Elektrolyt-, Schilddrüsenstörungen und andere Störungen, die psychische Symptome auslösen können, mittels Blut- und Harnuntersuchungen
▶ Überprüfung von Pharmakaspiegeln zur Therapieüberwachung. Damit kann bei Medikamenten mit enger therapeutischer Breite (z. B. Lithium) einer Intoxikation vorgebeugt, aber auch die Dosis bei zu geringen Spiegeln erhöht werden (z. B. infolge eines erhöhten Metabolismus verschiedener SSRI im Rahmen des Cytochrom-Polymorphismus).
▶ Drogenscreening im Blut oder Urin: Dabei können folgende Substanzen identifiziert werden: Alkohol, Amphetamine, Barbiturate, Benzodiazepine, Cannabis, Halluzinogene, Opiate, LSD, Kokain.
▶ Liquordiagnostik zum Ausschluss entzündlicher Gehirnerkrankungen, die ebenfalls psychische Symptome verursachen können

---

▶ In der Psychiatrie stehen im Gegensatz zur somatischen Medizin eher weniger objektivierbare Untersuchungsmöglichkeiten zur Verfügung. Eine apparative Zusatzdiagnostik wird hauptsächlich als Ausschlussdiagnostik angefordert.
▶ Die meisten psychischen Erkrankungen hinterlassen keine morphologisch sichtbaren Befunde und müssen somit entsprechend der klinischen Symptomatik diagnostiziert werden.
▶ Um die Diagnosestellung zu erleichtern, auch um sie zu strukturieren und objektivieren, wurden standardisierte und strukturierte Interviews sowie verschiedene testpsychologische Untersuchungsinstrumente entwickelt. Sie beruhen auf Erfahrungswerten bzw. orientieren sich an Normstichproben und können teilweise auch computerisiert ausgewertet werden, um die Subjektivität des Untersuchers auszuschließen.

ZUSAMMENFASSUNG

5 NICHTMEDIKAMENTÖSE THERAPIEVERFAHREN

Somatisch-biologische Therapien
Zu den somatisch-biologischen Verfahren gehören:

Schlafentzug Kontrollierter Schlafentzug kann bei depressiven Phasen zu einer Stimmungsverbesserung führen.
Lichttherapie Mit Einsatz einer Speziallampe kann eine Stimmungsaufhellung bei saisonalen Depressionen erreicht werden.
Physiotherapie Indikation bei muskulären Verspannungen als Folge von psychosomatischen Erkrankungen oder medikamentöse Nebenwirkungen, Förderung des positiven Körpererlebens, Bewegungs- und Hydrotherapien.
Elektrokrampftherapie Restriktiv eingesetztes Verfahren bei therapierefraktären Erkrankungen, Katatonien und malignem neuroleptischen Syndrom, wird nur in speziellen Institutionen nach gründlicher Prüfung und mit einem standardisierten Verfahren ausgeführt.

Psychotherapie
Grundsatz aller psychotherapeutischen Methoden ist die Behandlung von Erkrankungen mittels psychologischer Mittel in verbaler oder non-verbaler Form. Es gibt sehr viele unterschiedliche Verfahren und Interventionen, deren wissenschaftlicher Wirksamkeitsnachweis oft schwierig ist oder auch fehlt. Nur wenige Verfahren sind wissenschaftlich anerkannt bzw. werden als Leistungen von den Krankenkassen übernommen (z. B. Verhaltenstherapie und psychoanalytische Psychotherapie). ▶ Tabelle 5.1 gibt einen Überblick über die verschiedenen Methoden.

Psychoanalytisch-psychodynamische Therapieverfahren
Zu den psychoanalytisch-psychodynamischen Therapieverfahren gehören die klassische Psychoanalyse und tiefenpsychologisch fundierte Verfahren.
Die Psychoanalyse geht davon aus, dass in jedem Individuum unbewusste Ich-Anteile existieren, die Einfluss auf unser Tun und Handeln ebenso wie auf unser emotionales Erleben haben. Nicht bewusste Gedanken, Vorstellungen oder Träume können aufgedeckt und bearbeitet werden. Ins Unbewusste verdrängte Konflikte sollten nach Auffassung der Psychoanalyse wieder ins Bewusstsein gebracht und dann adäquat bearbeitet werden. Begründet wurde die klassische Psychoanalyse von S. Freud als Urvater der Psychotherapie. Bis heute ist die Psychoanalyse von verschiedenen psychotherapeutischen Schulen modifiziert bzw. weiterentwickelt worden.

Tab. 5.1: Psychotherapiemethoden.

Psychotherapiemethoden
Psychoanalytische-psychodynamische Therapieverfahren
Lerntheoretische Verfahren (kognitiv-behaviorale Verfahren)
Interpersonelle Verfahren (z. B. IPT)
Systemische Verfahren
Humanistische Verfahren (z. B. Gesprächspsychotherapie nach Rogers)
Erlebnisorientierte Verfahren (z. B. Gestalttherapie, Psychodrama)
Kreative Verfahren, körperbezogene und Entspannungsverfahren (z. B. Kunsttherapie, Tanztherapie, autogenes Training)

Grundlagen
Instanzenmodell Laut Freud besteht die menschliche Psyche aus drei Instanzen: dem **Es**, dem **Ich** und dem **Über-Ich**. Das Es ist durch unbewusste Triebe und Impulse gekennzeichnet, das Über-Ich stellt die moralische Instanz dar, die aus übernommenen Idealen und Normen besteht. Das Ich ist die Koordinationsinstanz, die zwischen Über-Ich, Es und Außenwelt vermittelt, d. h., das Ich muss den Anforderungen, die die Realität an den Menschen stellt, gerecht werden.
Entwicklungspsychologisches Modell Nach Freud verläuft die menschliche Entwicklung in verschiedenen Phasen, beginnend mit der **oralen Phase** im 1. Lebensjahr. Grundbedürfnisse wie Essen, Trinken werden oral durch Lutschen oder Saugen befriedigt. Weinen dient der Kontaktaufnahme und dem Ausdruck von Unzufriedenheit. In der **analen Phase,** die sich vom 2. bis zum 3. Lebensjahr anschließt, wird beispielsweise durch die Kontrolle über die Darmfunktion Autonomie erlebt und Macht ausgeübt, Grenzen werden hier ausgereizt. In dieser Phase wird auch das Über-Ich strukturiert, indem sich das Kind mit der Ausbildung von Gewissen, Normen und Regeln beschäftigt. Die anschließende **ödipale Phase,** welche bis zum 5. Lebensjahr reicht, wird durch die Entdeckung der eigenen Genitale gekennzeichnet. Es bilden sich Fantasien und Vorstellungen heraus, die sich hauptsächlich auf den gegengeschlechtlichen Elternteil beziehen. Es entsteht der sogenannte Ödipuskomplex. Analog zur antiken Sage kommt es hierbei zu Liebe und geheimen Wünschen dem gegengeschlechtlichen Elternteil gegenüber. Der gleichgeschlechtliche wird gehasst, und es entsteht eine eifersüchtige Konkurrenz. Es folgt die **Latenzphase** bis zum Beginn der Pubertät, in der sich die psychosoziale Kompetenz entwickelt. Das Ich und das Über-Ich festigen sich. Die **Pubertätsphase** zeigt einen Rollenwechsel von der kindlichen in eine eigenständige Erwachsenenrolle.
Krankheitskonzepte Kommt es innerhalb der o. g. Reifungsstufen zu Störungen, können unbewusste Konflikte entstehen. Wenn ein Konflikt vom Ich nicht angemessen bewältigt werden kann, entsteht Angst. Diese Angst zwingt das Individuum, den Konflikt ins Unbewusste zu verdrängen, um ungestört weiterleben zu können. Diesen Vorgang nennt man **Abwehr** (▶ Tab. 5.2). In späteren Lebensphasen können die verdrängten Konflikte durch auslösende Situationen reaktiviert werden. Es kann zu einer sog. **Fixierung** in der Phase kommen, in der die Entwicklungsphasenstörung vorliegt (z. B. anale Fixierung).

Tab. 5.2: Beispiele verschiedener Formen der Abwehr.

Abwehrmechanismus	Erklärung
Projektion	Probleme oder Verhaltensweisen, die man an sich ablehnt, werden auf andere übertragen und dann kritisiert.
Verdrängung	Angstbesetzte Situationen, nicht akzeptierte Triebe oder Affekte werden durch Verdrängung vom Bewusstsein ferngehalten, wodurch eine scheinbar normale Fassade aufrechterhalten wird.
Sublimierung	Umwandlung von Affekten und Trieben in sozial höher bewertete oder akzeptierte Formen, z. B. Umwandlung von sexuellen Trieben in intellektuelle oder künstlerische Fertigkeiten
Reaktionsbildung	Statt einem verdrängten Impuls zu folgen, wird eine Verhaltensweise ins Gegenteil verkehrt, z. B. in übertriebene Freundlichkeit statt Aggressivität.

Therapiekonzepte

Bei den psychoanalytischen-psychodynamischen Verfahren muss der Klient bestimmte **Voraussetzungen** erfüllen, um mit einer Therapie zu beginnen:
- Therapiemotivation
- Ausreichende Introspektionsfähigkeit und Reflektionsfähigkeit
- Ausreichende Ich-Stärke
- Sprachliche Ausdrucksfähigkeit

Indikationen Nach individueller Prüfung eignen sich für die psychoanalytischen-psychodynamischen Verfahren v. a. Anpassungsstörungen, Dysthymien, Persönlichkeitsstörungen und psychosomatische Störungen.

> **Neurosebegriff**
> Die von Sigmund Freud erstmals beschriebenen Neurosen, also Störungen, die durch die Wiederbelebung ungelöster frühkindlicher Konflikte entstehen, ist in modernen Klassifikationssystemen durch spezifische Krankheitsentitäten, z. B. die Anpassungsstörung, ersetzt worden.

Nachteile der psychoanalytischen-psychodynamischen Verfahren sind:
- Großer Zeitaufwand
- Therapieerfolge können wegen fehlender Standardisierung schlecht wissenschaftlich nachgewiesen werden.
- Begrenzte Indikationsbreite

Klassische Psychoanalyse

Ziel ist es, unbewusste Konflikte und Probleme dem Ich zugänglich zu machen, um sie anschließend bearbeiten zu können. Beim klassischen psychoanalytischen **Setting** liegt der Patient – wie zu Zeiten Freuds – auf der berühmten Couch, der Therapeut sitzt am Kopfende hinter ihm. Grundlage ist die **freie Assoziation**, was bedeutet, dass der Patient alles erwähnen soll, was ihm gerade in den Sinn kommt, auch wenn er scheinbar keinen Zusammenhang im Gesagten sehen kann. Die Arbeit des Therapeuten besteht neben der **Abstinenz** (d. h. „Zuhören und nichts von sich erzählen") in der **Deutung** dieser aus dem Unbewussten stammenden Themen. Die verdrängten Konflikte sollen in der Therapiesituation „aufgedeckt" und gelöst werden, um dem Klienten eine Nachreifung seiner Persönlichkeit zu ermöglichen. Therapeutisch genutzt werden auch interpersonelle Vorgänge wie Übertragung und Gegenübertragung: Unter **Übertragung** versteht man, dass nicht verarbeitete Konflikte von Seiten des Patienten in der Beziehung zum Therapeuten re-aktualisiert werden und dabei die früheren Gefühle bzw. nicht adäquaten Verhaltensmuster auf z. T. unbewusster Ebene wieder erscheinen. Beispielsweise spricht der Klient mit dem Therapeuten und fühlt sich so, wie er damals mit seinem Vater gesprochen hat bzw. sich ihm gegenüber gefühlt hat, als er auch zu spät (damals nach Hause und nicht in die Therapiestunde) gekommen ist. Bei der **Gegenübertragung** handelt es sich um Empfindungen, die der Patient beim Therapeuten auslöst (z. B. dass er dem Patienten gegenüber ähnliche Gefühle wie bei seinem Sohn entwickelt). Der Therapeut soll sich seinerseits diese Empfindungen, die in ihm wachgerufen werden, bewusst machen und sie wiederum – unter Berücksichtigung eigener (biografischer) Anteile – zu deuten wissen.

Therapiedauer Langzeittherapie (mehrere Jahre), mindestens 2–3 Sitzungen/Woche.

> **Exkurs: Sigmund Freud**
> In einem Brief an Wilhelm Fliess formuliert Freud 1897 nach selbstanalytischen Betrachtungen erstmals den „Ödipus Komplex", also das Phänomen libidinöser Bindungen zur eigenen Mutter bei einem gleichzeitigen Rivalitätsverhältnis zum Vater. Im November 1899 veröffentlicht Freud sein Werk „Die Traumdeutung". Traditionell setzt man den **Beginn der Psychoanalyse** mit dem Publikationsjahr dieses Buches an. 1910 gründet Freud die „Internationale psychoanalytische Vereinigung" (IPV), es folgen 1911 die amerikanische sowie 1919 die britische psychoanalytische Vereinigung.
> Freud erforschte zunächst die Hypnose und deren Wirkung, um psychisch kranken Personen zu helfen. Später wandte er sich von dieser Technik ab und entwickelte eine Behandlungsform, die u. a. auf freien Assoziationen und Traumdeutung beruhte, um die seelische Struktur des Menschen zu verstehen und zu behandeln (Psychoanalyse). Nach ihm ist der „freudsche Versprecher" als offensichtlichstes Beispiel einer Fehlleistung benannt.
> Eine der meist bezweifelten Theorien Freuds ist die vom **„Penisneid"**: Dieser stehe in der psychischen Entwicklung von Mädchen symmetrisch der **Kastrationsangst** der Jungen gegenüber. Aus seinen Analysen schloss Freud, dass psychisch fehlgeleitete Handlungen von Frauen oft auf die mangelhafte psychische Verarbeitung der Tatsache zurückgingen, dass ihnen der Penis eines Jungen unerreichbar fehle, woraus ein Gefühl des Neides resultiere.

Tiefenpsychologisch fundierte (dynamische) Psychotherapie

Die tiefenpsychologisch fundierte Psychotherapie ist eine modifizierte Form der Psychoanalyse. Im Zentrum stehen aktuelle Symptome bzw. Belastungen, jedoch im Kontext der Gesamtpersönlichkeit und Lebensgeschichte des Patienten. Klient und Therapeut (im Gegensatz zur klassischen Psychoanalyse) sitzen sich gegenüber, sie schließen ein Arbeitsbündnis, das darin besteht, neurotische Fehlhaltungen des Patienten und den daraus entstehenden Leidensdruck zu erkennen und zu bearbeiten. Techniken sind auch hier Deutung, Widerstandsanalyse und Übertragungsphänomene.

Therapiedauer Anfangs 1–2 Sitzungen/Woche, dann auch in größeren Abständen möglich, als Fokaltherapie auch auf 30 h zur Krisenintervention begrenzt.

Lerntheoretische Verfahren (Verhaltenstherapie, behavioral-kognitive Verfahren)

Die Verhaltenstherapie (VT) hat ihre Ursprünge in den 50er-Jahren des letzten Jahrhunderts und geht davon aus, dass Störungen fehlerhaft erlerntes Verhalten zugrunde liegt. Dabei ist das Kernstück der Therapie eine sorgfältige Verhaltens- und Problemanalyse, bei der die kritische Situation, biologische und entwicklungsgeschichtliche Faktoren des Klienten sowie die Verhaltensreaktion und deren Konsequenzen herausgearbeitet werden. Sie konzentriert sich dementsprechend auf das Bearbeiten von Verhaltensweisen und der Bedingungen, die ein bestimmtes Verhalten aufrechterhalten. Konditionierungsversuche von Pawlow und Skinner haben die VT begründet: **Pawlow** machte die Beobachtung, dass ein Hund mithilfe eines Klingeltons und anschließender Nahrungsdarbietung mit Speichelfluss reagiert. Die „klassische Konditionierung" bestand darin, dass, nachdem diese Reize oft genug im Zusammenhang präsentiert wurden, auch schon der neutrale Reiz des Klingeltons

5 NICHTMEDIKAMENTÖSE THERAPIEVERFAHREN

Speichelfluss auslösen konnte. **Skinners** Experimente zeigten, dass Verhalten zu einem großen Teil durch dessen Auswirkungen geprägt ist: So werden Verhaltensweisen, die eine Belohnung oder den Wegfall einer Bestrafung als Folge haben, erlernt und oft wiederholt. Hingegen wird Verhalten mit negativen Konsequenzen weitgehend vermieden („operantes Konditionieren").

Therapiekonzepte
Es gibt verschiedene verhaltenstherapeutische Techniken, die aus den obigen Erkenntnissen resultieren. Die lerntheoretischen Verfahren sind in der Regel problem- und **lösungsorientiert**, von kürzerer Dauer und niedrigerer Frequenz als die psychoanalytischen Verfahren. Auch haben sie eine größere Indikationsbreite und kommen für erfahrene Therapeuten auch bei schizophrenen oder affektiven Störungen zum Einsatz. Angststörungen sind eine **Hauptindikation** für Verhaltenstherapie.

Systematische Desensibilisierung
Dieses Verfahren kommt besonders bei der Behandlung einfacher Phobien zur Anwendung (▶ Kap. 12). Der Patient erlernt ein Entspannungsverfahren und wird dann mit den spezifischen Reizen, die die phobische Haltung auslösen können, in steigender Intensität konfrontiert. Zwischen den Situationen soll er lernen, sich wieder zu entspannen. Ziel ist es, dem Patienten zu zeigen, dass er sich an die Reize gewöhnen kann und dass Angst durch Entspannung antagonisierbar ist und an Stärke abnimmt.

Expositionsverfahren
Diese Form wird auch als Reizüberflutung oder Konfrontationstherapie bezeichnet. Hier setzt sich der Patient Situationen aus, die mit sehr starker Angst besetzt sind. Er kann dabei erleben, wie sich die Angst anbahnt, wie sie seinen Körper, seine Gefühle und seinen Geist beansprucht, aber auch wie sich die Angst wieder von allein zurückbildet. Der Patient lernt somit, dass er die Situation bewältigen kann und dass Angst nicht ins Unermessliche steigt, sondern nach einer gewissen Zeit wieder abklingt.

> Diese Form der Therapie bedarf einer sorgfältigen Planung und Vorbereitung des Patienten, weil die Konfrontation vom Patienten sehr gefürchtet wird.

Operante Verfahren
Dazu zählt das Abschließen eines Vertrags zwischen Patient und Therapeut, z. B. bei einer Anorexie (Gewichtsvertrag). Es wird vereinbart, dass die Patientin wöchentlich 700 Gramm Körpergewicht zunehmen soll. Wird das Ziel erreicht, darf sie z. B. am Sportprogramm teilnehmen (= positive Verstärkung). Wird das Ziel verfehlt, muss der Sport ausfallen, oder die Patientin bekommt eine Stationsbeschränkung (= negative Verstärkung), was ihr zugleich – da sie dann weniger Bewegungsmöglichkeiten hat – bei der Gewichtszunahme helfen soll.

Modelllernen
Das Lernen am Modell, also am Verhalten von Vorbildern (z. B. Eltern) prägt zu einem großen Teil das Verhalten von Kindern und Jugendlichen (soziales Lernen). Therapeutisch kann dies genutzt werden, indem der Patient vom Therapeuten oder in einer Gruppe von anderen Patienten lernt. Einsatz findet das Modelllernen z. B. im Rollenspiel. Hier können z. B. konfliktreiche Situationen in der Therapie nachgespielt werden. Ein Therapeut oder ein anderer Klient in der Gruppentherapie können die Rolle des Klienten einnehmen und ihm neue, erwünschte Verhaltensweisen vorspielen. Damit lernt der Klient alternative Verhaltensweisen kennen und kann diese in ähnlichen Situationen übernehmen.

Kompetenzaufbau
Dazu gehören das Erwerben von Problemlösungsstrategien, das Wahrnehmen und Zeigen von Emotionen (sog. Gefühlsmanagement) und das Lernen von sozialer Kompetenz (z. B. Umgang mit eigenen Rechten, öffentliche Beachtung, Abgrenzung, Äußern und Annehmen von Lob und Kritik).

Kognitive Verfahren
Nach **Beck** haben z. B. Depressionen ihren Ursprung u. a. in negativen Denkschemata der Betroffenen: Diese sehen sich selbst, ihre Umwelt und auch ihre Zukunft sehr negativ, woraus sich ein automatisierter negativer Denkablauf (sog. dysfunktionale Gedanken) entwickelt, der meist systematische Denkfehler beinhaltet (▶ Abb. 5.1).
Die kognitiven Verfahren sollen gewisse Denkabläufe modifizieren, die zu „falscher" Informationsverarbeitung führen und somit krankheitsauslösend und -aufrechterhaltend sind.

Datum	Situation Kurze Situationsbeschreibung	Emotion(en) Bewertung zwischen 0 und 100 %	Automatische(r) Gedanke(n) Versuchen Sie, Gedanken aufzuführen: Bewerten Sie dann zwischen 0 und 100 %, inwieweit Sie von jedem Gedanken überzeugt sind	Rationale Antwort Bewerten Sie Ihre Überzeugung zwischen 0 und 100 %	Ergebnis Nochmalige Bewertung der Emotionen
5.6.	Beim Kaffeetrinken auf Station eine Tasse fallen lassen.	deprimiert, 90 % wütend, 50 % hoffnungslos, 100 %	Das ist ja wieder 'mal typisch. So 'was Blödes passiert nur mir. Alles mache ich kaputt. Sogar zum Kaffeetrinken bin ich zu blöd. Mit mir ist sowieso nichts mehr los. Ich bin ein totaler Versager.	Das kann jedem passieren und ist nicht so tragisch. Nur weil ich die Tasse kaputt gemacht habe, bin ich noch lange kein Versager. Ich habe heute auch schon einige Dinge gut erledigen können.	deprimiert, 30 % wütend, 10 % hoffnungslos, 20 %

Abb. 5.1: Protokoll von automatischen Gedanken mit verzerrtem Inhalt. Der Patient wird aufgefordert, die Gedanken zu protokollieren und anschließend zu objektivieren bzw. zu relativieren, um dadurch nach und nach auch das emotionale Erleben positiv zu beeinflussen. [L141]

Gesprächstherapie (GT)

Die Gesprächstherapie ist eine klientenbezogene Psychotherapie. In ihr geht es darum, die positiven Kräfte des Patienten zu aktivieren. Durch spezielle Techniken wird es dem Patient ermöglicht, eine größere Selbstständigkeit, das Wahrnehmen eigener Bedürfnisse und eine bessere Selbstachtung zu entwickeln. Eingeführt wurde die GT von **Rogers**.

Therapiekonzept

Der Therapeut verhält sich nondirektiv. Es soll eine gleichgestellte Beziehung zwischen den Beteiligten herrschen. Ziel ist es, dass der Patient eigenständig seine Probleme erkennt und Lösungswege findet. Durch das Verbalisieren seiner Gefühle erhält der Patient einen besseren Zugang zu seinem emotionalen Erleben. Der Therapeut soll also für Einsicht und Klarheit beim Patienten sorgen, er soll ihm bei der Analyse seines Problems beratend zur Seite stehen. Dabei soll sich der Patient über seine Gefühle, Bedürfnisse, Wünsche und persönlichen Ziele klar werden.

> **Nach Rogers gelten drei Basisregeln (1942):**
> ▶ **Akzeptanz:** Der Therapeut erkennt den Patienten ohne Bedingungen oder Einschränkungen voll an (positive Wertschätzung).
> ▶ **Empathie:** bedeutet Einfühlungsvermögen und die Fähigkeit, sich in die Emotionen und Gedanken des Patienten hineinzuversetzen.
> ▶ **Echtheit und Selbstkongruenz:** sind wichtig für die Beziehung zwischen Therapeut und Klient (also die Glaubwürdigkeit und die Kontinuität im Verhalten des Therapeuten).

Therapiedauer sehr unterschiedlich: Monate bis wenige Jahre.

Interpersonelle Psychotherapie (IPT)

Psychische Störungen werden als Folge fehlgeschlagener Anpassungsprozesse angesehen, sie bilden sich deshalb im interpersonellen Kontext ab. Somit haben die psychosozialen und zwischenmenschlichen Erfahrungen des Patienten großen Einfluss auf das Krankheitsgeschehen. So erklärt sich auch besonders das Auftreten einer Depression nach dem Verlust oder der Störung von interpersonellen Kontakten (wie Tod des Partners, Scheidung, Eheprobleme, „life events").

Für die Entstehung des Leidens ist ein Zusammenspiel von Veranlagungs-, Belastungs- und situativen Faktoren verantwortlich.

Therapiekonzept

In der **Initialphase** wird der Patient entlastet, indem ihm ein medizinisches Krankheitsbild zur Erklärung seiner Leiden präsentiert wird. In der **mittleren Phase** werden Bewältigungsstrategien und alternative Verhaltensmuster erarbeitet, die sich auf folgende Schwerpunkte beziehen:
▶ Verlust eines nahestehenden Menschen → Trauer
▶ Einsamkeit, Isolation
▶ Partnerschafts- oder sonstige interpersonelle Konflikte
▶ Rollenwechsel → Lebensabschnitte wie Berentung, Geburt eines Kindes

Außerdem kann je nach vorherrschender Problematik Trauerarbeit oder Paartherapie Bestandteil dieser Phase sein. In der **Beendigungsphase** wird der Patient auf das Ende der Therapie vorbereitet. Es wird bilanziert, was während der Behandlung erreicht werden konnte und welche Bedeutung das für die Zeit nach der Therapie hat.

Systemische Therapien

Diese Behandlungsstrategien beschäftigen sich mit Systemen, wie z. B. Familien oder Organisationen. Hier soll kurz auf die **Familientherapie** eingegangen werden.

Therapiekonzept

Es gibt viele verschiedene Schulen, wie eine Therapie durchgeführt werden kann; diese einzeln zu erklären, würde hier den Rahmen sprengen. Genannt seien psychoanalytische, strukturelle, erfahrungszentrierte und verhaltenstherapeutische Richtungen (z. B. in Familien mit einem schizophrenen Mitglied). Beispiele zeigt ▶ Tabelle 5.3. Ziele der Familientherapie sind die Lösung von Konflikten, das Thematisieren von Autonomie und Loslösen, die Stärkung ehelicher Beziehungen und ein harmonisches Zusammenleben. Familiäre Schwierigkeiten oder Unstimmigkeiten tragen oft in erheblichem Maße zur Entstehung oder Fixierung einer psychischen Erkrankung eines Familienmitglieds bei. Entscheidend für die Therapie ist die Perspektive: Psychische Erkrankungen werden nicht als Störung eines einzelnen „Systemmitglieds" gesehen, sondern spiegeln sich in dem wechselseitigen Kontakt und in den Interaktionsmustern aller Mitglieder wider. Diese Interaktionen werden über einen Blick von „außen" auf das System betrachtet und „krankmachende" Verhaltens- und Kommunikationsmuster identifiziert, um gemeinsam alternative Lösungen zu suchen, neue Perspektiven zu eröffnen und erwünschtes Verhalten zu üben.

Therapiedauer Wochen, Monate oder Jahre je nach Art und Ausprägung der Konflikte.

Entspannungstherapien

Biofeedback

Diese Form der Therapie beruht auf der visuellen Darstellung vegetativer Körperprozesse. Das Biofeedback findet beispielsweise Anwendung bei Migräne, Spannungskopfschmerz oder essenzieller arterieller Hypertonie, wobei Entspannung besonders wichtig ist. Bei Erkrankungen wie Harninkontinenz (Beckenbodengymnastik) oder der Enuresis bei Kindern (sog. Klingelhosen) kommt sie ebenfalls zum Einsatz.

Tab. 5.3: Beispiele für familientherapeutische Interventionen.

Joining	Ein Arbeitsvertrag zwischen dem Therapeuten und jedem einzelnen Familienmitglied zum Aufbau eines emotional tragfähigen Verhältnisses
Reframing	Ereignisse oder Probleme werden umgedeutet, von einem anderen Standpunkt aus betrachtet. So können alternative Erklärungsmodelle entstehen.
Arbeiten an Grenzen	Eine schwache Eltern-Kind-Grenze kann gestärkt werden und somit das Familiengefüge festigen.
Zirkuläres Befragen	Alle Familienmitglieder werden der Reihe nach aufgefordert, die Beziehungen untereinander zu kommentieren.
Verschreibungen	Die Familie soll etwas Neues für sich entdecken. Damit kann der Zusammenhalt gestärkt werden.

5 NICHTMEDIKAMENTÖSE THERAPIEVERFAHREN

Der Muskeltonus, aber auch z. B. der Blutdruck, ein Gefäßdurchmesser oder die Hautleitfähigkeit können auf einem Bildschirm sichtbar gemacht werden. Dabei kann das autonome (unwillkürliche) Nervensystem langsam trainiert und willentlich eine Entspannung herbeigeführt werden. Bei arterieller Hypertonie oder einer Neigung zur Tachykardie können z. B. Herzschläge und Blutdruck hör- bzw. sichtbar gemacht werden. Durch das Anwenden eingeübter Entspannungstechniken können dann Pulsfrequenz und Blutdruck unter Kontrolle gesenkt werden.

Progressive Muskelrelaxation nach Jacobson (PME)
Die Grundlage dieser Therapie bildet die Annahme, dass muskuläre Entspannung auch zu **seelischer Entspannung** führen kann. Muskeln einzelner Körperpartien werden angespannt und nach kurzer Verweildauer wieder entspannt, wodurch das Entspannungserleben noch besonders verstärkt wird. Bei den Übungen beginnt man meist bei der Gesichtsmuskulatur, wandert über Schulter-, Thorax- und Bauchmuskulatur zu Beinen und Füßen. Anwendung findet diese Entspannungstechnik v. a. bei Stresserkrankungen, leichten Depressionen und Angstzuständen (z. B. im Rahmen generalisierter Angststörungen).

Autogenes Training
Stress, Muskelverspannungen, Schlafstörungen und bestimmte (leichte) Angstzustände können mit diesem Autosuggestionsverfahren erfolgreich therapiert werden. Dabei bringt sich der Patient selbst durch das Wiederholen bestimmter selbstinstruktiver Formeln (z. B. „Mein linkes Bein wird schwerer und schwerer" oder „Mein rechter Arm wird ganz warm") in einen **hypnoseähnlichen Zustand** körperlicher und geistiger Entspannung.

Hypnose/Hypnotherapie
In veränderter Bewusstseinslage können bestimmte Problembereiche über das Unterbewusstsein besser angesprochen und verändert werden. Indikationen sind u. a. Angst- und im Besonderen chronische Schmerzstörungen.

Psychoedukation
Darunter versteht man alle Möglichkeiten, den Patienten und – bei entsprechendem Einverständnis – sein Umfeld/seine Familie über seine Erkrankung aufzuklären. Darunter fallen Informationen über die Entstehung, die Symptomatik, aufrechterhaltende Bedingungen und eine evtl. Funktionalität der Erkrankung, den Verlauf und die Behandlungsmöglichkeiten. So können Angst und Misstrauen gegenüber der Therapie reduziert und eine vertrauensvolle Arzt-Patient- bzw. Therapeut-Klient-Beziehung geschaffen werden. Außerdem ist die genaue Aufklärung über die Wirkungsweise der Therapie nötig, auch um eine ausreichende Compliance hinsichtlich der Medikamenteneinnahme zu erreichen. Bei einer einfühlsamen und genauen Aufklärung der Familie (das Einverständnis des Betroffenen vorausgesetzt → Schweigepflicht!; ▶ Kap. 27) über die Erkrankung des Betroffenen ist es wichtig, eine Stigmatisierung und Ablehnung unbedingt zu vermeiden.
Eine erste Hilfe bieten **Patientenratgeber** in Buch- oder Heftform. Mit **Selbsthilfemanualen** kann bei leichteren Störungen gearbeitet werden. Es wird versucht, dem Leser (also dem Patienten) in didaktisch sinnvoller Weise eine Therapie für seine Störung anzubieten, die für ihn selbst infrage kommt. Weiter existieren **Informationsgruppen** für Betroffene sowohl im Rahmen eines stationären als auch ambulanten Settings. Diese können den Patienten aus seinem isolierenden „Einzelschicksal" befreien und im Austausch mit anderen Betroffenen zur emotionalen Entlastung führen. In **Angehörigengruppen** können sich die Familie bzw. der Partner austauschen und gegenseitig unterstützen.

Störungsspezifische Therapien
In den letzten Jahren haben sich v. a. Manual-gestützte Psychotherapieprogramme entwickelt, die methodenübergreifend aber störungsorientiert arbeiten. So ist u. a. CBASP (Cognitive Behavioral Analysis System of Psychotherapy) von Mc Collough für chronisch depressive Patienten oder das DBT-Programm (dialektisch-behaviorale Therapie) für Borderline-Patienten von M. Linehan konzipiert worden.

Soziotherapie
Unter Soziotherapie versteht man jede Behandlung, die sich mit zwischenmenschlichen Beziehungen und um die Umgebung psychisch Kranker kümmert. Teilaspekte sind Sozialarbeit, Arbeits- und Beschäftigungstherapie und Milieugestaltung.
Ganz allgemein hat diese Form der Therapie zum Ziel, den Patienten in seinen sozialen Fähigkeiten zu trainieren. Initial kann dies bereits im stationären Setting beginnen, mit Angestellten und Mitpatienten. Geübt werden sozialer Umgang, Kommunikation und Aufbau von Beziehungen. Dabei soll der Patient nicht überfordert werden, und es sollten ihm Möglichkeiten des Rückzugs offen stehen. Therapiearten sind Sozialtherapie, Ergotherapie und Arbeitstherapie.

Sozialtherapie
Darunter fallen die Organisation, Vorbereitung und Vermittlung einer Arbeitsstelle. Meist sind Sozialarbeiter oder Sozialpädagogen daran beteiligt. Sie begleiten den Patienten ggf. bei einer stufenweisen Wiedereingliederung in seinen Beruf.

Ergotherapie
Die Beschäftigungstherapie im Sinne eines Trainings handwerklicher oder kreativer Fähigkeiten, Üben von alltagsrelevanten Aktivitäten (Kochen, Einkaufen, Nutzen öffentlicher Verkehrsmittel) soll die Wiedereingliederung des Patienten in den Alltag erleichtern. Außerdem kann er das Leben mit sich selbst und seinem Umfeld üben.

Arbeitstherapie
Diese bereitet den Patienten auf einen Wiedereinstieg in den beruflichen Alltag vor. Dabei werden Genauigkeit, Pünktlichkeit, Konzentrationsfähigkeit und Ausdauer trainiert und der Patient wird an Arbeitsabläufe herangeführt. Dazu kann der Patient z. B. in der Gärtnerei einer Klinik eingearbeitet werden.

Rehabilitation

Man kann eine medizinische, soziale und berufliche Rehabilitation unterscheiden, die als Wiedereingliederung des Patienten in die Gesellschaft zu verstehen ist. Gemeinsames Ziel soll sein, dem Patienten das Leben mit Symptomen zu ermöglichen bzw. ihm einen Weg zu zeigen, mit seiner Krankheit umzugehen. Dabei soll der Betroffene weitgehend unabhängig seine familiären, persönlichen und/oder beruflichen Aufgaben erfüllen können. Des Weiteren sollen Möglichkeiten erarbeitet werden, wie er seine Freizeit sinnvoll und auf seine Bedürfnisse abgestimmt gestalten kann.

ZUSAMMENFASSUNG

- Zu den **nichtmedikamentösen Therapien** in der Psychiatrie zählen neben den somatisch-biologischen Verfahren, wie Licht- und Schlafentzugstherapie, die Psychotherapie und die Soziotherapie bzw. Rehabilitation.
- Sigmund Freud ist der Begründer der **Psychoanalyse.** Er entwickelte sowohl das Instanzenmodell (Ich, Es, Über-Ich) als auch das Phasenmodell (orale, anale, ödipale, Latenz- und Pubertätsphase). In der psychoanalytischen Therapie geht es um die Aufdeckung frühkindlicher unbewusster Konflikte, die ursächlich an der Entstehung der aktuellen Krankheitszeichen beteiligt sind. Diese Krankheitszeichen stellen misslungene Versuche dar, diese Konflikte zu lösen. In der psychoanalytischen Therapie soll dem Klienten die Möglichkeit gegeben werden, die Konflikte durch Deutung des Analytikers aufzulösen und in seiner Persönlichkeit nachzureifen.
- **Lerntheoretische Verfahren** gehen davon aus, dass Krankheitszeichen Ausdruck fehlerhaften Verhaltens sind. Dieses Verhalten wurde erlernt und kann durch übende Therapieschritte auch wieder „verlernt" werden und somit die Symptomatik therapiert werden. Die Therapie richtet sich auf aktuelles beobachtbares Verhalten, ist somit stärker in der aktuellen Situation verankert und fordert eine aktivere Rolle vom Therapeuten als die Psychoanalyse. Dementsprechend sind die Indikationsbereiche auch verschieden.
- Die klientenzentrierte **Gesprächspsychotherapie** nach Rogers eignet sich auch zur Krisenintervention und soll die Selbstachtung und Selbstbejahung des Patienten fördern, um in Eigeninitiative neue Lösungsstrategien zu erarbeiten.
- Bei der **interpersonellen Therapie** liegt der Fokus auf fehlgeschlagenen zwischenmenschlichen Prozessen, die v. a. für die Entwicklung von depressiven Symptomen verantwortlich sind.
- Der akuten Krisenintervention schließen sich meist psychotherapeutische Verfahren an, die dem Patienten langfristige Möglichkeiten aufweisen sollen, wie er mit wiederkehrenden Konflikten umgehen kann.
- Je nach Störungsbild und Persönlichkeitsentwicklung bieten sich verschiedene Psychotherapieformen an. Voraussetzung ist dabei die Motivation des Klienten bzw. bei einer systemischen Therapie aller Mitglieder des Systems und deren Wille zur Veränderung. Die Indikation zu einer Psychotherapie sollte dabei von einem erfahrenen Therapeuten gestellt werden.
- In der Praxis wird heutzutage oft **methodenübergreifend** und somit **störungsspezifisch** gearbeitet. Auch stellen die einzelnen Verfahren häufig Bestandteile eines Gesamtkonzepts dar.

6 PSYCHOPHARMAKA: ANTIDEPRESSIVA UND

Antidepressiva (AD)

Antidepressiva sind Medikamente, welche die Stimmung der Patienten verbessern, das Interesse und die Freudfähigkeit steigern sollen. Je nach Stoffklasse wirken sie antriebssteigernd oder eher sedierend. Sedierung ist bei stark agitierten oder suizidgefährdeten Patienten angezeigt. Sie machen **nicht** abhängig und unterliegen keiner Toleranzentwicklung.

Wirkmechanismus

Hauptwirkung der AD ist die Erhöhung der Monoaminkonzentration (v. a. Serotonin und Noradrenalin) im synaptischen Spalt durch unterschiedliche Mechanismen. Die Konzentration kann durch verminderten Abbau (**MAO-Hemmer**) oder durch verminderte Resorption aus dem synaptischen Spalt (**SSRI, SNRI**) aufrechterhalten werden. Weitere Wirkansätze sind die präsynaptische α_2-Autorezeptor- und Melatoninrezeptor-Blockade.

Da die volle Wirkung von AD erst mit einer Latenz von Wochen bis Monaten erreicht wird, nimmt man an, dass AD nicht ausschließlich über die Konzentrationsänderung der Monoamine im synaptischen Spalt wirken. Wahrscheinlich beeinflussen sie langfristig u. a. die Rezeptordichte und -funktion, die Second-Messenger-Systeme sowie deren genetische Expression. Derzeit wird ebenfalls die Bedeutung der AD für die zerebrale Neurogenese (v. a. im Hippocampus) diskutiert.

Indikationen

Antidepressiva kommen sowohl bei **Depressionen** (▶ Kap. 9) als auch bei anderen Indikationen zum Einsatz:

▶ Schmerztherapie (z. B. Amitriptylin)
▶ Angststörungen (SSRI und MAO-Hemmer)
▶ Zwangsstörungen (v. a. SSRI)
▶ Schlafstörungen (v. a. trizyklische Antidepressiva, Mirtazapin)
▶ Posttraumatische Belastungsstörungen (v. a. SSRI)
▶ Essstörungen (v. a. SSRI)

Klassifikation

Antidepressiva wurden nach ihrer chemischen Struktur in tri- und tetrazyklische Antidepressiva unterteilt (▶ Tab. 6.1), aber sie können auch nach ihrer **Wirkung** (▶ Tab. 6.2) oder nach den primären Angriffspunkten im Gehirn eingeteilt werden (▶ Tab. 6.3).

Tab. 6.1: Einteilung der klassischen AD nach chemischer Struktur.

Klasse	Wirkstoff	Produktname	Wirkung
Trizyklische Antidepressiva	Amitriptylin	Saroten®	Sedierend
	Imipramin	Tofranil®	Mittelstellung zwischen Sedierung und Antrieb
	Doxepin	Aponal®	Sedierend
Tetrazyklische Antidepressiva	Maprotilin	Ludiomil®	Sedierend

Tab. 6.2: Effekte einzelner AD.

Wirkung	Präparat
Sedierende AD	Amitriptylin, Doxepin, Trimipramin, Mianserin, Mirtazapin, Aglomelatin
Antriebssteigernde AD	Desipramin, Nortriptylin, SSRI (Citalopram, Paroxetin etc.), Venlafaxin, MAO-Hemmer (Moclobemid, Tranylcypromin)
Mittelstellung	Imipramin

Tab. 6.3: Einteilung von AD nach primären Angriffspunkten im Gehirn.

Angriffspunkt		Wirkstoff	Produktname	Wirkung
Nichtselektive Monoamin-Wiederaufnahmehemmer		Amitriptylin	Saroten®	Sedierend
		Imipramin	Tofranil®	Mittelstellung zwischen Sedierung und Antrieb
		Doxepin	Aponal®	Sedierend
Selektive Serotonin-Wiederaufnahmehemmer (SSRI)		Fluoxetin	Fluctin®	↑↑ Antrieb
		Paroxetin	Seroxat®	↑↑ Antrieb
		Fluvoxamin	Fevarin®	↑↑ Antrieb
		Citalopram	Cipramil®	↑↑ Antrieb
		Sertralin	Zoloft®	↑↑ Antrieb
Selektive Noradrenalin-Wiederaufnahmehemmer (SNRI)		Reboxetin (nicht erstattungsfähig)	Edronax®	Aktivierend
Kombinierte Serotonin- und Noradrenalin-Wiederaufnahmehemmer		Venlafaxin	Trevilor®	↑↑ Antrieb
		Duloxetin	Cymbalta®	
Monoaminoxidasehemmer (MAO-Hemmer)	Irreversibel	Tranylcypromin	Jatrosom®	↑ Antrieb
	Reversibel	Moclobemid	Aurorix®	↑ Antrieb
α_2-Rezeptor-Antagonisten		Mianserin	Tolvin®	Sedierend
		Mirtazapin	Remergil®	Sedierend
Kombinierte Noradrenalin- und Dopaminwiederaufnahmehemmer		Bupropion	Elontril®	↑ Antrieb
Melatoninrezeptoragonist		Aglomelatin	Valdoxan®	Sedierend

Abbau

Wie die meisten Psychopharmaka werden auch die AD über das Cytochrom-System der Leber abgebaut. Da es hier zahlreiche Polymorphismen gibt, wird ein bestimmtes Medikament von verschiedenen Menschen in unterschiedlicher Geschwindigkeit abgebaut. Der „ultra-rapid metabolizer" baut ein Medikament enorm schnell ab, sodass u. U. keine wirksame Dosis erreicht werden kann. Der „poor metabolizer" verstoffwechselt das Medikament hingegen so langsam, dass bereits bei geringen Dosen Nebenwirkungen oder gar Intoxikationen auftreten können. Den Wirkspiegel im Blut zu bestimmen kann übrigens auch Sinn machen, um bei „Normalmetabolisierern" die regelmäßige Einnahme zu überprüfen. Da auch viele andere Medikamente (auch Nicht-Psychopharmaka) über diesen Stoffwechselweg abgebaut werden, muss bei gleichzeitiger Einnahme anderer Pharmaka auf Wechselwirkungen geachtet werden.

Nebenwirkungen

Insbesondere die trizyklischen AD haben häufig unangenehme Nebenwirkungen, abhängig davon, welche postsynaptischen Rezeptoren sie zusätzlich blockieren (▶ Tab. 6.4). SSRI werden im Allgemeinen besser vertragen. Allerdings führen sie insbesondere zu Beginn der Therapie eher zu Übelkeit und Erbrechen sowie zu Unruhe mit Schlafstörungen (serotonerge Nebenwirkungen). Außerdem können im weiteren Verlauf sexuelle Funktionsstörungen (↓ Libido, verzögerte Ejakulation) auftreten. Typische Nebenwirkung der Noradrenalin-Wiederaufnahmehemmung sind Tremor, Schwitzen, Unruhe, Kopfschmerzen und Tachykardie.

PHASENPROPHYLAKTIKA

Tab. 6.4: Nebenwirkungen verschiedener trizyklischer Antidepressiva.

NW	Symptome	Blockade von
Anticholinerg	Mundtrockenheit, Obstipation, Miktionsprobleme, Akkomodationsstörungen, Sinustachykardie, Verwirrtheit, Delir	Muskarinische Acetylcholin-rezeptoren
Antiadrenerg	Hypotonie, Orthostase, reflektorische Tachykardien, Schwindel, Müdigkeit	α_1-Rezeptoren
Antihistaminerg	Müdigkeit, Gewichtszunahme, Verwirrtheit	Histamin-1-Rezeptoren
Andere	PQ- und QT-Zeit-Verlängerung im EKG	
	Senkung der Krampfschwelle → erhöhte Gefahr von Krampfanfällen	
	Kardiomyopathien	
	Agranulozytose	
	Syndrom der inadäquaten ADH-Sekretion (SIADH)	

AD, die auch antihistaminerg wirken (z. B. Mirtazapin), können eine Gewichtszunahme bewirken.

> **Intoxikationen in suizidaler Absicht**
> Trizyklische AD bergen ein höheres Risiko für eine Letalität bei Überdosierungen. Deswegen sollte eine sorgfältige Ausgabe- und Verschreibungspraxis bei suizidalen Patienten beachtet werden!

Antriebssteigernde Präparate können in den ersten Therapiewochen zu erhöhtem Suizidrisiko führen, weshalb man sie in der Akutphase oft mit sedierenden Medikamenten (z. B. Benzodiazepine) kombiniert.

Phasenprophylaktika

Die auch als Stimmungsstabilisierer bezeichneten Phasenprophylaktika kommen bei wiederkehrenden affektiven Störungen und bei der Manie zum Einsatz.
Folgende Medikamente sind im Einsatz:
- Lithium (z. B. Hypnorex®)
- Antiepileptika:
  - Carbamazepin (z. B. Tegretal®)
  - Valproat (z. B. Ergenyl®)
  - Lamotrigin (z. B. Lamictal®)
- Bestimmte atypische Antipsychotika (z. B. Quetiapin, Olanzapin)

Lithium

Wirkmechanismus
Er ist bislang nicht eindeutig geklärt. Lithium scheint über Second-Messenger-Systeme die Neurotransmission zu beeinflussen. Die Lithiumsalze werden unverändert renal ausgeschieden. Allerdings hat Lithium eine sehr geringe therapeutische Breite, weshalb zur Vorbeugung einer Intoxikation regelmäßig Spiegelkontrollen durchgeführt werden müssen. Auch ist auf die Interaktion mit anderen Medikamenten (z. B. Diuretika) zu achten.

Indikationen
V. a. manisch-depressive Erkrankungen, Akutbehandlung der Manie und therapieresistente Depressionen sowie die Prophylaxe schizoaffektiver Psychosen.

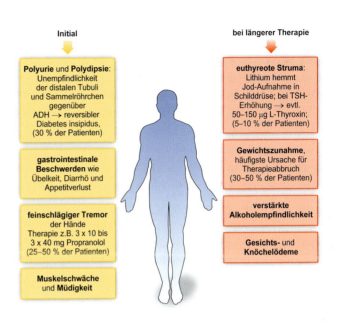

Abb. 6.1: Mögliche Nebenwirkungen einer Lithiumtherapie. [L141]

Richtlinien der Therapie
Dazu gehören das langsame Einschleichen mit steigender Dosierung und die Kontrolle des Plasmaspiegels nach 1 Woche. Der therapeutische Bereich als Prophylaktikum liegt bei 0,5–0,8 mmol/l (▶ Abb. 6.1). Zur Behandlung des akuten Stadiums werden Serumspiegel von 1–1,2 mmol/l angestrebt. Ab Werten über 1,6 mmol/l beginnen Zeichen einer Intoxikation. Dazu gehören Schwindel, Schläfrigkeit, Erbrechen, Durchfall, Tremor und Reflexsteigerung, mit zunehmender Schwere Krampfanfälle, Bewusstseinsverlust bis hin zum Tod.

Nebenwirkungen
Die wichtigsten Nebenwirkungen, über die der Patient aufgeklärt werden soll, sind in ▶ Abbildung 6.1 zusammengefasst. Initiale Nebenwirkungen können sich im Laufe der Therapie zurückbilden.

> - **Antidepressiva** sind Medikamente, die v. a. bei Depressionen, aber auch anderen Indikationen (z. B. Ängsten, Zwängen, PTBS, Essstörungen) eingesetzt werden, stimmungsaufhellend wirken und entweder einen antriebssteigernden oder einen eher dämpfenden Effekt aufweisen.
> - AD haben kein Abhängigkeitspotenzial und bei Gesunden ist kein Effekt zu erzielen. Zu beachten bei antriebssteigernden Präparaten ist, dass der stimmungsaufhellende Effekt der Antriebssteigerung nachhängt, was zu einer erhöhten Suizidalität führen kann. Deshalb sollten entsprechende Präparate anfänglich mit einem Tranquilizer kombiniert werden.
> - **Stimmungsstabilisierer** verhindern bei affektiven Störungen weitere Phasen (Phasenprophylaktika) oder Anzahl und Ausmaß der Rezidive zu verringern. Verwendete Substanzen sind Lithium und als Antikonvulsiva bekannte Präparate sowie spezielle atypische Antipsychotika.

ZUSAMMENFASSUNG

7 PSYCHOPHARMAKA: ANTIPSYCHOTIKA

Antipsychotika (AP)

Indikationen
- Schizophrenien (akut und als Rezidivprophylaxe)
- Wahnhafte Depressionen
- Akute Manien
- Psychomotorische Unruhe, Erregungszustände und Schlafstörungen

Klassifikation

Klassische Antipsychotika Da Chlorpromazin als erstes Antipsychotikum eingesetzt wurde, beschreibt man seine „antipsychotische Potenz" mit 1. Daran orientieren sich alle nachfolgend zugelassenen AP: So sind schwach potente AP unter der Potenz von 1 angesiedelt und werden vornehmlich zur Sedierung eingesetzt. AP mit starker (10–50) und sehr starker (50–400) Potenz werden zur Reduktion produktiver psychotischer Symptome bei Schizophrenien oder im Rahmen affektiver Episoden eingesetzt. Wichtige Vertreter zeigt ▶ Tabelle 7.1.

> Als Faustregel gilt: Je höher die Potenz eines AP, desto höher ist die antipsychotische Wirkung und desto niedriger die sedierende.

Atypische Antipsychotika Sie zeichnen sich v. a. durch geringere extrapyramidal-motorischen Nebenwirkungen bei guter antipsychotischer Wirkung (s. u.) aus. Außerdem werden sie als Reservemittel bei Therapieresistenz oder auch zur Beseitigung von Negativ-Symptomen einer Schizophrenie eingesetzt. Wichtige Vertreter zeigt ▶ Tabelle 7.2.

Wirkmechanismus
Die meisten klassischen AP wirken hauptsächlich über eine Blockade der Dopaminrezeptoren, während die atypischen Antipsychotika verschiedene Systeme beeinflussen (v. a. HT_2-Rezeptoren). Es existieren verschiedene Dopaminrezeptor-Untergruppen. Dabei wirken die klassischen AP verstärkt hemmend auf D_2-Rezeptoren und zwar in allen drei dopaminergen Systemen des ZNS. Man unterscheidet das mesolimbische, das mesokortikale und das nigrostriatale System. Die Systeme haben Aufgaben in der Lern- und Gedächtnisfunktion und stehen in Verbindung zu affektiven Prozessen. Die motorischen Nebenwirkungen werden auch mit der Blockade von Dopaminrezeptoren im nigrostriatalen System in Verbindung gebracht. Zudem kommt es zu einer Prolaktinausschüttung in der Hypophyse via Dopaminblockade. So sind die Nebenwirkungen wie Galaktorrhö (Milchausfluss aus der Brustdrüse), Gynäkomastie (Anschwellen der Brustdrüsen, v. a. bei Männern) und sexuelle Funktionsstörungen zu erklären.

Darreichungsform
Antipsychotika können oral eingenommen oder als i. m. Depotform (z. B. Flupentixol, Risperidon) verabreicht werden. Bei wenig complianten Patienten oder bei mangelnder Selbstorganisation kann die Depotform eine dauerhafte Therapie gewährleisten. Allerdings sind Nebenwirkungen weniger gut steuerbar und z. T. werden die Injektionen von den Patienten als belastend erlebt.
Bei akuten Erregungszuständen kann eine parenterale Applikation notwendig sein, die für einzelne Präparate verfügbar ist (z. B. Haloperidol).

Nebenwirkungen

Klassische Antipsychotika Hier spielen v. a. die extrapyramidalmotorischen Störungen (EPMS) eine Rolle. Durch die Blockierung der o. g. dopaminergen Bahnen wird durch den relativen Mangel an Dopamin u. a. ein Parkinsonoid ausgelöst.

- **Frühdyskinesien:** Sie treten bei 20 % der Patienten zu Beginn der Einnahme auf. Man beobachtet dabei Zungen-, Schluck- und Blickkrämpfe, Kiefersperre oder Grimassieren. Ebenfalls kann man choreatische Zuckungen der Arme oder Halsmuskeln beobachten. Linderung schafft in diesen Fällen recht schnell die Gabe von Anticholinergika, z. B. Biperiden (Akineton®), ggf. i. v. Bei langsamem Einschleichen der AP kommen Frühdyskinesien seltener vor.
- **Akathisie:** Sie tritt v. a. beim Einsatz hochpotenter AP auf und äußert sich durch die Unfähigkeit, ruhig zu sitzen, und einen nicht kontrollierbaren Bewegungsdrang. In diesem Fall sollte die Antipsychotika-Dosis reduziert werden oder ein Versuch der Linderung mittels β-Blocker oder mit Biperiden unternommen werden.
- **Medikamentöses Parkinson-Syndrom:** Es tritt bei etwa 20–30 % der Patienten, in der Regel nach 1- bis 2-wöchiger Einnahme auf. Es ist charakterisiert durch Bewegungsarmut, Tremor, Rigor (Erhöhung des Muskeltonus) und Gangveränderungen. Therapieren lässt sich das induzierte Parkinsonoid durch Absetzen des Medikaments, den Ersatz durch ein atypisches AP oder durch die Gabe von Anticholinergika (s. o.).
- **Spätdyskinesien:** Diese entwickeln sich innerhalb von 3 Jahren nach Beginn der Einnahme bei bis zu 20 % der Patienten. Sie bestehen – ähnlich wie die Frühdyskinesien – aus unwillkürlichen Bewegungen oder Zuckungen der Kopf-, Hals- oder Armmuskulatur. Dazu zählen beispielsweise auch das Schmatzen oder Herausstrecken der Zunge oder Schleuderbewegungen der Arme. Eine Therapie ist hier kaum möglich, da die Spätdyskinesien potenziell irreversibel sind. Vielmehr sollte rechtzeitig auf ein atypisches Antipsychotikum umgestellt werden.
- **Weitere Nebenwirkungen** sind – ähnlich wie bei den atypischen AP – anticholinerge NW (▶ Kap. 6), Krampfneigung, QT-Zeit-Verlängerung im EKG, Blutdruckabfall, Agranulozytose und das maligne antipsychotische Syndrom.

Tab. 7.1: Klassische Antipsychotika.

Niedrigpotent	Levomepromazin	Neurocil®
	Pipamperon	Dipiperon®
	Promethazin	Atosil®
	Chlorprothixen	Truxal®
Hochpotent	Haloperidol	Haldol®
	Fluphenazin	Lyogen®
	Benperidol	Glianimon®

Tab. 7.2: Atypische Antipsychotika.

Clozapin	Leponex®
Risperidon	Risperdal®
Olanzapin	Zyprexa®
Quetiapin	Seroquel®
Amisulprid	Solian®
Aripiprazol	Abilify®

Atypische Antipsychotika Die Nebenwirkungen, die durch atypische AP verursacht werden, bestehen aus:
▶ Senkung der Krampfschwelle → Erhöhung der Krampfbereitschaft
▶ Sedation
▶ Gewichtszunahme
▶ Agranulozytoserisiko, besonders unter Clozapin (in ca. 1–2 % der Fälle); Blutbildkontrollen sind deshalb unabdingbar.
▶ Extrapyramidale motorische Störungen können ebenfalls auftreten, v. a. in höheren Dosierungen als Akathisie.

Richtlinien zur Therapie mit Clozapin
▶ Einsatz als Reservetherapeutikum bei fehlendem Ansprechen oder Unverträglichkeit anderer AP
▶ **Vor** Beginn der Behandlung muss ein normales Blutbild vorliegen mit einem Anteil von Leukozyten > 3500/μl.
▶ In den ersten 18 Wochen der Behandlung wöchentliche Blutbildkontrollen, danach mind. einmal pro Monat
▶ Sofort absetzen, wenn Leukozyten < 3000/μl und/oder Neutrophile < 1500/μl.
▶ Weitere NW: Prolaktinanstieg, Orthostase, anticholinerge NW

ZUSAMMENFASSUNG

▶ **Antipsychotika** finden ihre Anwendung bei produktiven schizophrenen oder wahnhaften Störungen mit Wirkung auf typische Symptome wie Halluzinationen und Wahndenken, außerdem auf Verhaltensstörungen, Aggressivität sowie psychomotorische Spannungs- und Erregtheitszustände.
▶ AP werden in zwei große Gruppen eingeteilt: die klassischen und die atypischen AP. Diese Einteilung erfolgte aufgrund ihres unterschiedlichen Nebenwirkungsprofils und der Vorstellung, dass Atypika stärker auf negative Symptome (Antriebsverlust, Konzentrationsstörungen, sozialer Rückzug etc.) wirken.
▶ Klassische Antipsychotika werden in niedrig-, mittel- und hochpotente AP je nach Wirkung auf die produktiv-psychotische Symptome unterteilt. Zu den typischen Nebenwirkungen der klassischen AP gehören die extrapyramidal-motorischen Störungen (EPMS). Sie sind ein häufiger Grund für das Abbrechen einer medikamentösen Therapie oder Non-Compliance. Deswegen werden Schizophrenien heutzutage häufig mit atypischen AP behandelt.

8 WEITERE PSYCHOPHARMAKA

Anxiolytika (Tranquilizer, Sedativa)

Als Anxiolytika werden Medikamente bezeichnet, die angst- und spannungslösend wirken. Dazu gehören v. a. Benzodiazepine, aber auch andere wie Pregabalin oder Buspiron (5-HT$_3$-Antagonist).

Wirkmechanismus

Anxiolytika verstärken die hemmende Transmitterwirkung von GABA durch Interaktion an spezifischen Benzodiazepinrezeptoren, wodurch die Dichte der Chloridionenkanäle an den Nervenzellen steigt (▶ Abb. 8.1). Sie besitzen eine große therapeutische Breite, da die Chloridionenkonzentration abhängig von GABA-Rezeptoren steigt (im Gegensatz zu Barbituraten, die direkt am Chloridkanal GABA-unabhängig ansetzen).

Indikationen und Wirkung

Ihre Wirkungen sind Anxiolyse, Sedation, Muskelrelaxation und antikonvulsive Wirkung. Antidot ist Flumazenil (Anexate®). Dementsprechend zum Einsatz kommen sie:

▶ Bei **Angst- oder Panikstörungen:** jedoch nur unterstützend und kurzfristig zur Krisenintervention. Den Schwerpunkt der Therapie sollte die Motivations- bzw. Psychotherapie bilden.
▶ Bei **depressiven Episoden** mit vorherrschender ängstlicher Symptomatik oder Suizidgefährdung
▶ Bei **Krampfanfällen**
▶ Zur **Muskelrelaxierung** in Anästhesie, Orthopädie
▶ Zur **Sedierung** in Notfallsituationen (z. B. additiv bei akuter psychotischer Exazerbation, bei Myokardinfarkt)

Nebenwirkungen

Zwar sind Benzodiazepine gut verträglich und haben eine große therapeutische Breite, beinhalten aber ein hohes Abhängigkeitsrisiko. Deshalb sollten sie immer nur kurz und in kleinen Packungen verordnet werden.

Weitere Nebenwirkungen sind Antriebsminderung, Müdigkeit, eingeschränktes Reaktionsvermögen, Muskelschwäche, paradoxe Wirkung besonders bei alten Menschen, Verstärkung einer evtl. Alkoholwirkung sowie Atemdepression; außerdem Rebound-Effekte beim Absetzen.

> **Richtlinien zur Therapie mit Benzodiazepinen**
> ▶ Strenge Indikationsstellung und regelmäßige Überprüfung der Indikation
> ▶ Nicht länger als 3–4 Wochen verordnen.
> ▶ Verwendung in der niedrigstmöglichen Dosierung; die anxiolytische tritt vor der sedierenden Wirkung ein.
> ▶ Bei Risikopatienten (für die Entwicklung einer Abhängigkeit): eher Einsatz von niedrigpotenten AP oder AD, die keine Abhängigkeit erzeugen.

Hypnotika (Schlafmittel)

Hypnotika sind alle Pharmaka, die Schlaf erzeugen. Früher wurden **Barbiturate** als Schlafmittel eingesetzt, was heute aufgrund des hohen Abhängigkeitsrisikos und der engen therapeutischen Breite (s. o.) allerdings verlassen wurde. Sie finden noch Anwendung zur Prophylaxe bei Epilepsien oder als Narkoseeinleitung. Dennoch werden sie häufig bei Suizidversuchen verwendet, weil sie über eine Atemdepression zum Tode führen können.

Heute werden hauptsächlich **Benzodiazepine** mit kurzer Halbwertszeit (z. B. Lormetazepam = Noctamid®) oder Benzoabkömmlinge (Non-Benzodiazepin-Hypnotika), die ein geringeres Abhängigkeitspotenzial haben sollen (z. B. Zolpidem = Stilnox® oder Zopiclon = Ximovan®), eingesetzt. Alternativen sind **sedierende trizyklische AD** (z. B. Trimipramin = Stangyl®) oder **sedierende AD** (z. B. Mirtazapin = Remergil®). Im Fall von heftigem Grübeln oder starker innerer Unruhe können als Einschlafhilfe auch niedrig- bis mittelpotente **Antipsychotika** eingesetzt werden (z. B. Atosil® oder Taxilan®). Auch **pflanzliche Präparate** (Baldrian, Hopfen) können helfen. Besonders bei älteren Menschen sollte – in Anbetracht der paradoxen Effekte und eines Kumulationsrisikos der Benzodiazepine – nichtmedikamentösen Therapien (Schlafhygiene) der Vorzug gegeben werden.

Nootropika (Antidementiva)

Die Substanzen sollen die Hirnfunktionen (Aufmerksamkeit, Konzentration, Gedächtnis) durch eine angenommene neuroprotektive Wirkung verbessern. Sie weisen sehr unterschiedliche pharmakologische Eigenschaften auf.

Indikationen

▶ Demenzielles Syndrom
▶ Hirnorganisches Psychosyndrom (HOPS)

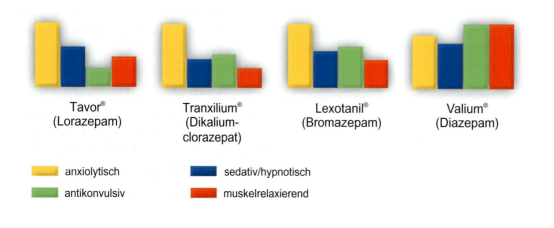

Abb. 8.1: Wirkprofil und Beispiele verschiedener Benzodiazepine. [L141]

Klassifikation und Wirkmechanismen

Die Wirkmechanismen sind – entsprechend der heterogenen Substanzgruppe – sehr unterschiedlich:

- **Acetylcholinesterasehemmer** (Donepezil, Rivastigmin, Galantamin): Erhöhung der Konzentration von Acetylcholin
- **Glutamatmodulatoren** (Memantin): spannungsabhängige, nichtkompetitive Antagonisten an NMDA-Rezeptoren. Daraus folgen eine Erniedrigung der Glutamatkonzentration und so eine Reduktion neuronaler Funktionsstörungen.
- **Andere**
  - Ginkgo soll als Radikalfänger und somit schützend auf das Gewebe wirken.
  - Vitamin E: antioxidative Wirkung
  - Nicergolin: Gefäßdilatation und Verminderung der Blutviskosität
  - Piracetam: Wirkmechanismus unbekannt

Psychostimulanzien

Diese Substanzen führen zu einer Konzentrationserhöhung von Katecholaminen im ZNS, entweder durch eine verstärkte Ausschüttung oder eine gehemmte Wiederaufnahme von Noradrenalin, Dopamin und/oder Serotonin. Sie haben damit sowohl zentrale als auch periphere sympathomimetische Wirkungen:

- **Zentrale Wirkungen:** Euphorie, gesteigerte Leistungsfähigkeit, Schlafstörungen, Appetithemmung, Kopfschmerzen
- **Periphere Wirkungen:** Vasokonstriktion, Tachykardie bis hin zu Rhythmusstörungen, Hypertonie

Indikationen

- Narkolepsie
- Hyperkinetisches Syndrom (ADHS, ▶ Kap. 23)

Beispiele für häufig eingesetzte Substanzen sind Methylphenidat und Modafinil. **Methylphenidat** (Ritalin®, Medikinet®) ist sowohl bei ADHS als auch bei Narkolepsie anwendbar. Es hemmt die Wiederaufnahme von Dopamin und Noradrenalin aus dem synaptischen Spalt. Der genaue, paradoxe Wirkmechanismus im Sinne von erhöhter Aufmerksamkeit und geringerem Aktivitätsniveau ist nicht bekannt. Retardierte Präparate (z.B. Concerta®) erleichtern die Verordnung, weil die Einnahme in weniger Einzeldosen erfolgen kann. Herz-Kreislauf-Erkrankungen sollten vor Verabreichung von Methylphenidaten sicher ausgeschlossen werden. Methylphenidat ist BtM-pflichtig, da es wegen der stimulierenden Wirkung ein Abhängigkeits- und Missbrauchspotenzial birgt. **Modafinil** (Vigil®) ist für die Behandlung der Narkolepsie zugelassen. Es steigert die Vigilanz wahrscheinlich durch eine Aktivierung der α_1-adrenergen Aktivität, evtl. auch durch eine Verminderung der GABA-Freisetzung.

Häufige Nebenwirkungen der Psychostimulanzien sind Kopfschmerzen, Palpitationen, Kraftlosigkeit, Verdauungsstörungen, Appetitminderung, Übelkeit und Nervosität.

> - **Tranquilizer** werden zur Behandlung von Angst- und Spannungszuständen eingesetzt, v. a. Benzodiazepine. Sie besitzen ein hohes Abhängigkeitspotenzial und sollen nicht über einen längeren Zeitraum verordnet werden.
> - **Hypnotika** werden bei Schlafstörungen eingesetzt, Hauptvertreter sind dämpfend wirkende, kurz wirksame Benzodiazepine bzw. Non-Benzodiazepin-Hypnotika. Wann ein Hypnotikum zum Sedativum oder Narkotikum wird, ist letztlich eine Frage der Dosierung.
> - **Nootropika** oder Antidementiva werden in der Behandlung von Demenzen eingesetzt. Es ist eine heterogene Stoffgruppe, die den Hirnstoffwechsel verbessert.
> - **Psychostimulanzien** werden mit ihrem paradoxen Wirkmechanismus bei Narkolepsie und in der Kinder- und Jugendpsychiatrie bei Aufmerksamkeitsdefizit-Hyperaktivitäts-Syndromen (ADHS) eingesetzt.

ZUSAMMENFASSUNG

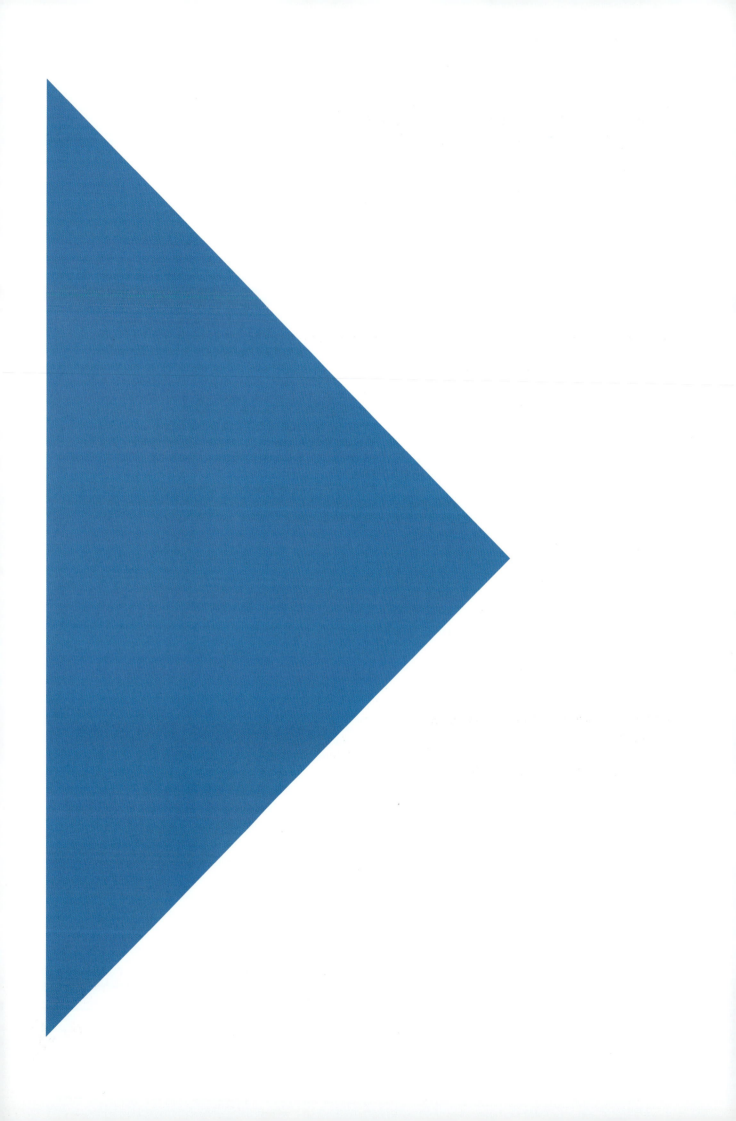

Spezieller Teil

Affektive Störungen

9 Depression und anhaltende affektive Störungen 24
10 Bipolare Störungen 28

Schizophrene Störungen

11 Schizophrenie 30

Neurotische Störungen

12 Angststörungen 36
13 Zwangsstörungen 40
14 Somatoforme Störungen 42
15 Belastungs- und Anpassungsstörungen 44
16 Dissoziative Störungen 46

Persönlichkeitsstörungen und Verhaltensauffälligkeiten

17 Persönlichkeitsstörungen 48
18 Essstörungen 52
19 Sexualstörungen 54
20 Schlafstörungen 56

Suchterkrankungen

21 Alkoholabhängigkeit 59
22 Drogen- und Medikamentenabhängigkeit 64

Kinder- und Jugendpsychiatrie

23 Intelligenzminderung, Entwicklungs- und Verhaltensstörungen 68

Organische psychische Störungen

24 Demenz und Delir 72

Spezielle Aspekte der Psychiatrie

25 Psychiatrische Notfälle 78
26 Psychiatrische Aspekte der Schwangerschaft und Stillzeit 82
27 Juristische Aspekte in der Psychiatrie 84

9 DEPRESSION UND ANHALTENDE AFFEKTIVE STÖRUNGEN

Viele körperliche und seelische Störungen gehen mit einer veränderten Stimmungslage einher, oftmals ist es eine Depression. Der Begriff „affektive Störung" wird Erkrankungen vorbehalten, bei denen das vorrangige Symptom die veränderte Stimmungslage ist und körperliche Symptome als sekundäre Begleiterscheinungen auftreten. Unter den affektiven Störungen findet man **depressive Syndrome** mit eher gedrückter Stimmung sowie **manische Zustände,** bei denen die Stimmung pathologisch gehoben ist.

Klassifikation
Die Einteilung von affektiven Störungen variiert je nach Klassifikationssystem. Prinzipiell können – nach vorherrschender Symptomatik – uni- und bipolare Störungen unterschieden werden:
- **Unipolare Störungen:** Patienten erleben dabei nur depressive oder manische Phasen Die Krankheit verläuft selten als einmalige Phase, sondern überwiegend in Schüben, zwischen denen vollständige Remission erreicht werden kann.
- **Bipolare Störungen:** Die Patienten erleben in aufeinander folgenden Phasen abwechselnd manische und depressive Episoden. Auch diese Patienten können zwischen den Phasen beschwerdefrei sein.

> Die Begriffe „endogen" und „reaktiv" im Zusammenhang mit affektiven Störungen sind überholt. An ihre Stelle treten die rein deskriptiven Begriffe „depressive Episode" (ICD-10) und „Major Depression" (DSM-5).

Zu den affektiven Störungen werden die unipolare Manie, bipolare Störungen, unipolare Depression und die anhaltenden affektiven Störungen gerechnet (Dysthymia und Zyklothymia). Da die unipolare Manie sehr selten ist, wird ihre Symptomatik im Kapitel der bipolaren Störungen besprochen (▶ Kap. 10).

Verlauf
Die affektiven Erkrankungen verlaufen überwiegend in mehreren Phasen. Dabei sind unipolare depressive Verläufe mit ca. 70% am häufigsten, bipolare Verläufe finden sich in 25% und unipolar manische Verläufe nur in 5% der Fälle. Eine besondere therapeutische Herausforderung stellen chronische oder therapieresistente Depressionen dar.

Depression
Depressive Gefühle kennen wir alle. Ob sie eine normale emotionale Reaktion darstellen, als depressives Syndrom oder als eigenständige Krankheit (Syn. depressive Episode, Major-Depression = MD) auftreten, wird anhand der Dauer und Ausprägung der depressiven Symptome bestimmt.

Epidemiologie
Depressive Episoden treten mit einer Häufigkeit von 5–6% (Punktprävalenz) auf, wobei Frauen etwa doppelt so häufig betroffen sind. Die Lebenszeitprävalenz beträgt 16–26%. Depressive Episoden zeigen zwei Häufigkeitsgipfel, zwischen dem 20.–29. und dem 50.–59. Lebensjahr. Patienten, die unter bipolaren Störungen leiden, erkranken etwas früher, nämlich zwischen 16 und 18 Jahren. Depressionen unter Jugendlichen haben während der letzten 10–20 Jahre deutlich zugenommen.

Komorbiditäten
Fast die Hälfte aller depressiven Patienten leidet unter weiteren psychischen Störungen. Angst- und Panikstörungen sowie Substanzabusus sind dabei die häufigsten Komorbiditäten.

> Mehr als 10% der Patienten in einer Allgemeinarztpraxis leiden unter Depressionen!

Ätiologie
Depressive Episoden treten familiär gehäuft auf. Für **genetische Faktoren** sprechen die höheren Erkrankungszahlen bei Verwandten ersten Grades und Zwillingsstudien, wobei allerdings nur die Vulnerabilität vererbt wird, d. h. das Risiko zu erkranken. **Psychosoziale Faktoren** wie belastende Lebensereignisse („life events"), z. B. Verlust, Überforderung, Kränkungen etc., können die Entwicklung depressiver Episoden fördern. Auch **somatische Faktoren** wie schwere Krankheit oder hormonelle Umstellungen (Wochenbett) können Auslöser sein.
Es existieren mehrere Hypothesen über eine **Störung im Regelkreis von Neurotransmittern.** Am bekanntesten ist wohl die Monoaminmangel-Hypothese, nach der bei Erkrankten ein Mangel an Noradrenalin und/oder Serotonin besteht. Gestützt wird diese Hypothese durch den Wirkmechanismus verschiedener Antidepressiva (z. B. der SSRI oder SNRI), die die Konzentration der Amine im synaptischen Spalt erhöhen. Auch diese Hypothese ist wissenschaftlich nicht eindeutig zu belegen. Auch die Plastizität unseres gesamten Nervensystems mit einer Herauf- und Herabregulation von Rezeptorsystemen sollte bei der Ätiologie beachtet werden.

Klinik
Nach ICD-10 müssen zur Diagnosestellung einer Depression mehrere Kriterien erfüllt sein.

Hauptsymptome Dazu gehören:
- Depressive Stimmung
- Verlust von Interesse und Freude
- Antriebsverlust mit erhöhter Ermüdbarkeit bzw. Energieverlust

Weitere Symptome Dazu gehören:
- Verminderte Konzentration und Aufmerksamkeit
- Vermindertes Selbstwertgefühl und Selbstvertrauen
- Schuldgefühle und Gefühle der Wertlosigkeit
- Eine negative oder pessimistische Zukunftsperspektive
- Suizidgedanken oder erfolgte Suizidhandlungen
- Schlafstörungen (Ein- und/oder Durchschlafstörungen)
- Verminderter Appetit

Diagnostik
Zur Diagnosestellung müssen die Patienten über mindestens **2 Wochen** unter zwei (schwere Episode: drei) der Hauptsymptome und insgesamt unter zwei (schwere Episode: mindestens vier) weiteren Symptomen leiden. Beim Vorliegen einer schweren Depression können die Aufgaben des täglichen Lebens meist nicht mehr erfüllt werden und psychotische Symptome können zusätzlich vorhanden sein.
Sehr häufig treten vegetative Symptome auf (▶ Abb. 9.1).
Die ICD-10 unterscheidet weiter einen melancholischen Subtyp, der durch das **somatische Syndrom** gekennzeichnet ist, dazu zählen:
- Interessenverlust/Verlust der Freude an normalerweise angenehmen Aktivitäten
- Mangelnde Fähigkeit, auf positive Aspekte der Umgebung emotional zu reagieren
- Frühmorgendliches Erwachen
- Morgentief
- Objektivierbare psychomotorische Hemmung und Agitiertheit

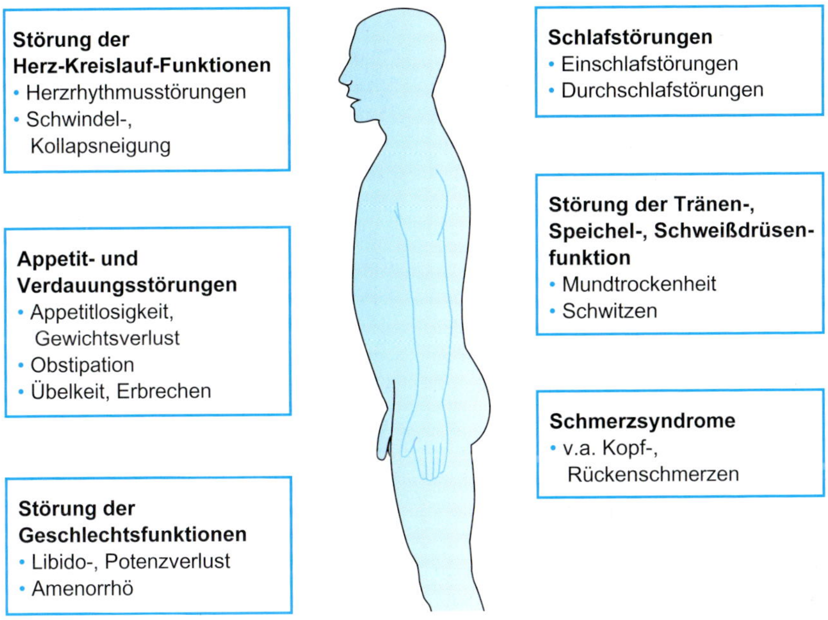

Affektive Störungen 25

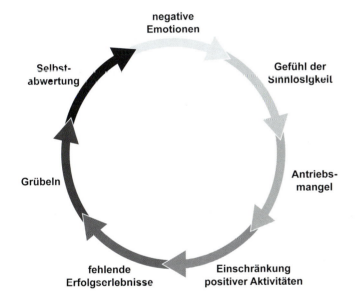

Abb. 9.1: Vegetative Symptome der Depression. [L217]

Abb. 9.2: Depressive Spirale. [L231]

- Appetitverlust mit Gewichtsverlust (häufig > 5 % des Körpergewichts im vergangenen Monat)
- Deutlicher Libidoverlust

Sonderformen
Wahnhafte Depression (Depression mit psychotischen Symptomen)
Das Realitätsempfinden dieser Patienten kann massiv beeinträchtigt sein durch Wahnideen, Halluzinationen und depressivem Stupor. Wahninhalte, die bei diesen Depressionsformen besonders häufig auftreten sind:
- Hypochondrischer Wahn: Krankheitsbefürchtungen, denen kein organisches Korrelat zugrunde liegt
- Verarmungswahn: feste Überzeugung, durch eigenes oder Fremdverschulden in den finanziellen Ruin getrieben zu werden
- Schuldwahn: Gefühl, an allem, was passiert, schuld und v. a. für negative Ereignisse verantwortlich zu sein
- Versündigungswahn: Überzeugung, schwere (moralische) Schuld auf sich geladen zu haben
- Nihilistischer Wahn: Vorstellung, dass die Realität, die ganze Welt, der Körper oder die Seele teilweise oder ganz inexistent sind

Postpartale Depression (Wochenbettdepression)
- Kapitel 26.

Altersdepression
Depressionen sind mit ca. 15 % die häufigsten Störungen alternder Menschen (unter Heimbewohnern oder stationären Patienten bis zu 45 %). Zum einen sind sie „Reaktionen" auf chronische Erkrankungen (z. B. Rheuma, kardiovaskuläre Erkrankungen) oder sie präsentieren sich zunächst durch somatische Beschwerden, wie Bauchschmerzen, Appetitverlust oder Schlafstörungen oder durch kognitive Störungen („Pseudodemenz"). Da u. a. gezeigt wurde, dass sich die Mortalität nach einem Schlaganfall bei gleichzeitig bestehender Depression erhöht und die Suizidraten von über 75-Jährigen am höchsten ist, sollten depressive Symptome gerade auch bei älteren Menschen ernst genommen und adäquat behandelt werden. Die Behandlungsprinzipien entsprechen den Grundlagen der Therapie depressiver Störungen (s. dort). Bei älteren Menschen sind häufig niedrigere Dosierungen der Antidepressiva ausreichend. Die Nebenwirkungen (insbesondere anticholinerge!), Kontraindikation (ältere Patienten haben häufig viele Vorerkrankungen) und Interaktionen mit anderen Medikamenten sollten bei älteren Menschen besonders berücksichtigt werden. Die früher vorherrschende Meinung, die Indikation von Psychotherapie habe eine Altersgrenze, ist heutzutage überholt. Viele ältere Menschen haben keine sinnvollen oder zumindest unterhaltenden Tätigkeiten mehr in ihrem Alltag. Dies hängt evtl. auch mit begleitenden Erkrankungen zusammen, die z. B. körperliche Aktivität oder Flexibilität nicht mehr zulassen. Sowohl die Lebensqualität als auch Selbstwertgefühl sind dadurch erheblich beeinträchtigt (▶ Abb. 9.2). Deshalb ist es gerade bei älteren depressiven bzw. lebensmüden Menschen wichtig, positive Unternehmungen, körperliche Bewegung und soziale Integration zu fördern, aber auch über kognitive Strategien, den Teufelskreis zu durchbrechen.

Zum Verständnis weiterer Sonderformen wie saisonaler oder agitierter Depression sei auf gängige Lehrbücher verwiesen.

Differenzialdiagnosen
In jedem Fall müssen organische Erkrankungen ausgeschlossen werden, insbesondere Infektionen (Meningitis), Neoplasmen (Hirntumor oder -metastasen), endokrinologische Störungen (Hypothyreose, Morbus Addison, Morbus Cushing etc.), metabolische Störungen (Urämie, Leberinsuffizienz), Kollagenosen (SLE) und Hirnerkrankungen, wie Morbus Parkinson, Morbus Alzheimer und multiple Sklerose.

> Es ist unbedingt eine Medikamenten- und Drogenanamnese erforderlich! Medikamente und Drogen, die Depressionen auslösen können, sind Antihypertensiva, Antibiotika, Benzodiazepine, Alkohol, Opiate, orale Kontrazeptiva und Antiarrhythmika.

Therapie

Stationäre Aufnahme

Soll man einen depressiven Patienten stationär aufnehmen? Für diese Entscheidung sollten folgende Punkte abgeklärt werden:
▶ Besteht Suizidalität?
▶ Gibt es bei dem Patienten schwere familiäre Konflikte? Ist es ratsam, ihn erst einmal durch einen stationären Aufenthalt zu entlasten und ihn von dem Konflikt zumindest räumlich zu trennen?

Depressive Patienten erleben einen stationären Aufenthalt häufig als sehr entlastend, weil sie vorübergehend von privaten und familiären Aufgaben und beruflichen Pflichten entbunden werden.

Pharmakotherapie

Die Pharmakotherapie einer depressiven Episode hat drei Grundpfeiler: die Akutbehandlung, die Erhaltungstherapie und die Rezidivprophylaxe. Die Grundlage bildet das vertrauensvolle Arzt-Patient-Verhältnis.

▶ **Akuttherapie:** In den letzten Jahren ist die Zahl der zur Verfügung stehenden Antidepressiva sprunghaft gestiegen. Sie unterscheiden sich u. a. durch ihre Nebenwirkungen und Kosten. Die Auswahl des Medikaments muss sich auf die vorherrschende Symptomatik beziehen.
Die Patienten sollten über den verzögerten Wirkungseintritt (Besserung meist erst nach ca. 2–3 Wochen) aufgeklärt werden. In etwa 70 % der Fälle kann unter Medikamenten eine Besserung erzielt werden, der volle Wirkungseffekt ist durchschnittlich nach ca. 6 Wochen erreicht (▶ Abb. 9.3).

▶ **Erhaltungstherapie:** Wichtig ist, dem Patienten zu erklären, dass beim Nachlassen der Symptomatik die Medikation nicht abgesetzt werden sollte. Vielmehr soll sie nach erfolgter Remission noch in voller Dosierung (bzw. Erhaltungsdosis) mindestens 6 Monate bei erstmaliger Erkrankung fortgeführt werden. Dann kann mit einem langsamen Ausschleichen begonnen werden. Wichtig ist eine genaue Beobachtung der Patienten in dieser Phase, damit einem sich andeutenden Rückfall ggf. sofort mit einer Dosissteigerung entgegengewirkt werden kann.

▶ **Prophylaxe:** Bei zwei oder mehr Phasen in den letzten 5 Jahren muss eine längerfristige, ggf. auch lebenslange Rezidivprophylaxe diskutiert werden. Dabei wird die antidepressive Therapie fortgeführt oder ein Phasenprophylaktikum (z.B. Lithium, Quetiapin) verabreicht.

Psychotherapie

Es gibt verschiedene Optionen einer psychotherapeutischen Unterstützung bzw. Behandlung. Die Entscheidung für oder gegen eine solche muss sich nach der vorherrschenden Problematik und nach den Möglichkeiten des Patienten richten. Zur Auswahl stehen:

▶ **Tiefenpsychologisch orientierte** oder psychoanalytische Therapie (nur bei Patienten mit hoher Introspektionsfähigkeit ratsam)
▶ **Kognitive Therapie:** Negative, pessimistische Denkschemata sollen erkannt und abgebaut werden. Es werden alternative Wahrnehmungs- und Verhaltensmuster erarbeitet. Sie wird meist kombiniert mit der
▶ **Verhaltenstherapie:** Der Patient lernt hier z. B. Strategien, mit für ihn scheinbar unlösbaren Problemen umzugehen (Konfliktbewältigung). Außerdem sollen positive Aktivitäten wieder aufgenommen und soziale Kompetenzen trainiert werden.
▶ **Interpersonelle Psychotherapie:** wöchentliche Einzelsitzungen (ges. 10–20), in denen vor allem interpersonelle Konflikte fokussiert und bearbeitet werden, die evtl. für das Entstehen der Depression verantwortlich waren
▶ **Paar- und Familientherapie:** Sie ist vor allem dann indiziert, wenn wichtige krankheitsauslösende Faktoren in der Familie oder Partnerschaft vermutet werden.

Psychoedukation

In psychoedukativen Gesprächen, die als Einzel-, Gruppen- oder auch Angehörigengruppenarbeit stattfinden können, sollten der Patient und seine Angehörigen über die Erkrankung aufgeklärt und über Behandlungsmöglichkeiten informiert werden. Die Psychoedukation dient auch der emotionalen Entlastung, weil deutlich werden kann, dass es sich nicht um ein Einzelschicksal handelt, sondern auch andere Menschen ähnliche Schwierigkeiten durchlebt und gemeistert haben.

Schlafentzug

Patienten, die an einer Depression leiden und eine Nacht vollständig durchwachen (oder zumindest die zweite Nachthälfte), erleben am nächsten Tag in 50–80 % der Fälle eine deutliche Besserung der Stimmung. Dieser Effekt dauert jedoch leider häufig nur kurz an.

Lichttherapie

Diese Form der Therapie wird bei der Herbst-Winter-Depression (SAD = Seasonal Affective Disorder) angewandt. Dabei werden Patienten morgens oder mehrfach täglich über einige Zeit (meist $1/2$–2 h) sehr hellem Licht ausgesetzt. Die Symptome bessern sich dadurch oft innerhalb weniger Wochen oder verschwinden sogar vollkommen.

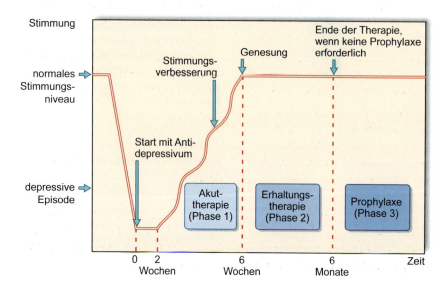

Abb. 9.3: Phasen der antidepressiven Therapie. [L231]

Elektrokrampftherapie (EKT)

Indikationen Angezeigt ist die EKT bei Versagen der medikamentösen Therapie, Depressionen mit psychotischen Symptomen, katatonischen Zuständen oder hoher Suizidalität. Bei Patienten, die erfolglos medikamentös behandelt wurden, liegt die Ansprechraterate auf EKT in manchen Studien bei bis zu 70 %, bei zuvor unbehandelten Patienten sogar bei ca. 80 %! Da man auch nach erfolgter EKT Rezidive beobachtet, sollte direkt im Anschluss eine medikamentöse Erhaltungstherapie begonnen werden.

Durchführung Es wird ein generalisierter Krampfanfall mittels elektrischen Stroms erzeugt, der meist unipolar über der nicht-dominanten Hirnhemisphäre appliziert wird. Der Patient wird vorher von einem Anästhesisten in Kurznarkose versetzt und muskelrelaxiert, um Verletzungsgefahr und Nebenwirkungen zu senken. Die Krampfschwelle ist individuell verschieden und wird je nach Alter und Anfalls-EEG variiert bzw. kontrolliert. In der Regel führen 6–12 Sitzungen im Abstand von 3 Tagen zu einer deutlichen Besserung der Symptomatik.

Nebenwirkungen Als Hauptnebenwirkung gelten kurz dauernde kognitive Beeinträchtigungen mit postiktaler Verwirrtheit. Das Langzeitgedächtnis wird nicht beeinträchtigt. Es entstehen keine strukturellen Hirnschäden! Weitere Nebenwirkungen sind häufig Muskel- und Kopfschmerzen. Bei Vorliegen einer KHK oder Hypertonie ist besondere Vorsicht geboten, und oft sind eine medikamentöse Vorbehandlung sowie eine ernsthaftere Risiko-Nutzen-Abwägung nötig.

Soziale Unterstützung

Es gibt die Möglichkeit, dem Patienten einen Sozialarbeiter zur Seite zu stellen, der sich um finanzielle, berufliche oder private Probleme kümmert, z. B. Wohnmöglichkeiten, berufliche REHA. Außerdem gibt es zahlreiche Selbsthilfegruppen, die u. a. beim Wiederaufbau sozialer Kontakte helfen können.

Bei **chronischen Depressionen** sollten die Diagnosekriterien überprüft, Begleiterkrankungen ins Auge gefasst oder chronische Konflikte identifiziert werden. Spezielle Psychotherapieverfahren, wie CBASP oder IPT (▶ Kap. 5) können dann zum Einsatz kommen. Natürlich sollte auch die medikamentöse Strategie überdacht und evtl. Augmentationsstrategien (z. B. Lithium, Schilddrüsenhormone) erwogen werden.

Anhaltende affektive Störungen

Zyklothymia

Zyklothymia ist folgendermaßen definiert: Stimmungslabilität, die wie bei der bipolaren Störung von Misslaune in gehobene, expansive Stimmung umschlagen kann, die aber gemessen an Schwere und Intensität weder die Kriterien der Major Depression noch die der Manie erfüllt. Die Stimmungslabilität sollte mindestens 2 Jahre bestehen und kann in eine bipolare Störung übergehen. Erstmanifestation oft im frühen Erwachsenenalter.

Dysthymia

Die chronische Form einer depressiven Verstimmung, die nicht den Schweregrad einer depressiven Episode erfüllen, nennt man **Dysthymia**. Sie muss mindestens 2 Jahre anhalten und kann auch von Tagen oder Wochen (jedoch nicht mehr als 2 Monate) normaler Stimmung unterbrochen sein. Sie entsteht meist früh im Erwachsenenalter. Sehr häufig entwickelt sich auf dem Boden der Dysthymia eine depressive Episode, dann spricht man von „double depression".

> ▶ Die depressive Episode ist eine sehr häufig psychische Störung im Erwachsenenalter und betrifft Frauen doppelt so häufig wie Männer. Sie tritt überwiegend rezidivierend auf.
> ▶ Eine depressive Episode ist gekennzeichnet durch eine melancholische, gedrückte Stimmung über mindestens 2 Wochen, negative oder auch suizidale Gedankeninhalte und häufig zusätzliche vegetative Symptome wie Kraftlosigkeit, Antriebsstörung, Schlafstörungen oder Appetitstörungen.
> ▶ Die Therapie depressiver Episoden beinhaltet:
>   – Vertrauensverhältnis zwischen Arzt und Patient als Grundlage
>   – Medikamentöse Akut- und Erhaltungstherapie sowie eine Rezidivprophylaxe (› 2 depressive Phasen in den letzten 5 Jahren)
>   – Psychotherapie
>   – Ggf. additive Verfahren wie Licht-, Schlafentzugstherapie und Psychoedukation
> ▶ Zu den anhaltenden affektiven Störungen werden Dysthymia und Zyklothymia gerechnet, die abgeschwächte Formen der depressiven Episode bzw. bipolarer Störungen darstellen und in der Regel chronisch verlaufen.

ZUSAMMENFASSUNG

10 BIPOLARE STÖRUNGEN

Bipolare Störungen
Bei den bipolaren Störungen wechseln sich depressive und manische (bzw. hypomane) Episoden ab. Zwischen den Episoden können die Patienten vollkommen genesen. Kommt es zu mehr als vier dieser Phasen innerhalb eines Jahres, spricht man von einem „rapid cycling".
Differenzialdiagnostisch abzugrenzen ist die Zyklothymia (▶ Kap. 9). Des Weiteren unterscheidet man nach DSM-IV zwischen **Bipolar I** = Major-Depression mit Manie und **Bipolar II** = Major-Depression mit Hypomanie (▶ Abb. 10.1).

Epidemiologie
Bipolare Störungen sind sehr viel seltener als monopolare depressive Störungen. Sie treten in aller Regel früher auf, im Durchschnitt beginnt die erste Episode mit Anfang 20. Die Lebenszeitprävalenz, an einer bipolaren Störung zu erkranken, beträgt um 4 % (im Gegensatz zur Depression: 16–26 %). Männer und Frauen erkranken etwa gleich häufig.

Komorbiditäten
Bipolare Störungen sind häufig mit Substanzabusus, Angststörungen, Persönlichkeitsstörungen oder ADHS vergesellschaftet.

Ätiologie
Bei bipolaren Störungen und unipolaren Manien wird eine multifaktorielle Genese diskutiert, wobei der genetische Einfluss eine größere Rolle spielen soll als bei depressiven Störungen. Genetische, neurobiologische und psychosoziale Faktoren wirken wechselseitig und bedingen in individuellem Ausmaß die Entwicklung der Störung.

Klinik
Die Klinik ist gekennzeichnet durch die Symptome der verschiedenen Phasen – der depressiven Episode (▶ Kap. 9), der Manie und/oder Hypomanie.

Manie
Die Manie ist durch bestimmte Verhaltens- und Stimmungsänderungen charakterisiert, wobei eine gehobene euphorische, oft auch gereizte Stimmung im Vordergrund steht. Weitere Symptome können sein:
▶ Antriebssteigerung, vermindertes Schlafbedürfnis, erhöhte Entschlussfreudigkeit (unüberlegte Geldausgaben, Abschließen von Verträgen, „Kaufrausch")
▶ Distanzlosigkeit (reicht von Aufdringlichkeit und enthemmtem Verhalten bis zur Promiskuität), sexuelle Enthemmung, Stimmungslabilität, leichte Ablenkbarkeit mit Konzentrationsstörungen
▶ Ideenflucht (ein Gedanke jagt den nächsten, die Patienten können oft nicht bei der Sache bleiben, weil die Gedanken „rasen"), Größenideen (auch als Größenwahn bezeichnet, resultiert aus dem oft überschätzten Selbstbewusstsein), Logorrhö (nicht kontrollierbarer Redefluss)

Es existieren auch hier (wie bei der Depression) verschiedene Subtypen, so z. B. die psychotische Manie mit dem Auftreten von Wahninhalten und zuweilen sogar Halluzinationen oder die hypomanische Episode, bei der die Symptomatik weniger stark ausgeprägt ist.
Bei der **euphorischen Manie** herrschen die Fröhlichkeit und das Glücksgefühl vor, bei der **dysphorischen Manie** Reizbarkeit und Aggressivität. Die **verworrene Manie** ist durch einen zerfahrenen Gedankengang geprägt.

Diagnostik
Zur Diagnose einer Manie müssen das Hauptkriterium der gehobenen-reizbaren Stimmung und mindestens drei weitere manietypische Symptome für 1 Woche vorhanden sein. Die bipolare Störung ist durch mindestens zwei affektive Episoden gekennzeichnet, wobei auch zwei manische (!) Phasen als bipolare Störung klassifiziert werden. Der Ausschluss anderer Ursachen, insbesondere eine organische oder drogeninduzierte Genese, muss vor Diagnosestellung erfolgen.

Differenzialdiagnosen
Bei gehobener, expansiver Stimmung muss die Manie gegen die Zyklothymie (s. u.) abgegrenzt werden. Weitere mögliche Ursachen sind Schizophrenie und Intoxikationen (Drogen, Medikamente). Auch organische Erkrankungen wie eine Hyperthyreose oder Karzinome bzw. Hirnmetastasen können zugrunde liegen.

Akuttherapie
Die Akuttherapie erfolgt nach dem vorherrschenden Symptom. Stehen depressive Symptome im Vordergrund, werden **Stimmungsstabilisierer** verordnet (s. o.).
AD können ggf. zusätzlich verabreicht werden. Bei der Manie haben sich **Antipsychotika** (z. B. Olanzapin, Risperidon, Quetiapin, Aripiprazol), **Antikonvulsiva** (Valproat) und **Lithium** bewährt. Lithium reicht durch den verzögerten Wirkungseintritt (ca. 1 Woche) zwar als Akuttherapeutikum alleine nicht aus, es werden aber bereits wirksame Plasmaspiegel zur Prophylaxe aufgebaut. Lithium wird im akuten Stadium daher initial mit Benzodiazepinen oder sedierenden Antipsychotika kombiniert. Als Akuttherapeutikum werden Spiegel von 1–1,2 mmol/l angestrebt, die dann in der Prophylaxe auf 0,6–0,8 mmol/l reduziert werden können.
Meist ist bei akut manischen Patienten eine **stationäre Krankenhausaufnahme** indiziert, nicht zuletzt wegen der Kaufräusche bei eingeschränkter Geschäftsfähigkeit sowie aufgrund der Selbst- und Fremdgefährdung. Ambulante Versuche scheitern auch an den Krankheitssymptomen, die Patienten können Termine nicht einhalten und vergessen dabei ihre Medikation (v. a. aufgrund der oft fehlenden Krankheitseinsicht).
Aus „psychohygienischer" Sicht ist ausreichender **Schlaf** dringend erforderlich. In Studien konnte gezeigt werden, dass eine Schlafdauer von 6–7 h antipsychotisch und antimanisch wirkt. Dazu verabreicht man

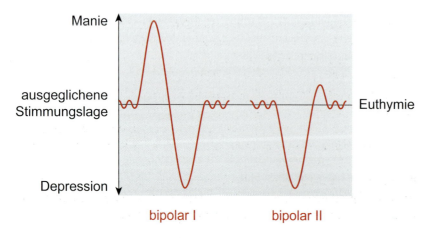

Abb. 10.1: Verlauf einer bipolaren Erkrankung. [L231]

Patienten, die unter extremem Schlafmangel leiden, Antipsychotika und/oder Benzodiazepine (letztere nicht zu lange wegen Abhängigkeitspotenzial!).

Prophylaxe

Hauptziele der **medikamentösen Rezidivprophylaxe** sind: Manie, Depression, Suizidalität und psychotische Symptome. Die Wirkschwerpunkte der Stimmungsstabilisierer liegen nach derzeitigem Stand der Forschung wie folgt:
▶ Manie: Valproat, Lithium, Olanzapin, Quetiapin, Aripripazol, Carbamazepin
▶ Depression: Lamotrigin, Quetiapin, Lithium, Valproat
▶ Psychotische Symptome: atypische Antipsychotika
▶ Suizidalität: Lithium

Lamotrigin zeigt eine Wirksamkeit auch bei „rapid cycling".

Lithium

Lithium hat eine geringe therapeutische Breite, weshalb häufige Spiegelkontrollen nötig sind: Wirksame Serumkonzentrationen liegen zwischen 0,5 und 1,2 mmol/l, toxisch wirkt Lithium ab Spiegeln von etwa 1,6 mmol/l. Zu Beginn der Behandlung führt man wöchentliche Kontrollen durch, später genügen Kontrollen alle 2–3 Monate. Unter Lithiumtherapie werden seltener Rückfälle beobachtet. Studien belegen ein sinkendes Suizidrisiko unter kontinuierlicher Therapie. Bei dem sehr hohen Wiedererkrankungsrisiko bei bipolaren Störungen ist eine Rezidivprophylaxe schon nach der ersten Manifestation der Erkrankung zu empfehlen.

Voruntersuchungen vor Beginn einer Lithiumtherapie Dazu gehören
▶ Blutbild
▶ Kreatinin, Kreatininclearance (wegen interstitieller Nierenfibrose)
▶ Urinstatus (auch Proteinurie, Sediment)
▶ Elektrolyte
▶ T_4, freies T_4 (wegen Gefahr der Entwicklung einer Struma)
▶ TSH

Nebenwirkungen einer Lithiumtherapie (▶ Abb. 6.1)
▶ Häufig feinschlägiger Fingertremor (kann wirksam mit β-Blockern behandelt werden)
▶ EKG-Veränderungen (Abflachung der T-Welle), meist nur vorübergehend
▶ Übelkeit, Erbrechen, Diarrhö (kann auch Ausdruck einer Intoxikation sein!)
▶ Polydipsie (vermehrter Flüssigkeitsbedarf), evtl. interstitielle Nierenfibrose, Polyurie
▶ Gewichtszunahme, Ödeme
▶ Ausbildung einer Struma, der mit L-Thyroxin-Gabe vorgebeugt werden kann
▶ Teratogenität (v. a. im ersten Trimenon)

Lithiumintoxikation Diese ist meist bedingt durch Dehydratation bzw. Kochsalzmangel nach kochsalzarmer Diät oder starkem Schwitzen. Lithium wird in der Niere im proximalen Tubulus wie Natrium „gehandhabt", 80 % werden tubulär rückresorbiert. Die Lithiumausscheidung ist also stark von der des Natriums abhängig! **Symptome** einer Intoxikation sind grobschlägiger Tremor, Erbrechen, Diarrhö, Herzrhythmusstörungen, Krampfanfälle, Oligurie und Bewusstseinstrübung bis zum Koma. Die **Therapie** besteht in forcierter Diurese oder Dialyse.

Antikonvulsiva

Der Wirkmechanismus der Antikonvulsiva bei affektiven Störungen konnte bisher nicht genau definiert werden. Zum Einsatz kommen:
▶ **Valproat** hemmt den GABA-Abbau im Gehirn. Häufige Nebenwirkungen: Tremor, Schläfrigkeit, Parästhesien, Blutbildveränderungen, Gewichtsveränderungen, gastrointestinale Beschwerden (Übelkeit, Erbrechen etc.).
▶ **Lamotrigin:** Nebenwirkungen sind Hautausschlag, Kopfschmerzen, Schwindel, Sehstörungen, gastrointestinale Beschwerden.
▶ **Carbamazepin:** Der Wirkmechanismus besteht in der Blockierung spannungsabhängiger Na^+-Kanäle und kalziumantagonistischen Effekten im ZNS. Nebenwirkungen einer Carbamazepin-Behandlung manifestieren sich im ZNS (Schwindel, Müdigkeit, Benommenheit, Ataxie), am Herzen (Arrhythmie, Bradykardie), an der Leber (Cholestase) und im Blutbild (Agranulozytose). Kontraindikationen sind entsprechend AV-Block und schwere Leberfunktionsstörungen.

Psycho- und sozialtherapeutische Möglichkeiten

Die Psychotherapie bietet für Intervallphasen ambulant wie stationär neben der Aufklärung über die Erkrankung Strategien zum rechtzeitigen Erkennen von Prodromalsymptomen, die Förderung der Selbstverantwortung sowie Maßnahmen zur Stressbewältigung und zur Psychohygiene (reizarme Umgebung, Zeitmanagement, Ordnungstherapie usw.) an. Manische Patienten entwickeln nach Abklingen der akuten Symptomatik häufig Schuld- und Schamgefühle, die ebenfalls Thema der Psychotherapie sein sollten. Die sozialtherapeutische Unterstützung erstreckt sich u. a. auf Möglichkeiten der Wiedereingliederung in den beruflichen und familiären Alltag. Im Rahmen von Anti-Stigma-Kampagnen sowie durch das öffentliche Bekenntnis von Prominenten zu ihrer Erkrankung (z.B. Catherine Zeta-Jones) wird das Verständnis und die Akzeptanz von bipolaren Störungen in der Bevölkerung gefördert.

▶ Bipolare Störung sind Erkrankungen, bei denen sich manische und depressive Phasen abwechseln.
▶ Eine manische Episode ist charakterisiert durch eine inadäquat gehobene Stimmung, Hyperaktivität sowie Logorrhö, und zwar für länger als 1 Woche.
▶ Eine schnelle Intervention ist erforderlich, insbesondere um den Patienten vor den Folgen seiner Selbstüberschätzung zu schützen.
▶ Medikamentöse Akuttherapie und Phasenprophylaxe der bipolaren Störung erfolgen nach Symptomen und umfassen Stimmungsstabilisierer, Antidepressiva und atypische Antipsychotika. Die Phasenprophylaxe sollte im Gegensatz zu unipolaren Störungen wegen des erhöhten Rückfallrisikos gleich nach der Erstmanifestation beginnen.
▶ Psycho- und Soziotherapie beinhalten die Aufklärung des Patienten und seiner Umgebung, psychotherapeutische Maßnahmen zur Phasenprophylaxe sowie die Wiedereingliederung in den beruflichen und familiären Alltag.

ZUSAMMENFASSUNG

11 SCHIZOPHRENIE

Die Schizophrenie ist eine tief greifende psychische Erkrankung, bei der Handeln, Denken und Fühlen des Betroffenen sehr stark gestört sind. Das Erleben des Betroffenen ist mit der „Realität" nicht mehr in Einklang zu bringen, er ist in einer lebensbestimmenden Gewissheit, die von der Mehrheit der Menschen nicht mehr nachvollzogen werden kann. Der Patient fühlt sich in der akuten Phase selbst meist nicht krank, d. h., ihm fehlt häufig die Krankheitseinsicht. Da die Diagnose „Schizophrenie" eine erhebliche Beeinträchtigung des normalen Lebens sowohl für den Betroffenen als auch für dessen Familie darstellen kann, sollte man die Diagnose sehr sorgfältig abwägen.

Für die Darstellung anderer psychotischer Störungen (wie wahnhafte oder schizoaffektive Störungen) sei auf gängige Lehrbücher verwiesen.

Epidemiologie
Die Lebenszeitprävalenz beträgt 1–2 % und die Inzidenz liegt bei unter 1 : 1.000, und das weltweit! Männer und Frauen erkranken gleich häufig, allerdings liegt der Zeitpunkt der Erstmanifestation bei Männern zwischen 15 und 25, bei Frauen zwischen 25 und 35 Jahren.

Ätiologie
Am wahrscheinlichsten ist eine **multifaktorielle Genese** der Erkrankung. Das bedeutet, dass einerseits – wie Zwillings- und Familienuntersuchungen gezeigt haben (▶ Abb. 11.1) – hereditäre Faktoren eine Rolle spielen, diese jedoch allein die Schizophrenie nicht erklären können. Zerebrale Schädigungen, neurobiologische Faktoren und Umwelteinflüsse beteiligen sich individuell in unterschiedlichem Maße an der Entstehung der Krankheit. Alle diese Faktoren bilden die Basis einer Disposition (Vulnerabilität).

Psychosoziale Auslöser
Für ein Kind zählt ein negatives Familienumfeld mit „high expressed emotions", aber auch mit sozialer Unterstimulation zu den Risikofaktoren. Weitere Stressoren stellen bei entsprechender Vulnerabilität Wohnungs- oder Arbeitsplatzwechsel dar, Partnerschaften (Neubeginn, Ende) sowie Ablösung vom Elternhaus.

Transmittersysteme
Da Antipsychotika, die zur Therapie eingesetzt werden, die Dopaminrezeptoren blockieren, geht man davon aus, dass im mesolimbischen System eine Überaktivität mit vermehrter Dopaminausschüttung besteht. Allerdings bezieht man heute auch Glutamat in die Hypothese mit ein – im Sinne eines Glutamatmangels. Der Wirkmechanismus der atypischen Antipsychotika unterstützt auch Überlegungen, die auf Veränderungen des serotonergen Systems hinweisen.

Hirnmorphologische Befunde
In CCTs und MRTs von Schizophrenen finden sich folgende morphologische Veränderungen: Erweiterung der Seitenventrikel und oft auch des III. Ventrikels, Volumenminderung im Hippocampus und in der Amygdala, mit insgesamt linksseitiger Betonung. Außerdem zeigt sich eine Minderung der Leistungen im Frontalhirn (Hypofrontalität).

Klinik
Man unterscheidet bei Schizophrenien eine sog. Negativ- und eine Positivsymptomatik.

Vorherrschende Negativsymptomatik
Im Vordergrund steht eine Passivität, deren einzelne Ausprägungen als Minussymptome bezeichnet werden. Differenzialdiagnostisch ist z. B. die Depression abzugrenzen.
▶ Gefühlsverarmung, Affektverflachung (Gleichgültigkeit, Interesselosigkeit, Gefühlsleere)
▶ Anhedonie (sozialer Rückzug, Unfähigkeit, Freude zu empfinden)
▶ Aufmerksamkeitsstörungen
▶ Alogie (Sprachverarmung)

Vorherrschende Positivsymptomatik
Da solche Symptome beim gesunden Menschen nicht anzutreffen sind, werden sie auch als Plussymptome bezeichnet:
▶ Halluzinationen
▶ Wahn (s. u.)
▶ Formale Denkstörungen (s. u.)
▶ Bizarre Verhaltensweisen
▶ Zwänge

Psychopathologischer Befund
Affektstörungen
▶ Der Affekt kann gehoben (läppische Gestimmtheit; lauter, enthemmter, rücksichtsloser Patient) oder gedrückt sein (Patient ratlos, hilflos).
▶ Inadäquater Affekt (Parathymie): Die Stimmungslage passt mit der entsprechenden Situation nicht überein (z. B. lautes Lachen bei einer Beerdigung).
▶ Instabilität der Stimmungslage (Affektlabilität)
▶ Ambivalenz/Ambitendenz (das Nebeneinander von gegensätzlichen Gefühlsregungen bzw. Trieben)
▶ Angst, evtl. verbunden mit sozialem Rückzug, Aggressionen oder Eigen-/Fremdgefährdung

Ich-Störungen
Diese sind charakterisiert durch das Verschwimmen der Grenzen zwischen Ich und

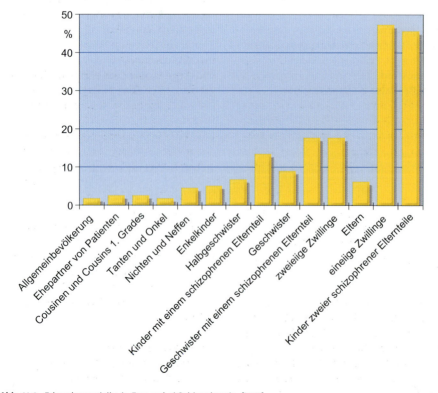

Abb. 11.1: Erkrankungsrisiko in Europa bei Schizophrenie. [L141]

Umwelt. Oft können bestimmte Handlungen nicht mehr als die eigenen identifiziert werden, sondern werden als „von außen gemacht" oder gelenkt empfunden. Zu den Ich-Störungen gehören:

Gedankeneingebung Patient erlebt seine Gedanken als aufgezwungen, fremde Gedanken werden eingegeben.
Gedankenausbreitung Andere Menschen haben an den eigenen Gedanken teil, sie wissen, was der Patient denkt, können seine Gedanken lesen.
Gedankenentzug Andere nehmen dem Patienten die Gedanken weg, sie werden ihm entzogen.
Willensbeeinflussung Wille und Handlungen werden von außen beeinflusst und gemacht. Der Patient fühlt sich „ferngesteuert wie ein Roboter", eigene Handlungen können nicht mehr als solche identifiziert werden.
Derealisation und Depersonalisation Eigene Körperteile, andere Menschen oder Umgebungen werden als irreal und fremd empfunden.

Wahn
Bei mehr als 90 % der schizophrenen Patienten liegt eine Art des Wahns vor. Zu unterscheiden sind:

Wahnstimmung Vorstufe des Wahns, der Patient merkt, dass „irgendetwas im Gange" ist, was sich meist auf ihn bezieht.
Wahnwahrnehmung Tatsächlich Erlebtes oder Gesehenes wird vom Patienten wahnhaft umgedeutet, z. B. hört er die Stimmen seiner Nachbarn im Nebenzimmer und ist davon überzeugt, dass diese über ihn sprechen und ihn fertigmachen wollen.
Wahneinfall Objektiv falsche, aus krankhafter Ursache entstehende Überzeugung, an der krampfhaft festgehalten wird. Der Patient lässt sich nicht vom Gegenteil überzeugen.

Wahnthemen sind Verfolgungswahn, Größenwahn („Ich bin der Papst"), Vergiftungs- und Beeinträchtigungswahn, Beziehungswahn (Patient bezieht alles auf sich), religiöser Wahn, Liebeswahn, Sendungswahn („Ich bin Gottes Apostel").

Halluzinationen
Diese treten v. a. als **akustische Halluzinationen** in Erscheinung, z. B. in Form dialogischer, imperativer oder kommentierender Stimmen, können sich aber auch auf anderen Sinnesgebieten äußern **(optisch, olfaktorisch, gustatorisch)**. Zu den **Leibeshalluzinationen** gehören:

Leibliche Beeinflussungserlebnisse Die Patienten haben das Gefühl, von außen mit Strahlen, Apparaten und anderen Methoden elektrisch oder magnetisch beeinflusst zu werden. Zuweilen geht es auch um sexuelle Beeinflussung.
Zönästhesien Es handelt sich um abstruse Leibesempfindungen, wobei im Gegensatz zu den leiblichen Beeinflussungserlebnissen das Gefühl des „von außen Gemachten" hier fehlt. Beispiele: das Gefühl, dass Nervenwasser den Rachen hinunterläuft, oder dass Wellen den Körper durchströmen.

Denkstörungen
Man unterscheidet formale von inhaltlichen Denkstörungen. Letztere entsprechen bei der Schizophrenie im Wesentlichen den Wahninhalten. Formale Denkstörungen beschreiben veränderte Denkabläufe:

Denkzerfahrenheit Der Gedankenfluss wird ständig unterbrochen oder kann nicht zu Ende geführt werden. Das Gespräch wirkt für Außenstehende unverständlich und zusammenhangslos.
Begriffszerfall Die exakte Bedeutung bestimmter Begriffe geht verloren, ebenso deren scharfe Abgrenzung gegenüber anderen Worten.
Gedankenabreißen Der Gedanke bricht plötzlich ab, ohne dass der Faden wieder gefunden wird.
Paralogie Begriffe werden durch andere ersetzt, wodurch die Sätze zusammenhangslos erscheinen.
Vorbeireden Die Antwort passt nicht zur gestellten Frage.

Störungen der Psychomotorik
Bei der **Katatonie** steht eine Störung der Psychomotorik im Vordergrund. Wegen der heute meist rechtzeitig einsetzenden Antipsychotika-Therapie ist das Krankheitsbild selten geworden. Man unterscheidet den katatonen Stupor mit vorherrschender Minussymptomatik vom katatonen Erregungszustand mit v. a. vegetativer Plussymptomatik. Die Dauer der einzelnen Krankheitsperioden beträgt Tage bis Monate.
Störungen der Psychomotorik bei Schizophrenie:

Katatoner Stupor Der Patient ist erstarrt wie eine Statue, unfähig, sich zu bewegen. Er ist ohne Hilfe nicht lebensfähig, ist dabei aber bei vollem Bewusstsein.
Mutismus Versiegen der Sprachproduktion.
Katalepsie Verharren in einer Körperposition, der Patient setzt jedem Versuch einer Änderung großen Widerstand entgegen. Bei der Untersuchung verspürt man einen zähen Widerstand bei der passiven Bewegung der Gliedmaßen (wächserne Biegsamkeit = Flexibilitas cerea).
Hyperaktivität Schreien, Schimpfen, Selbst-/Fremdaggression, in manchen Fällen stereotypes Wiederholen zweckloser Bewegungsabläufe oder von Gesagtem (Bewegungs- und Sprachstereotypien).
Befehlsautomatie Echopraxie (Nachahmen von Handlungen) und Echolalie (Nachsprechen von Gesagtem).
Sonderform Perniziöse Katatonie mit Hyperthermie und Tachykardie, oft letal endend (DD: malignes neuroleptisches Syndrom). Die Therapie erfolgt auf Intensivstation mit Flüssigkeit, EKT und hochpotenten Antipsychotika.

Störungen des Antriebs und des Sozialverhaltens
Je nach Erkrankungsphase kann der Antrieb vermehrt (akute Schizophrenie) oder vermindert (Residualsymptomatik) sein. Das Kontaktverhalten kann im Verlauf ebenfalls zwischen Enthemmung und sozialer Abkapselung variieren.

Subtypisierung der Schizophrenie nach ICD-10
Eine Subtypisierung nach der jeweils vorherrschenden Symptomatik ist nicht nur hinsichtlich der Therapie sinnvoll, sondern kann evtl. auch etwas über die Prognose aussagen (▶ Tab. 11.1).

Diagnosestellung
Die Diagnose erleichtern soll die Einteilung der Symptomatik nach Kurt Schneider (1952) in Symptome ersten und zweiten Ranges (▶ Tab. 11.2).
Laut ICD-10 muss zur Diagnosestellung mindestens ein Symptom 1. Ranges und zwei weitere der folgenden vorliegen:
▶ Schneider-Symptome 2. Ranges oder
▶ formale Denkstörungen oder
▶ Katatonie oder
▶ Negativsymptomatik (nach Ausschluss einer Depression)
▶ Diese Symptome müssen ständig und für mindestens 4 Wochen vorhanden sein.
▶ Bei kürzerer Manifestationsdauer lautet die Diagnose **akute schizophreniforme Störung**.

Differenzialdiagnosen
▶ Substanzmissbrauch: Kokain, Amphetamin, Halluzinogene, Alkohol

11 SCHIZOPHRENIE

Tab. 11.1: Subtypisierung der Schizophrenie. (Filmtipp: „A beautiful mind" mit Russell Crowe zeigt die sehr eindrückliche Geschichte einer paranoiden Schizophrenie.) [W906-001]

Schizophrenie F20	Symptomatik	Prädispositionsalter und Prognose
F20.0 Paranoide Schizophrenie (häufigste Form)	Geprägt von Wahninhalten (Verfolgungs-, Größenwahn) Halluzinationen (v. a. akustisch) und Ich-Störungen	Erwachsene, relativ gute Prognose
F20.1 Hebephrene Schizophrenie	Alberne, läppische Stimmung, Affekt- und Antriebsstörungen, Apathie, Kontaktstörungen, z. B. Distanzlosigkeit, gelegentlich Aggressivität, enthemmtes Sozialverhalten	Jugendliche, schlechte Prognose
F20.2 Katatone Schizophrenie (selten)	S. Text	Eher gute Prognose
F20.4 Postschizophrene Depression	Negativsymptomatik, die sich oft an eine psychotische Phase anschließt und länger als 2 Wochen anhält	
F20.6 Schizophrenia simplex	Es stehen v. a. Affektänderungen im Vordergrund, fast immer ist es eine Negativsymptomatik, Nachlassen beruflicher Leistungen, Verlust mitmenschlicher Beziehungen. Psychotische Symptome werden nicht beobachtet.	Progredienter Verlauf, schlechte Prognose

Tab. 11.2: Symptome ersten und zweiten Ranges nach Kurt Schneider. [G356]

Symptome ersten Ranges	Symptome zweiten Ranges
Akustische Halluzinationen (dialogische [in Form von Rede und Gegenrede], kommentierende [die unablässig das Handeln und das Verhalten des Patienten kommentieren] oder imperative Stimmen [die Befehle erteilen])	Alle anderen Halluzinationen
Wahnwahrnehmung	Wahneinfall
Gedankenlautwerden: Der Patient hört seine eigenen Gedanken.	Depressive Verstimmung, Ratlosigkeit
Leibliche Beeinflussungserlebnisse (das Gefühl des Von-außen-Gemachten z. B. Bestrahlung oder Elektrisierung)	Zönästhesie (z. B. das Gefühl, als sei das Bein aus Stein)
Gedankeneingebung (s. Ich-Störungen)	
Gedankenausbreitung (s. Ich-Störungen)	
Gedankenentzug (s. Ich-Störungen)	

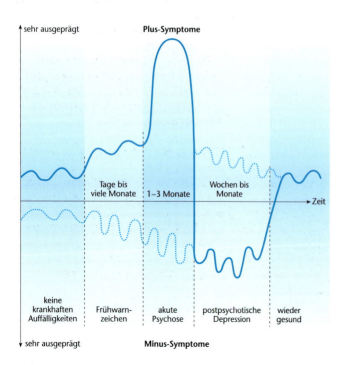

Abb. 11.2: Plus- und Minussymptome im Verlauf einer schizophrenen Episode. [E604]

▶ Organische Erkrankungen: Hirntumor, ZNS-Infektion, Epilepsie, Autoimmunerkrankungen
▶ Andere psychische Erkrankungen: wahnhafte Störung, Depression, Persönlichkeitsstörungen, Mischbilder wie schizoaffektive Störungen
▶ Borderline-Persönlichkeitsstörung

Krankheitsverlauf
Es gibt verschiedenartige Verläufe, die in
▶ Abbildung 11.2 nach M. Bleuler dargestellt sind:
Dem Ausbruch der Krankheit geht meist eine **Prodromalphase** voraus, die ein bis fünf Jahre andauern kann. Sie wird charakterisiert durch:
▶ Zunehmende Negativsymptomatik mit sozialem Rückzug, schwindendes Engagement in allen Lebensbereichen, Konzentrationsstörungen, emotionale Distanzierung, Stimmungslabilität bis hin zur unzureichenden Körperhygiene und Apathie
▶ Des Weiteren ist bekannt, dass die Mehrzahl der Schizophrenien mit einer Negativsymptomatik beginnen, wohingegen nur ca. 10 % der Patienten durch Plussymptome auffällig werden.

Der weitere **Verlauf nach Ausbruch** ist unterschiedlich (▶ Abb. 11.3), wobei ein akuter Beginn und eine anschließende Vollremission (Heilung) prognostisch am günstigsten sind. Teilremissionen sind durch eine Residualsymptomatik gekennzeichnet, die in abgeschwächter Form den Symptomen der aktiven Phase gleicht. Dabei findet man meistens eine vorherrschende Negativsymptomatik. Besteht die Residualsymptomatik allerdings länger als 3 Jahre, ist die Prognose ungünstig.
Rückfälle kündigen sich oft mit sog. Frühwarnzeichen an, die dem Patienten schon durch vorhergehende Phasen bekannt sind. Dazu gehören z. B.:
▶ Ruhelosigkeit
▶ Schlafstörungen
▶ Nervosität, Licht- oder Geräuschempfindlichkeit
▶ Überforderungsgefühl
▶ Verlust der Freudfähigkeit, sozialer Rückzug

Es ist daher sinnvoll, mit dem Patienten nach Abklingen einer akuten Phase solche uncharakteristischen Krankheitszeichen rückblickend festzuhalten und einen Krisenplan mit ihm zu erstellen. Das erleichtert ihn bei drohendem Rezidiv das rechtzeitige Aufsuchen eines Psychiaters und kann

Schizophrene Störungen

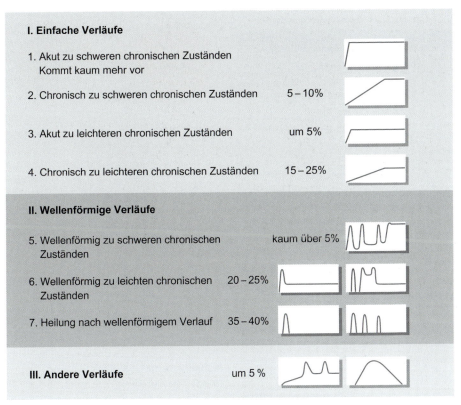

Abb. 11.3: Verlaufsformen der Schizophrenie und ihre Häufigkeit. [L235]

durch schnelle Intervention einen neuen Krankheitsschub verhindern.

Langzeitprognose

Es gilt die Drittelregel:
▶ Zirka 1/3 der Patienten erlebt eine vollständig Remission und keine oder nur wenige Rezidive.
▶ Bei ca. 1/3 verläuft die Krankheit in Phasen unterschiedlich stark ausgeprägter Symptomremission.
▶ Bei 1/3 finden sich schizophrene Residuen mit ausgeprägter Negativsymptomatik oder chronische Schizophrenien.

Über die Hälfte der an einer schizophrenen Psychose erkrankten Patienten ist wieder erwerbsfähig, nur ein kleiner Anteil ist dauerhaft erwerbsunfähig. Auch Patienten mit Residualsymptomatik können je nach deren Ausprägung ein annähernd „normales" Leben führen. Nur in sehr schweren Fällen können die Integration in die Gesellschaft mit Aufnahme eines Berufs und die Bewältigung des Alltags ohne Hilfe sehr schwierig oder unmöglich sein.

Komplikationen

Die sicherlich häufigste und ernsthafteste Komplikation ist der Suizid. Schizophrene Patienten haben gegenüber der Normalbevölkerung ein deutlich erhöhtes Suizidrisiko. Imperative Stimmen, die selbstschädigendes Verhalten befehlen können, sind daher beim psychopathologischen Befund besonders zu beachten.

Therapie

Die Behandlung setzt sich zusammen aus Antipsychotikagabe, Psychotherapie, Soziotherapie und ggf. Elektrokrampftherapie als Therapie letzter Wahl (▶ Abb. 11.4 und Affektive Störungen, ▶ Kap. 9).

Antipsychotika

Antipsychotika (AP) sind die Mittel erster Wahl bei schizophrenen Psychosen. Bis jetzt hat sich keine andere Medikamentengruppe als wirksam erwiesen. Antipsychotika lassen sich untergliedern in klassische (hoch- und niedrigpotente) und atypische Substanzen (▶ Tab. 11.3). Hauptwirkmechanismus ist die Blockade von Dopamin-, v. a. D_2-Rezeptoren. Substanzabhängig können jedoch auch m-Cholinozeptoren, α-Adrenozeptoren, Serotonin- und Histaminrezeptoren blockiert werden. Die sedierende Wirkung tritt meist vor der antipsychotischen ein.

Indikationen Psychiatrische Indikationen sind neben der akuten Schizophrenie und deren Langzeitprophylaxe die Manie und psychomotorische Erregungszustände.
Nicht psychiatrisch werden Antipsychotika z. B. als Prämedikation in der Anästhesie und als Neuroleptanalgetika und als Komedikation auch bei Schmerzzuständen verwendet.

Patienten sprechen in der Regel auf ein Neuroleptikum innerhalb der ersten 2 Behandlungswochen an. Bleibt nach 2–4 Wochen eine Verbesserung des Befindens aus, geht man von einem fehlenden Therapieerfolg aus. Erst bei zweimaligem Nichtansprechen einer antipsychotischen Therapie spricht man von Therapieresistenz. Folgende Punkte sollten dann beachtet werden:
▶ Kommen andere Substanzklassen in Betracht?
▶ Ist sichergestellt, dass der Patient das Medikament ausreichend lange und in ausreichender Dosierung eingenommen hat? Ist die Compliance des Patienten glaubwürdig? Wenn nicht, kann auch auf eine andere Verabreichungsform in Tropfen- oder i. m.-Form ausgewichen werden.
▶ Alle infrage kommenden Komorbiditäten/Differenzialdiagnosen sollten erneut überprüft werden.
▶ Nimmt der Patient weitere Medikamente, die die Metabolisierung der Antipsychotika beeinflussen?
▶ Könnte die Therapieresistenz eine Nebenwirkung sein?
▶ Das Reservepräparat, das sich bei Resistenz bewährt hat, ist Clozapin, kann aber schwere Nebenwirkungen haben (s. u.).
▶ Kommt als letzte Wahl Elektrokrampftherapie infrage?

Die **Auswahl** des Antipsychotikums richtet sich nach:
▶ Hauptsymptome (Plus-/Minussymptome)
▶ Bisheriges Ansprechen auf eine Substanz und deren Verträglichkeit
▶ Nebenwirkungsprofil, Kontraindikationen
▶ Wunsch des Patienten
▶ Applikationsform (Depot/oral)

Tab. 11.3: Vergleich verschiedener Antipsychotika (EPMS = extrapyramidal-motorische Nebenwirkungen).

Vergleich niedrigpotenter mit hochpotenten Antipsychotika		
	Niedrigpotent	**Hochpotent**
Vorteile	Geringere Affinität zu D_2-Rezeptoren	Hohe D_2-Rezeptor-Affinität → geringere Dosis erforderlich für gleiche antipsychotische Wirkung, wirkt stark antipsychotisch
Nachteile	Weniger EPMS, dafür mehr vegetative Nebenwirkungen (s. u.) und stärkere Sedierung, schwächere antipsychotische Wirkung	Schwache Sedierung, hohes Risiko für EPMS (s. u.)
Wirkstoffe	Levomepromazin (Neurocil®), Promethazin (Atosil®), Perazin (Taxilan®)	Haloperidol (Haldol®), Flupentixol, Pimozid, Bromperidol
Vergleich klassischer mit atypischen Antipsychotika		
	Klassisch	**Atypisch**
Vorteile	Niedrige Therapiekosten	Wirkung bei Negativsymptomatik, selten EPMS
Nachteile	Häufigeres Auftreten von EPMS	Höhere Kosten, NW wie z. B. Gewichtszunahme (ggf. metabolisches Syndrom), Blutbildveränderungen (v. a. Clozapin)
Wirkstoffe	S. o.	Clozapin (Leponex®), Risperidon (Risperdal®), Amisulprid, Olanzapin (Zyprexa®), Zotepin, Ziprasidon, Quetiapin (Seroquel®)

Tab. 11.4: Depotpräparate in der Übersicht.

Name	Gabe	Intervall
Flupentixoldecanoat (Fluanxol®)	I. m.	Alle 2–4 Wochen
Risperidon (Risperdal Consta®)	I. m.	Alle 2 Wochen
Haloperidoldecanoat	I. m.	Alle 4 Wochen
Paliperidon (Xeplion)	I. m.	Alle 4 Wochen

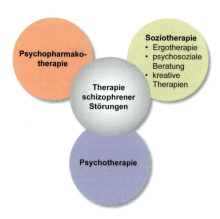

Abb. 11.4: Bestandteile der Therapie schizophrener Störungen. [L231]

Langzeittherapie Studien ergaben, dass die Rückfallhäufigkeit gesenkt und auch die Schwere eines Rezidivs signifikant abgemildert werden kann, je früher mit einer Rezidivprophylaxe begonnen wird. Meistens gibt man langfristig (über 1–5 Jahre) das Medikament, das in der Akutphase Linderung verschaffen konnte. Bei erstmaliger Erkrankung sollten die Antipsychotika über mindestens 12 Monate eingenommen werden, bei mehrfachen Rezidiven oder chronischen Verläufen muss die Therapie ausgedehnt bzw. lebenslang aufrechterhalten werden. Neben der oralen Gabe besteht auch die Möglichkeit, Depotformen zu verabreichen (▶ Tab. 11.4). Damit entfällt die für den Patienten lästige tägliche Tabletteneinnahme. Dies kann auch bei unkooperativen Patienten von Vorteil sein. Von Beginn der ersten Therapie an sollte ein Konzept entwickelt werden, wie die Anzahl der Krankheitsschübe reduziert werden kann, und mit dem Patienten ein Plan ausgearbeitet werden, wie sich eine bevorstehende Krankheitsphase erkennen und verhindern lässt.

Nebenwirkungen Die Nebenwirkungen der klassischen und atypischen Antipsychotika sind in ▶ Kapitel 8 zusammengestellt.

Malignes neuroleptisches Syndrom (MNS) Dies ist eine ernste, wenn auch seltene Komplikation. Symptome sind Fieber, Rigor, Blutdruckerhöhung, Bewusstseinsstörungen bis hin zum Koma. Das MNS ist mit einer hohen Letalität von bis zu 20 % behaftet, resultierend aus der vegetativen Entgleisung, den Komplikationen des Rigors und der Rhabdomyolyse, welche zum akuten Nierenversagen führen kann. Therapeutisch muss mit einem sofortigen Absetzen der Medikation reagiert werden; außerdem muss der Patient auf einer Intensivstation überwacht werden. Abklingen der Symptome im Falle des Überlebens erst nach ca. 10 Tagen.

Psychotherapie

Bewährt haben sich v. a. supportive Maßnahmen und Verhaltenstherapie. Im Vordergrund stehen psychoedukative Elemente, wie die Entwicklung eines gemeinsamen Krankheitskonzeptes und die Information über Ursachen, Symptome und die Behandlung der Erkrankung. Es wird geübt, wie Patienten Frühsymptome erkennen und/oder Verhaltensmuster durchbrechen, die zu einer Verschlechterung führen können. Hier kann die Einbeziehung der Angehörigen sehr hilfreich sein. Bei der Verhaltenstherapie geht es aber auch um die Realitätsprüfung bei noch bestehender Symptomatik sowie das Lösen von konkreten Alltagsproblemen. Spezielle Methoden, die dabei zum Einsatz kommen, sind kognitives Training, Stressmanagement und der Aufbau sozialer Kompetenzen. Eine tiefenpsychologische Therapie sollte nur von sehr erfahrenen und mit dem Krankheitsbild vertrauten Psychotherapeuten durchgeführt werden, weil sie durch die Analyse stark emotional belastender Themen zu einer Überforderung des Patienten und einem Wiedererkranken führen kann.

Soziotherapie
Die Soziotherapie umfasst die Ergotherapie (Arbeits-/Beschäftigungstherapie), die Unterstützung durch soziale Dienste, Hilfe im Wohnbereich (z. B. therapeutische WGs, Familienpflege), berufliche Rehabilitation, kreativ-künstlerische Angebote, Angehörigenarbeit und die Milieugestaltung. Es ist also der Versuch, mit dem Patienten ein soziales Milieu zu schaffen, um im Alltag bestehen zu können. Zu Beginn steht v. a. die Schaffung einer Tagesstruktur im Vordergrund, um den Patienten angemessen zu unterstützen. Die Soziotherapie wird dabei von unterschiedlichen Institutionen übernommen (Krankenhäuser, sozialpsychiatrische Dienste, Tagesstätten, ambulante Therapeuten etc.), die im besten Fall eng miteinander vernetzt sind.

ZUSAMMENFASSUNG

- Schizophrenie ist eine tiefgreifende psychische Störung, die das Denken, Fühlen und Handeln des Patienten beeinträchtigt.
- Positive Symptome sind von einem „Mehr" an Erleben gekennzeichnet, wie Wahn, Halluzinationen oder Erregung. Negative Symptome drücken ein „Weniger" an Erleben (sozialer Rückzug, Apathie, Initiativlosigkeit etc.) aus.
- Die Entstehung der Schizophrenie ist multifaktoriell bedingt. Genetik, neurobiologische Faktoren, Persönlichkeitsanteile und Umweltfaktoren spielen beim Ausbruch der Erkrankung eine Rolle.
- Die Erkrankung verläuft meist in Schüben, es gibt aber auch Einmalerkrankungen und chronische Entwicklungen.
- Die Therapie der Schizophrenie hat drei Pfeiler: Pharmakotherapie, Sozio- und Psychotherapie.
- Entscheidend für den Therapieverlauf und die Rehabilitation des Patienten sind die frühzeitige antipsychotische Medikation und Rezidivprophylaxe.
- Psychotherapeutische Maßnahmen sollen den Patienten unterstützen, die Erkrankung zu akzeptieren und zu lernen, mit ihr umzugehen. Häufig ist es Compliance-fördernd und für den Patienten entlastend, die Familie in den Therapieprozess einzubeziehen. Die Soziotherapie dient als Vorbereitung, sich im beruflichen oder sozialen Alltag außerhalb der Klinik zurechtzufinden. Verschiedene Rehabilitationseinrichtungen können dabei unterstützend sein.

12 ANGSTSTÖRUNGEN

Bei allen Störungen dieser Gruppe ist Angst das vorherrschende Symptom. Angst ist eine uns angeborene, äußerst wichtige Emotion, um Risiken und Gefahren zu vermeiden. Wann ist Angst aber pathologisch? Dann, wenn kein adäquater Stressor erkennbar ist, und wenn die Angst das tägliche Leben beeinträchtigt, d. h., wenn gewöhnliche Tätigkeiten nicht mehr verrichtet werden können, weil die dabei aufkommende Angst von den Betroffenen vermieden werden muss.

Ätiologie

Angststörungen sind multifaktoriell bedingt. Die genetische Prädisposition spielt sicherlich eine Rolle, sodass die Person für Ängstlichkeit vermehrt empfindlich ist. Auch Erziehung „in Angst" oder von ängstlichen Eltern kann im Sinne eines Lernprozesses zur Ausbildung einer Angststörung führen. Außerdem existieren verschiedene neurobiologische Erklärungsmodelle wie eine Überaktivität des Noradrenalinsystems im Locus coeruleus des Hirnstamms. Oft zeigt sich eine Angststörung erst nach „life events", z. B. nachdem eine Beziehung zu Bruch gegangen ist, wenn ein Lebenspartner oder Familienmitglied verstirbt oder das soziale Umfeld z. B. als Folge von Arbeitslosigkeit wechselt.

Epidemiologie

> Angststörungen gehören zu den häufigsten psychiatrischen Erkrankungen.

Angst als subjektive Beschwerde und behandlungsbedürftige Angststörungen treten häufig auf; es sind mehr Frauen betroffen als Männer. Die Lebenszeitprävalenzen verschiedener Angststörungen zeigt ▶ Abbildung 12.1.

Folgende **Risikofaktoren** sind bekannt:
▶ Familienanamnese
▶ Geschlecht: Das Verhältnis von Frauen zu Männern beträgt mindestens 2 : 1.
▶ Familienstand: erhöhtes Risiko bei allein oder getrennt lebenden Personen
▶ Traumatische Kindheitsereignisse, z. B. sexueller oder körperlicher Missbrauch

Komorbiditäten sind häufig: So erkranken Patienten, die an einer Angststörung leiden, oft an verschiedenen Störungen dieses Formenkreises. Außerdem haben Angstpatienten ein höheres Risiko, eine depressive Episode oder eine Suchterkrankung zu entwickeln. Auch Persönlichkeitsstörungen findet man gehäuft.

Ebenen der Angst

Angst äußert sich auf verschiedenen Ebenen, die sich gegenseitig beeinflussen (▶ Abb. 12.2): Die durch den Sympathikus in Gang gesetzte Reaktion, die bei Angst zu einer vegetativen Erregung führt, wird über die Gefühle (z. B. Hilflosigkeit) und gedankliche Zuordnung (z. B. „Es passiert etwas Gefährliches"), zu einer weiteren Verstärkung der Angst und inneren Anspannung führen. Die Angst gipfelt in einer maximal bedrohlichen erlebten Situation, in der der Angstpatient glaubt, „versterben zu müssen" oder die Kontrolle zu verlieren. Auf der Verhaltensebene ist er dann motorisch „wie gelähmt" oder flüchtet aus der vermeintlich bedrohlichen Situation.

Klassifikation

Nach ICD-10 werden phobische Störungen, die an situative Auslöser (Agoraphobie mit oder ohne Panikstörung, soziale Phobie oder spezifische Phobie) von frei flottierenden Angststörungen (Panikstörung, generalisierte Angststörung) abgegrenzt (▶ Tab. 12.1).

Phobien

Agoraphobie („Platzangst") Ursprünglich handelte es sich um eine unüberwindbare Furcht, einen freien Platz zu betreten. Heute umfasst der Begriff aber auch andere Situationen, z. B. solche, die man früher als klaustrophobisch bezeichnet hat (Angst aufgrund räumlicher Enge). Verbindendes Merkmal ist die Angst, die als „Erwartungsangst" bereits **vor** dem Eintreten der entsprechenden Situationen auftritt (und zu deren Vermeidung führt), gekoppelt mit der Furcht des Kontrollverlusts: der Situation – wenn sie denn eintritt – nicht schnell genug entrinnen zu können oder bei akuten körperlichen Symptomen nicht ausreichend schnell Hilfe zu erhalten (z. B. im Fall eines Herzinfarkts oder bei Paniksymptomen). Typische auslösende Situationen sind Menschenmengen, öffentliche Plätze (Marktplätze, Supermärkte, Fahrstühle, Busse oder Züge), aber auch längere, ungewohnte Reisen. Betroffene versuchen, diese Situationen ganz zu vermeiden, was dazu führen kann, dass sie ihr Haus nicht mehr verlassen. Die Familienangehörigen sind oft in Mitleidenschaft gezogen, nicht zuletzt dadurch, dass sie häufig zahlreiche Aufgaben übernehmen müssen, z. B. Einkäufe oder andere Hilfestellungen. Die Agoraphobie ist die größte Untergruppe der Angststörungen und häufig mit Panikattacken gekoppelt („Agoraphobie mit Panikstörung").

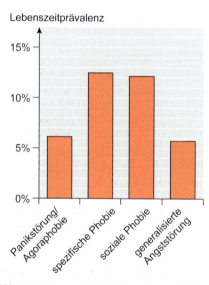

Abb. 12.1: Lebenszeitprävalenzen von verschiedenen Angststörungen. [L231]

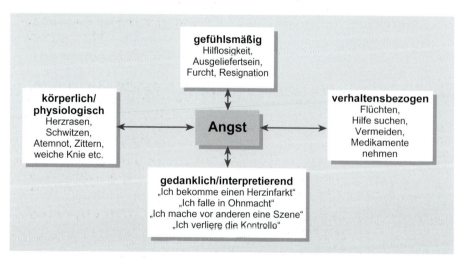

Abb. 12.2: Die Ebenen der Angst und ihre gegenseitige Beeinflussung. [L235]

Neurotische Störungen

Soziale Phobie Menschen, die unter einer sozialen Phobie leiden, fühlen sich in Gesellschaft allgemein unwohl oder versuchen, bestimmte Situation, wie z. B. Essen in der Öffentlichkeit, Sprechen vor Publikum oder Besuch einer Feier zu vermeiden. Je nach Ausmaß kann das tägliche Leben also erheblich beeinträchtigt sein. Dabei hat der Patient Angst, durch ungeschicktes Verhalten eine peinliche Situation auszulösen, bei der jeder negativ auf ihn aufmerksam wird und er im Mittelpunkt steht. Oft ist diese Art der Phobie mit Substanzmissbrauch verbunden, v. a. Alkoholkonsum, um die Hemmungen „wegzutrinken". Betroffene leiden meist unter starken Selbstzweifeln und haben ein wenig ausgeprägtes Selbstwertgefühl. Sie beobachten sich selbst häufig und bewerten sich eher negativ. In extremen Fällen kann die soziale Phobie zur sozialen Isolation führen.

Spezifische Phobie Darunter versteht man eine fokale, anhaltende Angst vor einer spezifischen Situation oder einem umschriebenen Objekt, z. B. vor Tieren (wie Spinnen oder Hunde), Naturereignissen (Gewitter), Höhe (Akrophobie) oder Blut und Spritzen. Bereits die Vorstellung des auslösenden Stimulus reicht, um Angst zu erzeugen (allerdings geringer als das reale Objekt). Da die Angst auf eine einzelne Situation begrenzt ist, wird sie auch als Monophobie bezeichnet. Therapierelevant wird die Phobie erst, wenn sie das Berufsleben oder den Alltag stark beeinträchtigt.

Panikstörungen
Diese Formen sind durch wiederholt auftretende Panikattacken gekennzeichnet. Im Fall der „Panikstörung ohne Agoraphobie" sind sie nicht an eine bestimmte Situation oder einen Auslöser geknüpft, sondern treten unvorhergesehen und plötzlich auf. Die Patienten fühlen sich von einer Angst übermannt, die als sehr schwerwiegend empfunden wird. Dementsprechend reagiert das vegetative Nervensystem beispielsweise mit Palpitationen und/oder einem Engegefühl in der Brust (keine Angina pectoris!), Hyperventilation bis zur Tetanie und Schwindelgefühlen, begleitet von der Angst, „verrückt" zu werden, die Kontrolle zu verlieren oder gar zu sterben. Oft werden diese Patienten mit vermeintlich organischem Leiden in die Notfallambulanz eingeliefert.

Generalisierte Angststörung (nach ICD-10)
Die generalisierte Angststörung ist durch eine unbestimmte Angst gekennzeichnet, die sich auf fast alle Lebensbereiche erstreckt und für die es keine reale Ursache gibt. Vorherrschende Symptome sind innere Anspannung, Besorgnis und Befürchtungen in Bezug auf verschiedene Alltagssituationen. Auf vegetativer Ebene finden sich auch hier u. a. Palpitationen, Tachykardie, Schweißausbrüche und/oder Beklemmungsgefühle. Psychische Symptome sind erhöhte Schreckhaftigkeit, Unsicherheit, Konzentrations- und Schlafstörungen sowie Ruhelosigkeit. Häufig ist die generalisierte Angststörung mit depressiven Symptomen vergesellschaftet. Die Kriterien für eine Phobie oder eine Panikstörung werden nicht erfüllt; die Symptomatik besteht mindestens über 6 Monate.

Diagnostik

Anamnese und Untersuchung Eine ausführliche Anamnese ist unerlässlich, auch im Hinblick auf die Therapie. Sie sollte folgende Fragen beinhalten:
▶ Ist die im Vordergrund stehende Angst pathologisch?
▶ Gibt es Auslöser?
▶ Wer oder was war ggf. in Angstsituationen anwesend?
▶ In welcher Umgebung ist die Angst aufgetreten?
▶ Gefühle/Empfindungen während einer Episode?
▶ Wie hat sich die Situation gelöst?
▶ Wann ist eine solche Episode zum ersten Mal aufgetreten?
▶ Wie akut ist der Zustand des Patienten, d. h., gibt es Suizidgedanken, die z. B. eine Einweisung erfordern würden?

Wichtig ist, dass der Therapeut beim ersten Kontakt versucht, dem Betroffenen die Situation zu erklären, Verständnis zu zeigen und ihm klarzumachen, dass er zum einen nicht unter einer körperlichen Erkrankung leidet und zum anderen, dass seine Erkrankung sehr wohl psychotherapeutisch behandelbar ist. Des Weiteren ist es sinnvoll, eine Fremdanamnese zu erheben (z. B. durch Familienangehörige). Dies kann dabei helfen, die Ängste des Patienten zu objektivieren. Wichtig ist zudem die soziale Anamnese, die das familiäre Umfeld, die Arbeitssituation und die soziale Stellung beinhaltet. Der Anamnese sollte eine ausführliche körperliche und neurologische Untersuchung folgen. Auch sollten (u. a. mittels Laboruntersuchungen, EKG und bildgebender Verfahren) organische Ursachen ausgeschlossen werden.

Differenzialdiagnosen
▶ Häufige komorbide Erkrankungen sind Depressionen. Deshalb sollte gezielt nach depressiver Symptomatik gefragt werden, z. B. nach Schlaf- oder Einschlafstörungen, Appetit und Stimmung.
▶ Schizophrenie: Ängste im Rahmen einer schizophrenen Episode können auf halluzinatorische und/oder paranoide Inhalte zurückzuführen zu sein.
▶ Ängste im Rahmen von Zwangsstörungen, posttraumatischen Belastungsreaktio-

Tab. 12.1: Unterscheidungskriterien bei Angststörungen.

	Phobie	Panikstörung	Generalisierte Angststörung
Beispiel	▶ Agoraphobie (Platzangst) ▶ Soziale Phobie ▶ Spezifische Phobie	Panikattacke	Übersteigerte, pathologische Ängstlichkeit
Auslöser	▶ Vorhersagbar, d. h., Verhalten tritt immer in bestimmten Situationen auf. ▶ Ausmaß der Angst ist nicht proportional zum Stressor. ▶ Vermeidung von auslösenden Situationen führt zur Beeinträchtigung des täglichen Lebens	Kein spezifischer Auslöser vorhanden; Attacke ist nicht vorherzusehen, das Leben wird durch die ständige Angst vor einer Attacke beeinträchtigt; Patient ist zwischen den Attacken jedoch beschwerdefrei.	Sozialer Stress, Umweltstress, Patienten machen sich vermehrt Sorgen, v. a. was den Bereich Familie, Gesundheit, Beruf angeht; tritt oft zusammen mit depressiven Episoden auf.
Erscheinungsalter	Spezifische Phobie: Kindheit Soziale Phobie: Pubertät Agoraphobie: 20.–30. Lj.	20.–30. Lj.	1. Gipfel: Adoleszenz 2. Gipfel: 40. Lj.

nen, Somatisierungsstörungen und anderen psychiatrischen Störungen
▶ Neurologische Ursachen, z. B. bestimmte Epilepsieformen
▶ Internistische/organische Ursachen: z. B. bei Hyperthyreose, Hypoglykämie oder als Begleitsymptom bei ernsten körperlichen Erkrankungen wie z. B. Herzinfarkt, Asthma bronchiale und Dyspnoe anderer Genese
▶ Neurologische Erkrankungen, z. B. Morbus Parkinson und demenzielle Erkrankungen
▶ Angst im Rahmen von Entzugssyndromen oder unter Drogeneinfluss

Weil das Krankheitsbild sehr stark variieren kann und in allen möglichen Ausprägungen angetroffen wird, sind diese Patienten häufig schwer zu identifizieren und werden oft – da eine körperliche Ursache vermutet wird – „überdiagnostiziert".

Therapie
Nichtmedikamentöse Therapie
Angststörungen sind ein Schwerpunkt der Verhaltenstherapie. Mit ihr kann eine dauerhafte Verbesserung der Symptomatik erzielt werden. Zum Verständnis hilft folgendes Modell: Die Angstreaktion wurde in einer bestimmten Situation „erlernt", um eine bedrohliche Situation zu meistern. Sie kann durch neue Erfahrungen, die dem bisherigen Erleben vorenthalten waren, auch wieder „verlernt" werden. Dafür ist das Erlernen von **Entspannungstechniken** Voraussetzung. Dadurch können ggf. Angstepisoden verhindert, verkürzt oder durchbrochen werden.

Psychoedukation Die Aufklärung des Patienten über die Krankheit, deren Verbreitung, Verlauf und Behandlungsmöglichkeiten hilft ihm, seine Krankheit besser zu verstehen. Er soll entscheiden, welche Art der Therapie er annehmen kann. Dies bildet eine gute Basis für eine Zusammenarbeit zwischen Arzt und Patient.

Verhaltenstherapie (VT) Die VT ist Mittel der Wahl v. a. bei Phobien und Agoraphobie (mit oder ohne Panikstörung). Die Basis dieser Therapie bildet die Annahme, dass eine Phobie aus erlerntem Verhalten resultiert. Wie Pawlow und Skinner anhand ihrer Konditionierungsexperimente (Pawlow = klassische, Skinner = operante Konditionierung) gezeigt haben, wird das Verhalten von den Konsequenzen bestimmt. Deshalb gilt es, das erlernte Fehlverhalten, die Phobie, durch gezielte Maßnahmen zu dekonditionieren und den Kreislauf „Auslöser → Katastrophengedanken → Adrenalinausschüttung → Angst und körperliche Symptome → Vermeidungsverhalten → Angst vor der Angst" zu durchbrechen. Es können grundsätzlich zwei Expositionsmaßnahmen angewendet werden: das Flooding und die systematische Desensibilisierung, beide mit dem Ziel der Habituation (Gewöhnung).

Flooding (Reizüberflutung): Das Flooding ist die Maximalvariante der Expositionstherapie. Dabei setzt sich der Patient der Situation gezielt aus, die mit der größten Angst besetzt ist (z. B. mit Menschen überfüllte Plätze, Höhe, Aufzug, Gondel, Kellerraum etc.) und alle Symptome bewusst „durchleben". Der Therapeut leistet die notwendige Unterstützung. Wenn die Attacke vorüber ist, wird der Patient bemerken, dass er wider Erwarten noch lebt und ihn z. B. ein Platz mit Menschen oder eine Turmbesteigung nicht umbringt. Er soll erkennen, dass die Angst selbst in der schlimmstmöglichen Situation abklingt und alle in der Fantasie befürchteten Folgen nicht eintreten. Es konnte gezeigt werden, dass diese Art der Therapie zu einem besonders schnellen und langfristigen Erfolg führt.

Gestufte Exposition: Diese Expositionstechnik stellt eine gute Therapiealternative für die Behandlung z. B. durch Reizüberflutung überforderter bzw. schwer motivierbarer Patienten dar. Der Patient erstellt eine Hierarchie angstauslösender Situationen. In den Sitzungen arbeitet der Therapeut gemeinsam mit dem Patienten die einzelnen Situationen mit ansteigendem „Schwierigkeitsgrad" bis hin zum „worst case" durch, zunächst „in sensu" (d. h. in der Vorstellung im Behandlungszimmer), später „in vivo" (also in der Realität). Dabei können ggf. auch gezielt Entspannungstechniken zum Einsatz kommen.
Auch hier wird der Patient erleben, dass die Angst nicht ins Unermessliche zunimmt, sondern beim Verbleiben in der angstbesetzten Situation eine Gewöhnung mit anschließendem Abfall der Angst stattfindet.

Systematische Desensibilisierung: Dieses Verfahren wird vor allem bei spezifischen Phobien eingesetzt. Der Patient versetzt sich in einen entspannten Zustand und wird dann in der Vorstellung oder in vivo mit unangenehmen Situationen in hierarchischer Reihenfolge konfrontiert. Der entspannte Zustand verhindert dabei die Entwicklung der Angst (reziproke Hemmung).

Kognitive Therapie Diese ist Mittel der Wahl v. a. bei generalisierten Angststörungen sowie Panikstörungen ohne Agoraphobie, da diese i. A. nicht an situative Auslöser gebunden sind, denen sich der Patient aussetzen könnte.
Hier geht es darum, den Patienten zum einen über Ursachen und Wirkungen der Angststörung zu informieren. Zum anderen soll der Patient erkennen, dass bestimmte Denkabläufe die Angst hervorrufen und aufrechterhalten. Dazu gehören die gedanklichen Katastrophisierungen bzw. Sorgenketten der generalisierten Angststörung. Oder ein Panikpatient, der bemerkt, wie sein Herz zu rasen anfängt. Er würde angehalten zu denken: „Mein Herz schlägt schneller. Das ist eine Reaktion im Rahmen meiner Angst" oder „Mein Herz schlägt schneller, aber es bringt mich nicht um."

Soziales Kompetenztraining Bei den sozialen Phobien sollte ein Schwerpunkt auch auf die Erarbeitung von Selbstvertrauen und Selbstsicherheit sowie verschiedener sozialer Kompetenzen gelegt werden. Zusätzliche Anwendung finden hier Rollenspiele und Videoarbeit.
Eine Korrektur der fehlerhaften und meist überhöhten Selbstwahrnehmung ist ebenfalls Gegenstand der Therapie.

> Vermeidungsverhalten führt zu einem Fortbestehen und Ausweitung der Angst, weil keine das Erleben korrigierenden Erfahrungen gesammelt werden können!

Medikamentöse Therapie
Die medikamentöse Therapie kann eine Psychotherapie unterstützen. Sie ist aber nicht immer erforderlich und kann in Einzelfällen einen langfristigen Therapieerfolg gefährden, weil der Patient „lernt", nur mit Medikamenten die Angst zu überwinden. Als Mittel der ersten Wahl kommen **neuere Antidepressiva** (v. a. SSRI) in Betracht, die ihre volle Wirkung im Allgemeinen erst nach ca. 6 Wochen entfalten. Man empfiehlt die Fortführung der Therapie für ca. 6 Monate. Danach kann das Präparat versuchsweise ausgeschlichen werden. Bei Therapieresistenz kommen auch **ältere Antidepressiva** (z. B. Imipramin) oder MAO-Hemmer zum Einsatz.
Stehen körperliche Symptome wie Tachykardien im Vordergrund, sind evtl. **β-Blocker** wirkungsvoll. **Benzodiazepine** können zur akuten Krisenintervention eingesetzt werden, um den Patienten zu helfen,

sich von ihren quälenden Ängsten zu distanzieren. Aufgrund der Gefahr der Abhängigkeit sollte eine Behandlung mit „Benzos" jedoch nur über wenige Wochen erfolgen. Als Nebenwirkungen sind v. a. zu Beginn Sedierung und Konzentrationsschwierigkeiten zu nennen.

Verlauf
Meist verlaufen Angststörungen ohne therapeutische Intervention chronisch. Entscheidend dafür ist die „Angst vor der Angst", die zu ausgeprägtem Vermeidungsverhalten führt und das tägliche Erleben extrem beeinflussen kann. Deshalb sollte in einem Zusammenspiel von medikamentösen (z. B. SSRI), psychotherapeutischen (z. B. Konfrontation) und supportiven Maßnahmen (z. B. Selbsthilfegruppen) versucht werden, dem Patienten die Angst vor seiner Krankheit zu nehmen. Optimal ist eine Miteinbeziehung der Familie oder des Partners, damit die Krankheit verstanden wird und Wege gefunden werden, damit umzugehen.

ZUSAMMENFASSUNG

▶ Angst ist eine normale und lebenswichtige Reaktion auf Gefahr.
▶ Angst ist dann pathologisch, wenn keine realen Risiken oder Gefahren bestehen, sie sich in Panikattacken äußert, das tägliche Leben beeinträchtigt oder das Denken beherrscht.
▶ Angst äußert sich auf verschiedenen Ebenen und beeinflusst das Denken, das Verhalten, die Gefühle und die körperlichen Reaktionen. Man kann hinsichtlich des Auslösers und der Dauer einer Krankheitsepisode Phobien und Panikattacken von generalisierten Angststörungen abgrenzen. Auffällig ist, dass Angststörungen häufig mit einer Reihe anderer psychischer Erkrankungen einhergehen (z. B. Depression).
▶ Angststörungen sind sehr häufige psychische Störungen. Ihre Behandlung gestaltet sich besonders dann schwierig, wenn sie schon seit vielen Jahren bestehen und somit chronisch sind. Der Spontanverlauf, d. h. ohne therapeutische Intervention, zeigt nur eine Rückbildungsrate von 20 %. Gerade bei Angststörungen, v. a. bei Phobien und Panikstörungen, sind kognitiv-verhaltenstherapeutische Interventionen (bei stärker ausgeprägten Ängsten am besten in Kombination mit medikamentöser Therapie) sehr Erfolg versprechend. Das psychotherapeutische Modell sollte individuell auf den Patienten abgestimmt werden.
▶ Es ist sehr wichtig, dem Patienten die Abläufe genauestens zu erklären, damit er lernt, den Angstkreis zu durchbrechen. Der Patient soll über seine Erkrankung und die Therapiemöglichkeiten genauestens Bescheid wissen.

13 ZWANGSSTÖRUNGEN

Zwänge sind dadurch charakterisiert, dass Gedanken, Handlungen oder Impulse nicht unterdrückt werden können, obwohl deren Unsinnigkeit erkannt wird. Hauptsymptom der Zwangsstörung sind Zwangsgedanken oder -handlungen. Zwänge können aber auch Teil anderer psychischer Erkrankungen sein, z. B. Schizophrenie (▶ Kap. 11) oder Depression (▶ Kap. 9). Wird versucht, den Zwang zu unterdrücken, entstehen massive Ängste und innere Spannungszustände.

Klassifikation

Man unterscheidet Zwangsgedanken von Zwangshandlungen. Bei den **Zwangsgedanken** handelt es sich um Vorstellungen, die sich aufdrängen und nicht unterdrückt werden können. Es handelt sich oft um Verschmutzungsängste (z. B. entsteht nach dem Berühren einer Türklinke die Vorstellung, sich oder andere dadurch kontaminiert zu haben) oder Vorstellungen aggressiver (z. B. andere mit einem Messer zu verletzen) oder sexueller Gedanken. Daraus resultiert oft ein Handlungszwang (z. B. das Wegsperren aller im Haushalt befindlichen Messer oder der Waschzwang). **Zwangshandlungen** sind Aktionen, die ohne oder gegen den eigenen Willen ausgeführt werden müssen, um eine innere Spannung zu vermeiden. Beispiele von Zwangshandlungen sind der häufige Kontrollzwang, bei dem die Patienten aus einem inneren Drang heraus immer wieder kontrollieren müssen, ob der Herd tatsächlich ausgeschaltet oder ob die Tür richtig zugesperrt wurde. Zwangshandlungen können das Leben extrem beeinflussen, weil sie bei ausgeprägter Symptomatik viele Stunden des Tages beanspruchen.

> Im Unterschied zum Zwang ist der Wahn für den Patienten inhaltlich richtig und unkorrigierbar. Der Zwangskranke leidet dagegen unter seinem Zustand und ist krankheitseinsichtig. Im Verlauf der Erkrankung kann jedoch die Distanzierung zur Sinnlosigkeit der Zwänge verlorengehen. Eine Therapie wird häufig aus Scham erst spät oder gar nicht in Anspruch genommen.

Ätiologie und Epidemiologie

Wahrscheinlich spielen genetische, lerntheoretische/psychodynamische und neurobiologische Faktoren eine Rolle.
▶ Für eine **genetische Disposition** spricht das häufigere Vorkommen der Störung bei Verwandten 1. Grades als in der Allgemeinbevölkerung.
▶ **Neurobiologisch** werden u. a. Veränderungen des Serotoninstoffwechsels in verschiedenen Gehirnregionen verantwortlich gemacht, was die Wirksamkeit von selektiven Serotonin-Wiederaufnahmehemmern (SSRI) erklärt.
▶ Man kann den Zwang auch **lerntheoretisch** begründen: Patienten haben gelernt, Angst- und Spannungszustände mit der Ausführung von Zwangshandlungen erfolgreich zu reduzieren. Dadurch werden Zwangsphänomene verfestigt (erlerntes Fehlverhalten).
▶ **Tiefenpsychologisch** wird davon ausgegangen, dass eine Regression und Fixierung in der früheren Analphase stattgefunden hat. Dabei spielen ein rigider Erziehungsstil und eine übertriebene Sauberkeitserziehung eine Rolle. Als unzulässig empfundene Impulse werden durch Bildung von Zwangsgedanken und -handlungen abgewehrt und sind Ausdruck des Abhängigkeits-Autonomie-Konflikts.

Die Zwangsstörung zeigt eine Punktprävalenz von 1–2 %. Männer und Frauen sind gleich häufig betroffen. Es vergehen im Schnitt bis zu 10 Jahren nach dem Auftreten der ersten Symptomen bis zur Einleitung einer gezielten Therapie.

Häufig anzutreffende, gleichzeitig bestehende psychische Erkrankungen sind die Depression (▶ Kap. 9), die dependente Persönlichkeitsstörung (▶ Kap. 17) und zu fast 50 % Angststörungen (▶ Kap. 12).

Klinik und Diagnostik

Häufige Zwangsinhalte zeigt ▶ Abbildung 13.1, die diagnostischen Kriterien ▶ Tabelle 13.1.

Differenzialdiagnosen

Zwangssymptomatik kann begleitend bei vielen psychiatrischen Störungen auftreten. Aber auch neurologische Ursachen können zugrunde liegen. Deshalb muss immer eine Zusatzdiagnostik zum Ausschluss organischer Störungen erfolgen.

Psychiatrische Differenzialdiagnosen
▶ **Angststörung.** Angst und Furcht sind Bestandteile der Zwangsstörung.
▶ **Depression** mit im Vordergrund stehendem Zwangsdenken, Zwangsgrübeln („anankastische Depression"); andererseits kann bei einer Zwangsstörung im Verlauf eine depressive Episode auftreten.

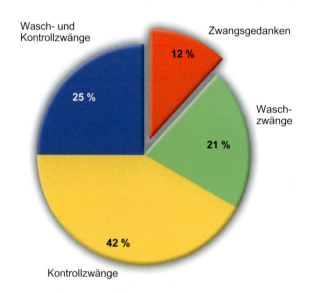

Abb. 13.1: Relative Häufigkeit verschiedener Zwangsformen. [L141]

Tab. 13.1: Diagnostische Kriterien der Zwangsstörung nach ICD-10. Die Störung darf nicht bedingt sein durch andere psychische Störungen wie Schizophrenie oder Depression. (Filmtipp: Einblicke in verschiedene Aspekte einer Zwangsstörung gibt der Film **„Besser geht´s nicht"** mit Jack Nicholson.) [W906-001]

Merkmale	Zwangssymptomatik besteht länger als 2 Wochen.
	Wird als quälend empfunden
	Die Gedanken sind als eigene erkennbar.
	Gedanken oder Impulse wiederholen sich in unangenehmer Weise.
	Der Patient versucht, wenn auch erfolglos, mindestens einem Gedanken/Impuls Widerstand zu leisten.

▶ Schizophrenie. Viele Schizophrenien beginnen initial (im Jugendalter) mit einem Zwangssyndrom, zunächst ohne schizophrenietypische Symptome. Zwänge werden in der Schizophrenie meist als von „außen gemacht" erlebt.
▶ Zwanghafte Persönlichkeit, wobei hier die Symptome als „Ich-synton", d. h. zur eigenen Persönlichkeit gehörend, erlebt werden
▶ Frühkindlicher Autismus

Neurologische Differenzialdiagnosen
▶ Chorea Sydenham (Chorea minor bei Kindern nach rheumatischem Fieber), Enzephalitiden, Epilepsie, Traumen, vaskuläre Demenzen und Tumoren.
▶ Tourette-Syndrom: Tic-Erkrankung, die oft schon im Kindesalter beginnt, mit unwillkürlichem Ausstoßen obszöner Worte und wiederkehrenden motorischen Tics (z. B. Naserümpfen, Augenblinzeln)

Therapie
Durch eine Kombination von medikamentösen und psychotherapeutischen Behandlungsmethoden wird versucht, die Zwänge zu heilen oder zu lindern. In der Regel wird nur in unter 15 % der Fälle eine völlige Heilung erreicht, sodass eine symptomatische Besserung bereits als Behandlungserfolg gewertet wird.

Pharmakotherapie
Erfolgreich angewendet werden können trizyklische Antidepressiva mit überwiegend serotonerger Komponente (Clomipramin) oder SSRI (z. B. Paroxetin), initial hochdosiert (dreifache antidepressive Dosis). Sie führen zu einem Rückgang der Symptomatik. Die Wirkung tritt in der Regel später ein als bei depressiven Episoden, nämlich nach ca. 6–12 Wochen.

Psychotherapie
Als Verfahren der Wahl gilt die **Verhaltenstherapie**:

Reizkonfrontation mit Reaktionsvermeidung Ein Patient wird daran gehindert, seine Hände nach Berührung eines schmutzigen Objekts zu waschen, bis ein Spannungsabfall eintritt. Der Patient muss dabei die einsetzende Angst und Spannung aushalten, um Zwangshandlungen zu verhindern (▶ Abb. 13.2). Dies kann in Form einer „gestuften Konfrontation" erfolgen.
Kognitive Therapie In Symptomtagebücher kann der Patient die mit den Zwängen verbundenen Ängste und Befürchtungen sammeln, die anschließend mit dem Therapeuten analysiert werden. Dabei stehen das Erkennen von dysfunktionalen Annahmen und der Umgang mit ihnen im Vordergrund der Therapie.
Psychoedukative Techniken Dem Patient und seinen Angehörigen werden Informationen über die Erkrankung vermittelt. Dabei kann dem Patienten vor Augen geführt werden, dass seine Befürchtungen eher unwahrscheinlich sind und seine Zwangsgedanken nicht unabänderlich in die Tat umgesetzt werden.
Außerdem gibt es **psychodynamische Verfahren**: Therapieziel ist hier, die abgewehrten triebhaften oder emotional besetzen Impulse aufzudecken, welche die Zwangsstörung bestimmen. Die Therapie ist oft langwierig und durch starken Widerstand des Patienten geprägt. Das Ausüben der Zwangshandlung hat oft eine tragende Funktion in einer Beziehung oder bei der Arbeit. Bestehende Machtverhältnisse werden über die Zwangsstörung aufrechterhalten, indem z. B. Familienangehörige in die Zwangsrituale miteinbezogen werden. Deshalb beschäftigt man sich in der Therapie auch mit evtl. bestehenden Autonomie-Abhängigkeits-Konflikten.

Verlauf
Unbehandelt verläuft die Zwangsstörung fast immer chronisch. Da Zwangsgedanken und -handlungen sich meist ausbreiten und immer mehr den Alltag bestimmen, sind die Patienten häufig sozial isoliert. Hobbys und später auch der Beruf können aufgrund der zeitlichen Beanspruchung durch die Zwänge oft nicht mehr ausgeführt werden.

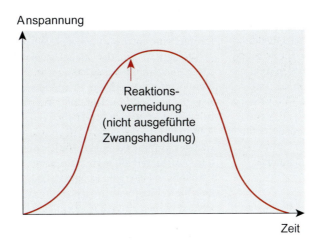

Abb. 13.2: Anspannung während der Reaktionsvermeidung. [L231]

▶ Im Vordergrund der Zwangsstörung stehen sich ständig aufdrängende, als sinnlos empfundene und quälende Gedanken und/oder Handlungen, denen der Patient keinen Einhalt gebieten kann.
▶ Im fortgeschrittenen Stadium werden die Zwangsphänomene ritualisiert, d. h., sie finden nach bestimmten Schemata oder in einer festen Reihenfolge statt. Werden die Rituale nicht befolgt, entstehen Angst und innere Spannung.
▶ Patienten berichten oft aus Scham, nicht spontan über ihre Zwangsstörungen. Deshalb ist auch die Kontaktaufnahme mit solchen Patienten eher schwierig.
▶ Häufige Zwangshandlungen sind der Kontrollzwang und der Waschzwang. Zwangssymptomatik kann begleitend bei vielen psychiatrischen Störungen auftreten.
▶ In der Behandlung der Zwangsstörung ist die Kombination von Verhaltenstherapie mit serotonergen Antidepressiva am wirksamsten. Allerdings lässt sich in der Regel nur eine symptomatische Besserung und keine vollständige Heilung erreichen.

ZUSAMMENFASSUNG

14 SOMATOFORME STÖRUNGEN

Somatoforme Störungen sind durch unklare körperliche Symptome unterschiedlicher Art und Ausprägung gekennzeichnet, denen keine organische Ursache zugeordnet werden kann. Nach ICD-10 zählen dazu (F45):
▶ Somatisierungsstörung
▶ Hypochondrische Störung
▶ Somatoforme autonome (vegetative) Funktionsstörung
▶ Anhaltende somatoforme Schmerzstörung

> **Somatisierung**
> Von Somatisierung spricht man, wenn Patienten über körperliche Symptome klagen, für die auch bei wiederholten Untersuchungen kein ausreichendes organisches Korrelat gefunden werden kann.
> **Beispiel:** Ein Manager klagt wiederholt über Druck- und Engegefühl im Brustkorb. Weder das angefertigte EKG noch Parameter im Blut (Herzenzyme) noch das durchgeführte Herzecho zeigen einen pathologischen Befund. Zudem beschreibt der Patient wiederkehrende Magenbeschwerden, Aufstoßen und Blähungen, ohne dass endoskopische oder andere Diagnosetechniken die Beschwerden hinreichend erklären können.

Epidemiologie
Somatoforme Störungen kommen sehr häufig unter Patienten in Allgemeinarztpraxen und Allgemeinkrankenhäusern vor. Frauen sind ca. 2- bis 5-mal häufiger betroffen als Männer. Die Symptome treten oftmals nach einem „life event" wie Trennung oder Scheidung auf, können aber auch Folge chronischer Stressoren (z. B. Überforderung am Arbeitsplatz, Integrationsschwierigkeiten bei Migration) sein. Somatoforme Störungen treten in jedem Lebensalter auf. Die Somatisierungsstörungen beginnen häufig schon in der Pubertät, während sich die somatoforme autonome Störung und die anhaltende somatoforme Schmerzstörung oft erst in späteren Lebensjahren manifestiert. Die Patienten verursachen durch ihre multiplen, unspezifischen, oft schwer einzuordnenden Beschwerden und dem daraus resultierenden diagnostischen Aufwand meist hohe Kosten, zudem zeichnen sich somatoform gestörte Menschen durch hohe Arbeitsunfähigkeitszeiten aus.

Ätiologie
Ein zentraler Punkt bei der Entstehung somatoformer Störungen scheint die Tatsache zu sein, dass Betroffene eine höhere Sensibilität gegenüber Körperempfindungen aufweisen (Konzept des „interozeptiven Wahrnehmungsstils" und der „somatosensorischen Verstärkung") und diese rasch als bedrohlich interpretieren. Charaktereigenschaften wie Selbstunsicherheit, Ängstlichkeit, hohes Wettbewerbsverhalten oder Feindseligkeit sowie die Art der Stressbewältigung können ebenfalls zur Entstehung oder Aufrechterhaltung somatoformer Erkrankungen beitragen. Es wird diskutiert, dass hinter einer vermehrten Aufmerksamkeit auf körperliche Prozesse ein Defizit im Emotionsausdruck stehen kann (Alexithymie, also „Lesestörung für Gefühle").

Komorbidität
Depression Hier können begleitend z. B. ebenfalls gastroenterologische oder kardiopulmonale vegetative Beschwerden („larvierte Depression"), genauso wie sexuelle Funktionsstörungen oder Krankheitsängste auftreten, die von einer somatoformen Störung abgegrenzt werden müssen.
Weitere komorbide Störungen sind:
▶ Angststörungen
▶ Persönlichkeitsstörungen (z. B. histrionische)
▶ Abhängigkeitserkrankungen

Klassifikation und Klinik
Somatisierungsstörung
Betroffene klagen über verschiedene und häufig wechselnde Beschwerden wie Störungen der Verdauungs-, Ausscheidungs- und Genitalfunktionen oder unspezifische Schmerzen. Die Beschwerden bestehen meist chronisch mit wechselnder Ausprägung.

Diagnosekriterien nach ICD-10
▶ Multiple Beschwerden über einen Zeitraum von mehr als **2 Jahren**:
  – Gastrointestinal: Bauchschmerzen, Übelkeit, Blähungen, Durchfall, schlechter Geschmack im Mund
  – Kardiovaskulär: Dyspnoe, Brustschmerzen
  – Urogenital: Dysurie, genitale Missempfindungen
  – Andere: Glieder- oder Gelenkschmerzen, Parästhesien
▶ Eine vorliegende somatische Krankheit erklärt nicht die Schwere, das Ausmaß oder die Dauer der Beschwerden (ebenso wenig wie Drogeneinfluss oder Medikamentenwechselwirkungen).
▶ Patienten können nicht akzeptieren, dass für die vorliegenden Beschwerden keine organische Ursache gefunden wurde.
▶ Soziale und familiäre Folgen sind durch die Symptome erkennbar.

Hypochondrische Störung
Bei hypochondrischen Störungen sind Patienten davon überzeugt, an einer lebensbedrohlichen oder fortschreitenden Krankheit zu leiden. Körperliche Symptome werden dementsprechend interpretiert und die Patienten suchen wiederholt Ärzte auf, um sich die zugrunde liegende ernsthafte Krankheit bestätigen zu lassen. Sie können nicht akzeptieren, dass den Symptomen keine organische Diagnose zugrunde liegt. Bei der **dysmorphophoben Störung** sind die Patienten überzeugt, körperlich entstellt zu sein, obwohl diese Selbsteinschätzung nicht in angemessenem Verhältnis zur objektiven äußeren Erscheinung steht.

> Bei einer somatoformen Störung sucht der Patient Ärzte vorrangig auf, um seine körperlichen Symptome behandeln zu lassen. Der hypochondrische Patient sucht eine Bestätigung bei Ärzten für seine Überzeugung, an einer ernsthaften Krankheit zu leiden.

Somatoforme autonome Funktionsstörung
Bei der somatoformen autonomen Funktionsstörung leidet der Patient unter einer erhöhten vegetativen Erregung (Herzklopfen, Schwitzen, Zittern etc). Zusätzlich ordnet er unbestimmte Symptome (fließende Schmerzen, Brennen oder Engegefühle) einem ausschließlich vegetativ innervierten Organ, wie dem kardiovaskulären, respiratorischen oder gastrointestinalen System zu. Im Gegensatz zum Hypochonder hat er keine genaue Vorstellung, um welche Erkrankung es sich handelt. Dazugehörige Begriffe sind z. B. „Herzneurose", Hyperventilationssyndrom oder Colon irritabile.

Somatoforme Schmerzstörung
Bei der anhaltenden somatoformen Schmerzstörung herrschen quälende, schwere Schmerzen vor, die durch organische Befunde nicht ausreichend erklärt werden können. Es sollte ein erkennbarer Zusammenhang mit emotionalen Konflikten oder psychosozialen Stressoren erkennbar sein. Die Schmerzen bestehen **länger als 6 Monate** und können von anderen Symptomen begleitet sein, die aber nicht vorrangig

sind. Beträchtliche persönliche und medizinische Zuwendung resultieren aus den Schmerzen.

Den somatoformen Störungen verwandte Syndrome
Chronic-Fatigue-Syndrom (CFS) und „Burnout-Syndrom" Im Vordergrund steht hier die Erschöpfung, meist als Folge chronischen Stresses oder enormen Drucks, was den Patienten sowohl psychisch als auch physisch entkräftet.
Fibromyalgiesyndrom Ein Begriff aus der Rheumatologie: Im Vordergrund stehen Schmerzen des Bewegungsapparats.
Neurasthenie (Erschöpfungssyndrom) Ist gekennzeichnet durch Klagen über vermehrte Müdigkeit nach geistiger Anstrengung, mit abnehmender Effektivität bei der Bewältigung täglicher Aufgaben, erhöhte Ablenkbarkeit, Konzentrationsschwäche und allgemein ineffektives Denken. Die körperliche Schwäche und Erschöpfung nach nur geringer Anstrengung ist begleitet von muskulären und anderen Schmerzen. Dazu kommt eine Unfähigkeit, sich zu entspannen. Es finden sich andere unangenehme körperliche Empfindungen wie Schwindelgefühl, Spannungskopfschmerz; und die Sorge über abnehmendes geistiges und körperliches Wohlbefinden, Reizbarkeit, Freudlosigkeit, Depression und Angst.

Differenzialdiagnosen
Folgende **psychiatrische Störungen** sollten ausgeschlossen werden:
▶ Angststörungen
▶ Persönlichkeitsstörungen
▶ Schizophrenie
▶ Affektive Störungen (Depression), bei denen somatische Beschwerden Teil der Depression sind

Organische Krankheiten, die sich durch multiple, oft unspezifische und mehrere Organsysteme betreffende Symptome äußern können, sind z. B. Myasthenia gravis, SLE und die multiple Sklerose.

Therapie
Patienten mit somatoformen Störungen gelten häufig als schwierig, weil sich ihre Beschwerden über längere Zeit chronifiziert und fixiert haben. Entsprechend drängen sie häufig auf somatische Behandlungsmaßnahmen und sind einem psychotherapeutischen Procedere gegenüber wenig aufgeschlossen, da dieses nicht in ihr Krankheitskonzept passt. Deshalb sollte beim ersten Arztkontakt versucht werden, alle körperlich erlebten Beschwerden zu erfassen und diese ernst zu nehmen. Mit zunehmendem Vertrauensverhältnis zwischen Arzt und Patient kann versucht werden, die Blickrichtung des Patienten auf einen möglichen psychischen Hintergrund zu lenken, ohne seine Beschwerden abzuwerten. So wird die unverhältnismäßige Inanspruchnahme von medizinischen Diensten reduziert. Psychosoziale Konflikte und Stressoren sollten identifiziert und alternative Lösungsstrategien erarbeitet werden. Des Weiteren können mithilfe von Entspannungstechniken (Biofeedback, PMR) sowie körperlichen und sozialen Aktivierungsprogrammen eine Verbesserung der Lebensqualität erreicht werden.
Für Psychopharmaka liegt nur für Opipramol (Anxiolytikum) eine Zulassung vor. Allerdings kann versucht werden, bei einer komorbid vorliegenden Depression oder bei im Vordergrund stehenden Schmerzen ein schmerzmodulierendes Antidepressivum, z. B. Duloxetin (Cymbalta®), oder das trizyklische AD Amitriptylin (Saroten®) einzusetzen.

> Patienten mit somatoformen Störungen können im Gegensatz zu Simulanten ihre körperlichen Symptome und Schmerzen nicht selbst kontrollieren.

▶ Unter somatoformen Störungen fasst man Krankheiten zusammen, die sich in Form körperlicher Symptome äußern, für die aber kein oder kein die Beschwerden ausreichend erklärendes organisches Korrelat vorliegt.
▶ Der Anteil der somatoformen Störungen in Allgemeinpraxen oder auch Allgemeinkrankenhäusern ist erheblich. Ebenfalls hoch sind die durch z. T. aufwendige (apparative) Diagnostik verursachten Krankheitskosten.
▶ Eine verhaltenstherapeutisch orientierte Behandlung soll dem Patienten helfen, den Zusammenhang zwischen seinen Symptomen und psychologischen Faktoren zu erkennen und über alternative Lösungswege, psychosoziale Konflikte und Stressoren zu reduzieren und damit überflüssige medizinische Untersuchungen zu vermeiden.
▶ Nicht einfach kann die Abgrenzung zu komorbid vorliegenden Erkrankungen wie Depressionen oder Angststörungen sein.
▶ Psychopharmakotherapie sollte nur zum Einsatz kommen, wenn zusätzliche psychiatrische Störungen vorliegen.

ZUSAMMENFASSUNG

15 BELASTUNGS- UND ANPASSUNGSSTÖRUNGEN

Einteilung und Definition

Akute Belastungsstörung

Dabei handelt es sich um die Reaktion auf ein schweres traumatisches Ereignis (z. B. Unfall, Naturkatastrophe, Krieg, Vergewaltigung) oder die plötzliche, bedrohliche Veränderung der sozialen Situation (z. B. unerwarteter Tod von Familienangehörigen, Brand). Sie wird umgangssprachlich auch als Nervenzusammenbruch bezeichnet. Die akute Belastungsreaktion tritt während oder kurz nach dem Ereignis auf und klingt innerhalb von Tagen ab. Die Betroffenen fühlen sich zunächst wie im „Schock" oder wie betäubt und zeigen Symptome wie verminderte Aufmerksamkeit oder Desorientierung. Begleitet werden diese Symptome häufig von panischer Angst oder Depression. Die Patienten können sich in der Folge vermehrt zurückziehen oder sie reagieren mit Überaktivität bis hin zur Flucht. Sie stellen sich eher beim Hausarzt als beim Psychiater vor.

Posttraumatische Belastungsstörung (PTBS)

Die PTBS tritt nach einem einschneidenden Ereignis von katastrophalem Ausmaß (z. B. Naturkatastrophen, Krieg, schwere Krankheit oder auch gewaltsamer Tod eines nahen Angehörigen) auf. Das Störungsbild äußert sich erst mit einer Verzögerung von Wochen oder Monaten, in der Regel aber nicht später als **6 Monate nach** dem Ereignis. Die traumatisierende Situation sowie die begleitenden Emotionen werden von den Betroffenen in Form von „Flashbacks" immer wieder erlebt. Scheinbar belanglose Stimuli können beim Betroffenen Erinnerungen wachrufen. Außerdem leiden die Patienten unter Albträumen und Schlafstörungen, Reizbarkeit, Konzentrationsstörungen und ziehen sich sozial zurück. Eine komorbide depressive Komponente ist häufig zu beobachten.

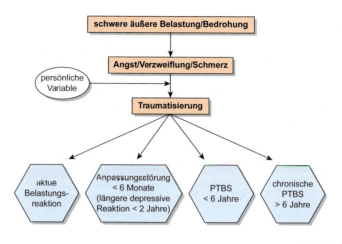

Abb. 15.1: Taumafolgen. [L231]

> Ein akutes Trauma (z. B. Unfall, Vergewaltigung) oder chronische Belastungssituationen (wie Naturkatastrophen oder Krieg) haben Auswirkungen auf emotionaler, somatischer und kognitiver Ebene (▶ Abb. 15.1). Belastungsstörungen treten nicht zwangsläufig nach einem traumatisierenden Ereignis auf. Natürlich spielen viele verschiedene Faktoren dabei eine Rolle: z. B. die Ressourcen eines Individuums, d. h., mit welchen Coping-Mechanismen ein Mensch ausgestattet ist, ob er vortraumatisiert ist, ob er in einem intakten sozialen Umfeld lebt, das ihn unterstützt.

Anpassungsstörungen

Auch bei den Anpassungsstörungen spielen belastende Lebensereignisse eine Rolle, wobei deren Schwere – im Gegensatz zur akuten Belastungsreaktion und zur PTBS – meist nicht so ausgeprägt ist. Die Auslöser sind sehr variabel, es kann sich um den Verlust einer geliebten Person handeln, Arbeitsplatz- oder Eheprobleme, den Eintritt in das Berufsleben oder die Konfrontation mit der Diagnose einer Erkrankung. Die Symptomatik tritt sofort, meist innerhalb von Wochen, auf und klingt spätestens 6 Monate nach Ende der Belastung ab.
Im Gegensatz zu den anderen Belastungsstörungen spielt bei der Anpassungsstörung die individuelle Disposition bzw. die Fähigkeit, mit belastenden Situationen umzugehen, eine größere Rolle.

Klinik

Fast allen Menschen ist ein ähnlicher Ablauf innerer Prozesse nach einschneidenden Erlebnissen gemein:
▶ Gefühl der inneren Leere, des Betäubtseins sowie erhöhte vegetative Aktivität
▶ Sozialer Rückzug, Desinteresse an bisherigen Tätigkeiten
▶ Angst, Panik, Ärger, Aggressivität, Fluchttendenzen

Bei der **PTBS** kommen zusätzlich vor:
▶ Flashbacks, in denen das Trauma wiedererlebt wird und vor dem inneren Auge abläuft
▶ Schreckhaftigkeit, Angst, Schlaflosigkeit, Schlafstörungen, Albträume
▶ Vermeidungsverhalten: Die Betroffenen vermeiden Situationen oder das Aufsuchen von Orten oder Personen, die an das auslösende Trauma erinnern könnten, was die Störung im Sinne eines Teufelskreises aufrechterhält (s. Angststörungen, ▶ Kap. 12).
▶ Folgen können sozialer Rückzug und die Aufgabe aller Pflichten sein. Außerdem kann sich eine Angststörung, Depression oder Abhängigkeit von Substanzen (Letzteres als vermeintlicher Copingversuch) entwickeln.

Anpassungsstörungen können sich ebenfalls in Form von Angst, Schlafstörungen und Depressionen ausdrücken. Die Symptome ähneln sogar häufig denen einer leichten depressiven Episode oder einer Angststörung, entsprechend unterscheidet man verschiedene Subtypen: z. B. „depressive Reaktion", „Angst und depressive Reaktion gemischt" oder im Fall dissozialen Verhaltens „mit Störung des Sozialverhaltens". Da die auslösenden Situationen (wie Arbeitsplatzprobleme oder Unzufriedenheit) manchmal über einen längeren Zeitraum bestehen, bedeutet das für den Betroffenen permanenten Stress. Das Vegetativum reagiert mit erhöhtem Muskeltonus, Palpitationen, Tachykardie und Schlafstörungen.

Diagnostik und Differenzialdiagnosen

Akute Belastungsstörung

Da diese Störung in unmittelbarer zeitlicher Nähe zum Stressor auftritt, ist die Diagnosestellung meist nicht schwierig. Differenzialdiagnostisch abzuklären sind dieselben Störungen wie bei der PTBS.

PTBS

Die Diagnosestellung ist häufig schwierig, weil viele Patienten erst nach längerem Bestehen der Erkrankung Hilfe suchen und oft auch eher wegen der körperlichen Begleiterscheinungen wie Schlaflosigkeit oder Erschöpfung den Arzt aufsuchen. Oft können sie selbst die Symptome (aufgrund des zeitlichen Abstands) nicht auf das traumatisierende Erlebnis zurückführen, sondern sind der Meinung, diese selbst in den Griff bekommen zu müssen, oder aber sie schämen sich für ihre Probleme. Nicht selten besteht ein Schuldgefühl, z. B. als einer der wenigen überlebt zu haben oder jemand anderem in der Situation nicht adäquat geholfen zu haben. Deshalb ist es wahrscheinlich, dass der Betroffene zu Beginn einer Therapie nicht mit dem eigentlichen Trauma vorstellig wird. Es erfordert ein hohes Maß an Empathie und Kompetenz vonseiten des Arztes/Therapeuten, die zur Diagnose führenden Hinweise zu erörtern.

Differenzialdiagnostisch müssen z. B. die generalisierte Angststörung, eine depressive Episode oder eine Panikstörung mit oder ohne Agoraphobie abgegrenzt werden. Außerdem müssen Folgen komorbider Erkrankungen wie Alkohol- oder Tablettenmissbrauch berücksichtigt werden.

Anpassungsstörungen

Nach ICD-10-Kriterien muss eine Auslösesituation sicher erkennbar sein, die – im Gegensatz zur PTBS – kein katastrophenähnliches Ausmaß haben muss. Die Symptome gehen in Richtung affektive Störung (Depression), Angst-, Verhaltensstörung oder einer Mischung, erfüllen aber in ihrer Ausprägung nicht die Kriterien einer anderen psychiatrischen Störung. Entsprechend sind die wichtigsten Differenzialdiagnosen depressive Störung, Angst-, Verhaltensstörung und akute Belastungsreaktion.

Therapie und Verlauf

Akute Belastungsstörung

Die Person sollte ggf. vom Unfallort entfernt und nicht allein gelassen werden. Es ist auf hohe vegetative Erregung, Fluchttendenzen oder Suizidalität zu achten. Gegebenenfalls ist eine stationäre Einweisung zur **Krisenintervention** erforderlich. Ansonsten ist eine vorübergehende ambulante psychologische Unterstützung anzubieten.
Die Symptome klingen in der Regel rasch ab; ist nach 4 Wochen immer noch eine bedeutende depressive oder ängstliche Symptomatik vorhanden, muss differenzialdiagnostisch an andere Störungen gedacht werden. Wichtig ist dann in jedem Fall ein frühzeitiger Behandlungsbeginn.

PTBS

Die Therapie der Wahl ist bei der posttraumatischen Belastungsstörung die **kognitive Verhaltenstherapie,** bei der die Konfrontation mit dem Trauma im Vordergrund steht. Für eine erfolgreiche Therapie ist es zunächst wichtig, dem Patienten die Zusammenhänge zwischen den körperlichen Reaktionen und Gefühlen auf ein traumatisierendes Ereignis zu erklären. Gemeinsam mit dem Therapeuten kann der Patient in der Folge das traumatische Ereignis nochmals durchleben, wobei ihm entlastende Informationen gegeben werden, die ihm helfen, die Erlebnisse neu kognitiv zu bewerten. Ziel der Therapie ist also eine Integration des Traumas in das eigene Leben und das Erlernen von Möglichkeiten, mit diesem umzugehen. Möglichkeiten der unterstützenden Psychopharmakotherapie sind **Antidepressiva**, v. a. SSRI, die bei dieser Indikation zugelassen sind.

Studien ergaben, dass ein recht hoher Anteil der Allgemeinbevölkerung im Laufe ihres Lebens mindestens einem erheblichen Trauma ausgesetzt ist. Die Mehrzahl (ca. zwei Drittel) kann diese Erlebnisse bewältigen, ohne Symptome einer PTBS auszubilden. Ein Drittel jedoch leidet unter gravierenden Symptomen. Unter den Betroffenen gibt es ca. ein Drittel Spontanremissionen, ein Drittel kann gut von einer Therapie profitieren, und ein Drittel leidet auch nach 10 Jahren noch an den Symptomen.

Anpassungsstörung

Eine stützende **Gesprächstherapie** ist bei der Anpassungsstörung indiziert. Die Aussprache bietet dem Patienten eine emotionale Entlastung und sollte ihm neue Wege aufzeigen, mit belastenden Situationen umzugehen. Dabei können Selbstsicherheitstraining oder soziales Kompetenztraining Anwendung finden oder die Einbeziehung von Angehörigen oder eines Sozialdienstes nötig werden. An eine **medikamentöse Therapie** ist in schweren Fällen oder bei bestehender Suizidalität zu denken, ggf. auch eine stationäre Aufnahme. Therapeutisch werden evtl. Benzodiazepine zur Beruhigung und Anxiolyse gegeben, ggf. auch niederpotente Antipsychotika oder sedierende Antidepressiva.

Anpassungsstörungen bestehen in der Regel nicht länger als 6 Monate. Sollten die Schwere der Belastungssituation oder die fehlenden Bewältigungsstrategien dies erfordern, kann auch eine längerfristige Psychotherapie sinnvoll sein.

> ▶ Reaktionen auf schwere Belastungen und Anpassungsstörungen treten nur nach einer gravierenden äußeren Belastung auf. Sie ist zwingend notwendig, um die Symptome der Störungen hervorzurufen.
> ▶ Zu den Belastungen gehören lebensbedrohliche Situationen oder Katastrophen, aber auch individuelle Verlusterlebnisse oder einschneidende Lebensveränderungen.
> ▶ Ob und in welchem Ausmaß ein Mensch auf Traumata mit Erlebens- oder Verhaltensauffälligkeiten reagiert und in der Folge gesundheitlich oder in seinen sozialen Bezügen beeinträchtigt ist, hängt von seiner individuellen Disposition und bisherigen Lebenserfahrung ab. Sie ist bei der Anpassungsstörung von größerer Bedeutung, weil die Belastung durch subjektives Leid und Beeinträchtigung geprägt ist. Das heißt, auch weniger extreme Belastungen können hier der Auslöser sein.
> ▶ Akute Belastungsstörungen bilden sich nach wenigen Tagen zurück, während PTBS erst nach einiger Zeit symptomatisch werden.
> ▶ Bei der PTBS und der Anpassungsstörung ist die Psychotherapie Mittel der Wahl, um den Patienten den Zusammenhang zwischen Trauma auf der einen und emotionalen Reaktionen und Verhalten auf der anderen Seite nahezubringen. Ziel der Therapie ist es, das Trauma in das eigene Erleben zu integrieren und Lösungswege zu finden, im Alltag mit den Ereignissen zurechtzukommen bzw. chronische Belastungen zu minimieren.

ZUSAMMENFASSUNG

16 DISSOZIATIVE STÖRUNGEN

Hinter dem Begriff der Dissoziation verbirgt sich der Pathomechanismus der „Abspaltung bestimmter Erlebnisanteile aus dem Bewusstsein" (Janet, 1907). Entsprechend entziehen sich Funktions- oder Vorstellungssysteme, welche unbewusst erlebt werden, auch der willkürlichen Kontrolle. Zugrunde liegen häufig schwerste seelische Konflikte oder Traumatisierungen, die ins Unbewusste verdrängt wurden und dem Patienten somit nicht mehr zugänglich sind. Die Störung kann sich in Form psychischer (z. B. Derealisation, Trance) oder körperlicher und pseudoneurologischer Symptome (Konversion, nach S. Freud „als suboptimaler Lösungsversuch" für einen Konflikt) äußern. Wie bei somatoformen oder hypochondrischen Störungen liegt also auch hier bei den Betroffenen meist ein echter Leidensdruck vor. Es handelt sich also nicht um Simulation (▶ Abb. 16.1). Dissoziative Störungen wurden früher auch als Hysterie bezeichnet; heutige Synonyme sind Konversionsneurose und **Konversionsstörung.**

Klassifikation nach ICD-10
Nach ICD-10 lassen sich folgende Konversionsstörungen unterscheiden:
▶ Dissoziative Amnesie/Fugue/Stupor
▶ Dissoziative Trance- und Besessenheitszustände
▶ Dissoziative Bewegungsstörungen, Krampfanfälle, Sensibilitäts- und Empfindungsstörungen
▶ Andere dissoziative Symptome, wie z. B. das Ganser-Syndrom oder die multiple Persönlichkeit

Ätiologie
Dissoziation ist ein Abwehrmechanismus, der es dem Individuum ermöglicht, erlebte traumatische Ereignisse ins Unbewusstsein zu schieben, um die eigene Existenz zu sichern bzw. zu schützen. Die körperlichen Symptome repräsentieren aus psychoanalytisch-tiefenpsychologischer Sicht oft die Art des Traumas. Außerdem ergeben sich durch die Konversion des psychischen in ein physisches Problem folgende Vorteile:
▶ **Primärer Krankheitsgewinn:** Flucht vor dem Trauma, Verhinderung psychischer Schmerzen, stellvertretendes Ausleben des Konfliktes
▶ **Sekundärer Krankheitsgewinn:** z. B. Zuwendung infolge der Behinderung, ggf. finanzielle Vorteile

Klinik
Die Vielfalt an Symptomen ist groß. Häufig kommt es zu folgenden **pseudoneurologischen Symptomen:**
▶ Plötzliche Erblindung/Ertaubung
▶ Sensibilitätsstörungen/Paralyse von Extremitäten
▶ Krampfanfälle, die häufig untypisch ablaufen. Folgende Merkmale sind typisch für psychogene Krampfanfälle:
   – meist kein postiktaler Bewusstseinsverlust
   – kein Einnässen oder Zungenbiss mit erhaltener Pupillenreaktion
   – Zusammenkneifen der Augen bei passivem Öffnen

Bei der **dissoziativen Amnesie** erleidet der Patient einen teilweisen oder kompletten Gedächtnisverlust (DD: Commotio cerebri, postiktaler Zustand).
Die **dissoziative Fugue** (Weglaufen) ist gekennzeichnet durch eine plötzliche, unerwartete Ortsveränderung des Patienten über seinen täglichen Radius hinaus. Scheinbar zielgerichtet und nach außen geordnet, verreist der Patient und nimmt teilweise an anderen Orten eine andere Identität an. Einfache Selbstversorgung (Essen, Ankleiden etc.) und einfache soziale Kontakte (Einkaufen, Tanken etc.) kann der Patient noch erfüllen. Meist „wacht" er jedoch irgendwo auf, ohne sich daran zu erinnern, wie er dort hingelangt oder wo er überhaupt ist.

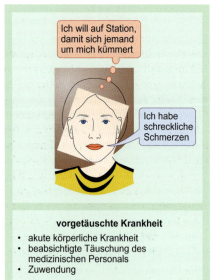
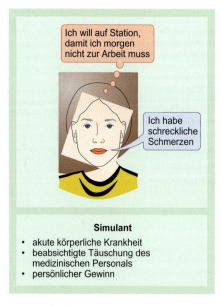
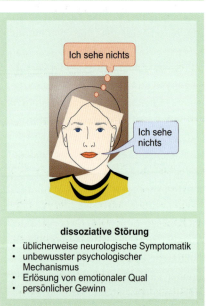

Abb. 16.1: Dissoziationsneurose im Vergleich zu Simulation und vorgetäuschter Krankheit. [E905]

Daneben treten auch folgende Störungen auf:
- **Derealisation:** Die Betroffenen erleben ihre Umwelt als irreal, „wie auf einer Bühne", fremd und unecht.
- **Depersonalisation** bedeutet gestörtes Einheitserleben der eigenen Person, die Patienten sehen und beobachten sich z. B. selbst aus einem Abstand oder von oben.

Sonderformen

Ganser-Syndrom

Ist ein komplexe Störung, die als Reaktion auf eine unerträgliche Situation mit dem Gefühl der eigenen Hilflosigkeit entsteht. Sie ist durch ein „Vorbeiantworten" und Vorbeihandeln gekennzeichnet und wurde im 19. Jahrhundert von S. Ganser beschrieben. Andere dissoziative Symptome können das „Vorbeireden" begleiten. Sie wirkt wie eine Störung kognitiver Funktionen, weil sie mit falschem Handeln und scheinbarem Nichtwissen einhergeht (z. B. 3 + 3 = 7). Die Störung ist sehr selten.

Multiple Persönlichkeitsstörung

Aufspaltung der Persönlichkeit in zwei oder mehrere Identitäten, die nichts voneinander wissen und völlig getrennt voneinander existieren. Die Entstehung solcher Persönlichkeiten soll durch extremste Traumen in der Kindheit bedingt sein (schwerster Missbrauch, Brutalität, Sadismus). Ein Wechsel zwischen diesen Persönlichkeiten wird durch belastende Ereignisse hervorgerufen. Die Diagnose ist umstritten.

Diagnostik und Differenzialdiagnosen

Die Diagnostik ist aus verschiedenen Gründen schwierig:
- Die Patienten kommen oft nicht eigenmotiviert in Behandlung, sondern sind fremdmotiviert, was die Bildung eines Vertrauensverhältnisses zwischen Therapeut und Patient erschweren kann.
- Körperliche Krankheiten, die die entsprechenden Symptome verursachen können, müssen zunächst ausgeschlossen werden. Allerdings muss beachtet werden, dass bei zu viel Diagnostik eine (iatrogene) Fixierung auf eine körperliche Genese der Erkrankung verstärkt werden kann.
- Durch eingehende Anamnese soll festgestellt werden, ob es einen zeitlichen Zusammenhang zwischen dem Auftreten der Beschwerden und einem einschneidenden Erlebnis gibt. Hilfreich kann dabei auch eine ausführliche Fremdanamnese sein.
- Des Weiteren existieren standardisierte Interviews, die bei der Diagnosefindung helfen können, z. B. nach ICD-10- oder DSM-IV-Kriterien, Heidelberger Dissoziationsinventar (HDI).

Folgende Differenzialdiagnosen sollten beachtet werden:
- Somatische, v. a. neurologische Erkrankungen
- Simulation
- Andere psychiatrische Erkrankungen (wie z. B. Persönlichkeitsstörungen)

Therapie

Die Behandlung einer dissoziativen Störung sollte überwiegend **psychotherapeutisch** erfolgen. Ziel ist es, den zugrunde liegende Konflikt oder das Trauma ins Bewusstsein zu rufen und dies in den Vordergrund der Therapie zu stellen. Der Patient soll – ähnlich wie bei der PTBS – lernen, mit seinem Konflikt/Trauma umzugehen und dieses in sein Erleben zu integrieren. Ein Verständnis für die psychologische Genese der Beschwerden zu erreichen, ist oft sehr schwer und ein langwieriger Prozess.

> Patienten mit dissoziativen Störungen haben in der Regel ein somatisches Krankheitskonzept. Der Therapieplan muss darauf abgestimmt werden, damit sich der Patient angenommen fühlt und Missverständnisse und Kränkungen in der Therapie vermieden werden können.

Der Therapeut sollte den Patienten behutsam an ein psychologisches Krankheitsmodell heranführen. Vorschnelle Deutungen können den Patienten überfordern und das Vertrauensverhältnis zerstören. Es kann hilfreich sein, zunächst eine symptomorientierte Therapie einzuleiten, z. B. **Physiotherapie** bei gelähmten Beinen, um Atrophien oder Kontrakturen vorzubeugen, und damit der Patient sich in seinen „körperlichen Symptomen" ernst genommen fühlt. In der Folge können suggestive-hypnotherapeutische und entspannende Verfahren eingesetzt werden (z. B. autogenes Training). Je nach Therapiefortschritt kann dann ein „Aufdecken" der abgespaltenen Erlebnis- und Persönlichkeitsanteile sinnvoll sein.

> **ZUSAMMENFASSUNG**
> - Die dissoziativen Störungen sind selten. Da sie fast jede Form eines organischen Leidens imitieren können, müssen letztere sicher ausgeschlossen werden.
> - Zugrunde liegen meist schwerste Traumen in der Vergangenheit oder frühen Kindheit. Diese werden zunächst vom bewussten Erleben und von der Erinnerung abgespalten und in einem zweiten Schritt unbewusst in körperliche Symptome umgewandelt, die von der Umwelt eher anerkannt und akzeptiert werden.
> - Das Aufdecken eines psychischen Konflikts als Krankheitsursache muss in langsamen Schritten erfolgen, damit der Patient die psychologischen Zusammenhänge erfassen und in sein bewusstes Erleben integrieren kann.

17 PERSÖNLICHKEITSSTÖRUNGEN

Die **Persönlichkeit** eines Menschen ist sowohl genetisch bedingt als auch von Umwelteinflüssen geprägt. Die Persönlichkeit bestimmt, wie ein Mensch denkt, fühlt und handelt. Sie ist individuell und unverwechselbar. Die Grundzüge unserer Charakterstruktur sind im frühen Erwachsenenalter zum größten Teil entwickelt, die Reifung einer Persönlichkeit erstreckt sich aber über die gesamte Lebensspanne.

Von einer **Persönlichkeitsstörung** spricht man, wenn Denken, Fühlen und Handeln und damit die Gestaltung von sozialen Beziehungen stark von der gesellschaftlichen Norm abweichen. Die Verhaltens- und Denkmuster sind dabei überdauernd und starr. Sie entwickeln sich bereits in der Kindheit und Jugend. Persönlichkeitsstörungen erschweren dem Betroffenen den Umgang mit neuen Situationen, woraus persönliches Leiden, eine gestörte soziale Funktionsfähigkeit und mangelnde Integration resultieren. Je nach Schwerpunkt der charakterlichen Abweichung werden unterschiedliche Persönlichkeitsstörungen unterschieden (▶ Tab. 17.1).

Ätiologie
Es spielen ätiologisch verschiedene, interindividuell stark variierende Faktoren eine Rolle. Diskutiert werden:
- Genetische Faktoren (Zwillingsstudien)
- Hirnorganische Faktoren (z. B. Geburtstraumata, Reifungs- und Entwicklungsstörungen, Unterschiede bzw. Störungen im Stoffwechsel von Transmittern)
- Psychosoziale Faktoren (z. B. Aufwachsen in einem dissozialen Milieu oder Gewaltanwendung in der Erziehung)
- Das psychoanalytische Konzept spricht von „Charakterneurosen": Demnach kommt es durch eine Entwicklungsstörung zu einer Fixierung der Persönlichkeit auf eine frühere Entwicklungsstufe (z. B. orale oder anale Fixierung; Freud, ▶ Kap. 5). Somit kann sich z. B. Aggressivität in Sadismus oder aber über den Abwehrmechanismus der Reaktionsbildung in Pedanterie umwandeln.

Epidemiologie
Die Häufigkeit von Persönlichkeitsstörungen (PS) schwankt sehr stark in Abhängigkeit von der untersuchten Population. In der Allgemeinbevölkerung sind PS mit ca. 11 % vertreten, unter stationären Patienten einer psychiatrischen Klinik sind sie bei bis zu 50 % zu finden. Patienten einer forensischen Abteilung oder Insassen von Gefängnissen sollen sogar zu ca. 70 % betroffen sein. Männer und Frauen sind in etwa gleich häufig betroffen, jedoch gibt es eine Geschlechtswendigkeit bei einzelnen spezifischen Störungen: Dissoziale und zwanghafte Persönlichkeitsstörungen werden häufiger bei Männern diagnostiziert.

Komorbidität
Unter an Persönlichkeitsstörungen Erkrankten findet man überzufällig häufig folgende weitere psychische Erkrankungen:
- Angststörungen
- Depressive Störungen
- Essstörungen
- ADHS
- Zwangsstörungen
- Suchterkrankungen

Außerdem Cluster-abhängig (s. u.):
- Cluster B → Suchterkrankungen (▶ Kap. 21 und ▶ Kap. 22)
- Cluster C → somatoforme Störungen (▶ Kap. 14)

Klassifikation und Klinik
Es gab in der Vergangenheit verschiedene Versuche, die Persönlichkeit einzuteilen, z. B.
- E. Kretschmer mit seiner **Konstitutionslehre:**
  - Pykniker: dicklicher, breitwüchsiger und gedrungener Körperbau, zu affektiven Beschwerden (manisch-depressiven Episoden) neigend
  - Leptosomer: schmalwüchsiger, asthenischer Körpertyp, Neigung zur „Schizothymie" (= Introvertiertheit mit Nähe zur Schizophrenie)
  - Athlet: muskulös und breitschultrig mit Neigung zur Epilepsie
- K. Schneider mit den **„Typen der Psychopathie":**
  - Hyperthyme Psychopathie (Antriebs- und Affektsteigerung)
  - Willenlose Psychopathie
  - Stimmungslabile Psychopathie
  - Fanatische Psychopathie
  - Gemütlose Psychopathie (triebhafte, gefühlskalt)

Unter der Diagnose „**Persönlichkeitsstörung**" wird heute die übermäßige, von der Norm abweichende Ausprägung eines Charaktermerkmals (oder Kombinationen verschiedener Merkmale) verstanden. Sie führen zu starren Reaktionen auf unterschiedliche Lebenssituationen und gehen mit einem subjektiven Leidensdruck, Störungen im zwischenmenschlichen Bereich und in der Leistungsfähigkeit einher. Sie beginnen in der Kindheit oder Adoleszenz und dauern bis in Erwachsenenalter. Im klinischen Alltag werden heute hauptsächlich die Diagnosekriterien der ICD-10- bzw. der DSM-IV-Klassifikation verwendet (▶ Tab. 17.1). Nicht selten erfüllt eine Person die Kriterien für verschiedene Persönlichkeitsstörungen. Die Definition und Klassifikation von Persönlichkeitsstörungen ist deshalb oft so schwierig, weil der Übergang von gesund zu pathologisch häufig fließend ist.

In der **Persönlichkeitsforschung** existieren Modelle, nach denen sich unsere Persönlichkeit aus mehreren Merkmalen bzw. Dimensionen zusammensetzt. Diese Merkmale versuchen verschiedene Persönlichkeitstests (z. B. FPI, MMPI) zu messen. Das Modell der Big Five beschreibt z. B. fünf dimensionale Gegensatzpaare:
- Extraversion – Introversion (Kontaktfreudigkeit ↔ Zurückhaltung)
- Neurotizismus (Entspanntheit ↔ Gereiztheit)
- Soziale Verträglichkeit (Verträglichkeit ↔ Streitsucht)
- Offenheit (gegenüber neuen Situationen ↔ Fantasielosigkeit, mangelnde Anpassungsfähigkeit)
- Gewissenhaftigkeit (Gründlichkeit ↔ Nachlässigkeit)

Die typischen Merkmale spezifischer Persönlichkeitsstörungen werden im Folgenden anhand von zwei Beispielen dargestellt:
- **Borderline-Persönlichkeitsstörung:**
  - Gestörtes Selbstbild mit Unklarheit über Ziele und innere Präferenzen (d. h. auch sexueller Orientierung)
  - Probleme in zwischenmenschlichen Beziehungen: intensive Beziehungen mit einem gestörten Nähe-Distanz-Verhalten, Angst vor Enttäuschungen und Verlassenwerden (oft Suizidversuche bei Trennungen)
  - Unfähigkeit, differenzierte Emotionen wahrzunehmen. Stattdessen empfinden die Betroffenen eine enorme innere Spannung oder „innere Leere", der sie oft nur durch Selbstverletzung begegnen können („Ritzen", „sich spüren können").
  - Gestörte Affektregulation mit sprunghaft wechselnden Emotionen oder Entstehen von Gefühlschaos
- **Dependente Persönlichkeitsstörung:**
  - Submissives Verhalten, was eigene Wünsche oder wichtige Entscheidungen angeht. Partner sind meist starke und überlegene Charaktere. Die eigenen Bedürfnisse werden dem Partner oder anderen Personen untergeordnet.

Tab. 17.1: Klassifikation von Persönlichkeitsstörungen nach ICD-10 (F60) und DSM-IV sowie Cluster-Zuordnung. [W906-001]

ICD-10	Kennzeichen	DSM-IV	Cluster-Zuordnung*
Paranoide PS (F60.0)	Misstrauen und Argwohn	Paranoide PS	Cluster A (sonderbar, exzentrisch)
Schizoide PS (F60.1)	Emotionale Kälte, Zurückgezogenheit	Schizoide PS	
Schizotype Störung (F21) bzw. als „Andere spezifische PS" (F60.8) zu verschlüsseln	Merkwürdig in Erscheinung, Denken und Verhalten	Schizotypische PS	
Dissoziale PS (F60.2)	Missachtung und Verletzung von Rechten anderer	Antisoziale PS	Cluster B (dramatisch, emotional, launisch)
Emotional instabile PS (F60.3) ▶ Impulsiver Typ ▶ Borderline-Typ	Impulsivität und Emotionalität/Labilität	Borderline-PS	
Histrionische PS (F60.4)	Übermäßige Emotionalität und Egozentrik	Histrionische PS	
Zu verschlüsseln als „Andere spezifische PS" (F60.8)	Grandiosität und Arroganz	Narzisstische PS	
Anankastische (zwanghafte) PS (F60.5)	Zwanghaftigkeit und Perfektionismus	Zwanghafte PS	Cluster C (ängstlich)
Ängstliche (vermeidende) PS (F60.6)	Minderwertigkeitsgefühle und sozialer Rückzug	Vermeidend, selbstunsichere PS	
Abhängige (asthenische) PS (F60.7)	Unterwürfiges und anklammerndes Verhalten	Abhängige PS	

* Cluster = Gruppen, in denen verschiedene, oft sich überlappende Persönlichkeitsmerkmale zusammengefasst sind

Die charakteristischen Erfahrungs- und Verhaltensmuster weichen deutlich von kulturell erwarteten und akzeptierten Normen ab. Mehr als einer der folgenden Bereiche muss betroffen sein:
▶ Kognitionen: Wahrnehmung und Interpretation von Dingen, Situationen und Menschen, Vorstellung von sich und anderen
▶ Affektivität/emotionales Erleben: Intensität und Angemessenheit der emotionalen Ansprechbarkeit und Reaktionen
▶ Impulskontrolle und Bedürfnisbefriedigung
▶ Zwischenmenschliche Beziehungen und Art des Umgangs mit ihnen

Die abnormen Verhaltensmuster sind tief verankert, sind in vielen persönlichen und sozialen Situationen unpassend und beginnen in der Kindheit/Jugend. Die Störung kann nicht eindeutig auf eine organische Störung zurückgeführt oder mit einer anderen psychiatrischen Erkrankung in Zusammenhang gebracht werden

– Tendenz zu klammerndem Verhalten und Wunsch, andere an sich zu binden
– Verantwortung wird ungern übernommen, Entscheidungen werden anderen überlassen.
– Niedriges Selbstwertgefühl und panische Angst, verlassen zu werden

Diagnostik
Bevor eine Persönlichkeitsstörung diagnostiziert werden kann, muss Folgendes klargestellt bzw. überprüft werden:
▶ Ausschluss eines organischen Grundleidens, das für eine Persönlichkeitsveränderung bzw. -störung verantwortlich sein könnte. Häufig geschieht dies mittels bildgebender Diagnostik und Laborparametern, auch eine Fremdanamnese kann sehr hilfreich sein.
▶ Ausschluss eines Substanzmissbrauchs, welcher das vorherrschende Verhalten begründen könnte (Blutbildkontrolle, Leberwerte, Drogenscreening in Urin oder Blut)
▶ Ausschluss einer anderen psychiatrischen Erkrankung: z. B. Schizophrenie bei paranoider PS oder Zwangsstörung bei anankastischer PS

▶ Dauerhaft von der Norm abweichendes Verhalten im Hinblick auf Kognition, Affekt, Beziehungsfähigkeit, Impulskontrolle und Antrieb, welches Einschränkungen im beruflichen und sozialen Leben nach sich ziehen kann
▶ Leidensdruck: Der Patient und/oder sein engeres soziales Umfeld leiden unter seinem Verhalten. Besteht bei dem Patienten ein hoher Leidensdruck, sind eine Krankheitseinsicht und damit eine erfolgreiche Therapie wahrscheinlicher.

Eine (Fremd-)Anamnese sollte auch folgende Fragen klären:
▶ Verhalten in der Kindheit (Nervosität; aggressives oder ängstliches Verhalten; wie ist das Kind mit neuen Situationen zurechtgekommen?)
▶ In welchen Situationen ist das abweichende Verhalten aufgetreten? Vorrangig in für den Patienten unangenehmen Situationen, oder zeigt sich das Verhalten situationsunabhängig?

Diagnosewerkzeuge sind:
▶ Strukturierte Interviews z. B. mithilfe von Checklisten und Fragebögen (z. B. IDCL-Checklisten für ICD-10 oder DSM-IV)
▶ Testpsychologie mit speziellen Fragebögen zur Selbsteinschätzung wie:
– Freiburger Persönlichkeitsinventar (FPI; ▶ Kap. 4)
– Eysenck-Persönlichkeitsinventar (EPI; ▶ Kap. 4)
– Minnesota Multiphasic Personality Inventory (MMPI; ▶ Kap. 4)

Differenzialdiagnosen
Spezifische Persönlichkeitszüge können differenzialdiagnostisch sowohl Teil einer oder unterschiedlicher Persönlichkeitsstörungen sein, es muss selbstverständlich aber auch erwogen werden, ob dieses Merkmal ein Symptom einer anderen psychischen Erkrankung darstellt. Im DSM-5 werden die Persönlichkeitsstörungen gesondert auf der zweiten von insgesamt fünf Achsen diagnostiziert (▶ Kap. 3). Das bedeutet, dass eine Persönlichkeitsstörung zusätzlich zur Diagnose einer psychischen Erkrankung aus Achse I (z. B. affektive Störung, Anpas-

17 PERSÖNLICHKEITSSTÖRUNGEN

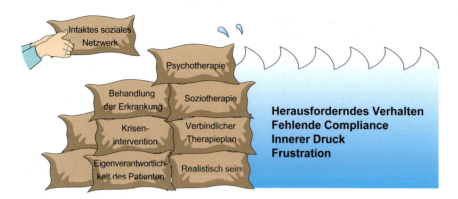

Abb. 17.1: Bausteine der Therapie von Persönlichkeitsstörungen. [E905]

sungsstörung) erfasst werden kann. Typische Differenzialdiagnosen sind Angststörung, Zwangsstörung, Depression, Demenz, hirnorganische Schädigung und Substanzmissbrauch.

Therapie

Der Umgang mit Patienten, die unter einer Persönlichkeitsstörung leiden, ist oft deshalb so diffizil, weil die zwischenmenschliche Interaktion und Kommunikation meist schwer gestört ist. Beispielsweise leiden diese Menschen sehr unter ihrer Krankheit, sind aber gleichzeitig sehr fordernd im Hinblick auf die Therapie und oft auch mit dieser nicht einverstanden oder unzufrieden. Abgesehen davon ist die Behandlung nur dann erfolgreich, wenn der Patient sie anerkennt und sich ihr verpflichtet. Grundlage einer Therapie ist, dass die Patienten sich bewusst werden, dass sie zwar Hilfe erhalten, die **Verantwortung** für deren Umsetzung und Erfolg aber letztendlich in hohem Maß bei ihnen selbst liegt. Die **Beständigkeit** des Therapeuten bei der Durchsetzung der Therapie ist dabei von hoher Wichtigkeit (▶ Abb. 17.1). Dieser sollte außerdem einen hierarchischen Behandlungsplan erstellen, in dem die Probleme größter Wichtigkeit zuerst angegangen werden, wie z. B. Suizidalität oder fremdgefährdendes Verhalten. Hier kann auch eine Anti-Suizidpakt sinnvoll sein. Hauptbestandteile der Therapie sind Krisenintervention und Psychotherapie.

> Die Therapie von Persönlichkeitsstörungen sollte nur von erfahrenen Psychiatern oder psychologischen Psychotherapeuten übernommen werden, weil sie eine große Herausforderung darstellt. Der Therapeut sollte sich in ständiger Supervision befinden.

Krisenintervention

Oft fühlen sich die Patienten mit ihren Problemen völlig überfordert, was zu einer Kontaktaufnahme mit dem Therapeuten führt. Oder aber die betreffende Person wird beispielsweise nach einem Suizidversuch in die Klinik eingeliefert. Wichtig in einer solchen Situation ist, dass der Therapeut das momentan im Vordergrund stehende Problem fokussiert. Ein weiterführender Behandlungsplan sollte aufgestellt und mit dem Patienten besprochen werden.

Psychotherapie

Nachdem anhand o. g. Verfahren der Subtyp der Persönlichkeitsstörung festgestellt wurde, sollten organisatorische Dinge wie die Anzahl erforderlicher psychotherapeutischer Sitzungen und die Kostenübernahme geklärt werden. Psychotherapie bei PS ist grundsätzlich sowohl ambulant als auch stationär möglich.

Der Therapeut muss darauf achten, dass er zu Beginn der Behandlung nicht zu offensiv auf Veränderungen und Einsicht seitens des Patienten drängt, da dieser sonst die Sitzungen abbrechen könnte. Sinnvoll sind:
▶ **Kognitive Verhaltenstherapie** (auch als Gruppentherapie möglich): lösungsorientierte Therapie, d. h., hier geht es um die Veränderung ungünstiger, abnormer Verhaltensmuster, das Erarbeiten von Bewältigungsstrategien, Training sozialer Kompetenz bzw. Selbstbehauptungstraining
▶ **Psychodynamische Therapie:** Fokus auf die Unklarheiten in der Selbst- und Objektdifferenzierung, Nachreifung der Beziehungsgestaltung

Hilfreich können außerdem sein:
▶ **Soziotherapie:** Diese beinhaltet die längerfristige Gestaltung des sozialen Umfelds, die Ordnung der Lebensverhältnisse und soll dem Patienten die Rückkehr in ein geregeltes, „normales" Leben ermöglichen. Ziel ist auch die Übernahme von Eigenverantwortung.
▶ **Entspannungstraining**
▶ **Selbsthilfegruppen**

Persönlichkeitsstörungen und Verhaltensauffälligkeiten

Eine eher untergeordnete Rolle spielt die **Pharmakotherapie.** Verabreicht werden folgende Substanzen:
- SSRI, z. B. bei emotional instabilen Persönlichkeiten (Verbesserung der Impulskontrolle)
- Antipsychotika (auch mit Depotwirkung) können (z. B. bei der Borderline-Persönlichkeitsstörung) meist die Spannungszustände regulieren und den Selbstverletzungsdruck reduzieren.
- Außerdem werden Psychopharmaka zur Behandlung komorbider Achse-I-Störungen eingesetzt.

> In den letzten Jahren sind manualisierte Psychotherapieprogramme aus verschiedenen Schulen für spezifische Persönlichkeitsstörungen entwickelt worden (z. B. bei Borderline-Störungen: DBT nach Linehan oder TFP nach Kernberg). Diesen störungsspezifischen Ansätzen sollte bei der Therapie der Vorzug gegeben werden.

Verlauf
Unbehandelte Persönlichkeitsstörungen verlaufen meist chronisch. Ziel der Therapie von Persönlichkeitsstörungen ist keine „vollständige" Heilung, sondern eine soziale und berufliche Integration, bei der Herausforderungen im Alltag trotz der persönlichen Eigenheiten zufriedenstellend gemeistert werden. Dazu gehört, dass die Betroffenen lernen, auf veränderte äußere Umstände adäquat und flexibel reagieren zu können, ohne dass es zu krisenhaften Zuspitzungen kommt.

ZUSAMMENFASSUNG

- Die Persönlichkeit legt in einem beträchtlichen Maß fest, wie Menschen in bestimmten Situationen denken, fühlen und handeln.
- Die Persönlichkeit entwickelt sich bereits in Kindheit und Jugend, bestimmte Denk- und Verhaltensmuster bleiben bis ins Erwachsenenalter bestehen.
- Eine Persönlichkeit wird dann als gestört angesehen, wenn verschiedene Charaktereigenschaften dazu führen, dass soziale Beziehungen dauerhaft gestört sind und Einschränkungen der Leistungsfähigkeit bestehen.
- Es gibt allgemeine Kriterien, eine solche Störung zu diagnostizieren, und verschiedene Klassifikationssysteme für spezifische Persönlichkeitsstörungen (ICD-10; DSM-5).
- Behandlungspläne für Persönlichkeitsstörungen müssen klar hierarchisch gegliedert werden, d. h., im Fokus sollte immer das Problem mit der größten Gefährdung für den Patienten stehen. Die Therapieschritte sollten realistisch sein. Die Patienten müssen sich ihnen verpflichtet fühlen. Über- und auch Unterforderung der Patienten sollte vermieden werden.
- Die Therapie erfordert vonseiten des Therapeuten einen Balanceakt zwischen z. B. Durchsetzen des Therapieplans einerseits und Einfühlungsvermögen andererseits. Therapie- und selbstgefährdendes Verhalten muss besprochen und ggf. vertraglich geregelt werden.

18 ESSSTÖRUNGEN

Einteilung und Definition

Essstörungen sind durch ein krankhaft verändertes Essverhalten gekennzeichnet. Dazu gehören die Anorexia nervosa (Magersucht) und die Bulimia nervosa (Heißhungerattacken mit nachfolgendem Erbrechen oder anderen gegensteuernden Maßnahmen). Charakteristische Kennzeichen betreffen Veränderungen im Essverhalten mit dem Ziel der Gewichtskontrolle (Gewicht zu verlieren oder ein bereits niedriges Gewicht zu erhalten) aufgrund einer Angst vor dem Dicksein. Immer mehr Jugendliche, überwiegend Mädchen und junge Frauen, erkranken an Anorexie oder Bulimie.

Ätiologie

Ein Zusammenspiel vieler Faktoren ist als Auslöser für die Anorexie und die Bulimie zu sehen:
- **Genetische Prädisposition** (Zwillingsstudien!)
- **Soziokulturelle Gründe:** Ein Schönheitsideal für Frauen ist in der westlichen Welt derzeit „die Schlankheit". Dünnsein ist nicht nur ein äußerliches Merkmal, zuweilen werden mit einem entsprechenden Körper auch Charaktereigenschaften wie Erfolg und Willensstärke verbunden. Dem steht einerseits das steigende Nahrungsangebot in unserer Gesellschaft und andererseits die mangelnde Bewegung(snotwendigkeit) gegenüber, was das Erreichen eines solchen „verzerrten Ideals" noch schwieriger macht. Viele Frauen erleben sich als „zu dick", obwohl sie eigentlich Normalgewicht haben.
- **Familiäre Gründe:** Oft zeigen sich in betroffenen Familien ähnliche Strukturen bzw. Kennzeichen, die man inzwischen typischerweise mit Essstörungen in Verbindung bringt: strenge Erziehung, Liebesbezeugungen über Essen, emotionale Kälte und hohe Anforderungen an sich und die Kinder. Häufig finden sich familiäre Verstrickungen, z. B. werden Kinder in einen Paarkonflikt der Eltern miteinbezogen, was sie überfordert und in einer Essstörung münden kann.
- **Unbewusste seelische Konflikte:** Dabei handelt es sich aus tiefenpsychologisch-analytischer Sicht oft um eine sehr kritische Auseinandersetzung mit dem eigenen Körper im Sinne eines „Nicht-Erwachsen-werden-Wollens" oder eines „Nicht-Annehmen-Wollens" der Rolle als Frau. Oft finden sich auch Autonomie-Abhängigkeits-Konflikte (also eine Suche nach dem rechten Maß zwischen Bindung und Freiheit). Außerdem leiden Magersüchtige und Bulimikerinnen oft an einem unzulänglichen Selbstwertgefühl, was sie mit der Essstörung zu kompensieren versuchen.
- **Life event:** Häufig tritt eine Essstörung nach einem einschneidenden Ereignis ein. Dazu gehören Trennung, Tod oder eine schwere Krankheit einer nahestehenden Person, aber auch eine Adoleszenskrise.

Klinik

Anorexie

Die Betroffenen entwickeln eine ungeheure Willensstärke, ihr selbst definiertes Zielgewicht zu erreichen. Sie teilen dazu Nahrungsmittel in die Kategorien „erlaubt" und „unerlaubt" ein, wobei Fett und bestimmte Kohlenhydrate meist nicht erlaubt sind. Ihr Denken kreist ununterbrochen um das Essen, sie wissen typischerweise genau über den Kaloriengehalt einzelner Speisen Bescheid. Gereiztheit oder Aggressivität kann eine Folge sein. Sie gewöhnen sich ein seltsames Essverhalten an, wie beispielsweise das Zerteilen der Nahrung in kleine Stückchen und das ewige Herumkauen an solchen. Essen in der Gemeinschaft wird meist abgelehnt. Die Betroffenen leiden unter einer Körperschemastörung und empfinden sich als „zu dick", auch wenn der BMI (s. u.) weit unter der Norm liegt! Häufig betreiben sie zusätzlich exzessiven Sport.

Man kann bei der Anorexie einen restriktiven Typ und einen bulimischen Typ unterscheiden: Bei Letzterem findet man häufig ebenfalls einen Gebrauch von „gegensteuernden Maßnahmen", zu denen Erbrechen und Abusus von Laxanzien, Diuretika u. Ä. zählen.

Es kommt zu körperlicher Symptomatik mit Ausbleiben der Periode (sekundäre Amenorrhö), Bradykardie, Hypotonie und Hypothermie, Mangelernährung und Elektrolytstörungen. Beim gegenregulatorischen Typ finden sich häufig auch Folgen fälschlichen Gebrauchs von Hilfsmitteln wie z. B. Laxanzien, Appetitzüglern oder Diuretika.

Bulimie

Diese Patienten sind meist normal- oder übergewichtig. Dies liegt an den häufigen „Fressanfällen" oder „Heißhungerattacken", die sich nach einer Nahrungskarenz einstellen. Wegen der extremen Schamgefühle sowie der Angst vor einer (weiteren) Gewichtszunahme (mit entsprechender innerer Spannung), von denen die Patienten nach solchen „willensschwachen" Attacken geplagt sind, führen sie Erbrechen herbei oder steuern auf andere Weise dagegen. Als Folge des Erbrechens zeigt sich auch eine körperliche Symptomatik (▶ Abb. 18.1).

Bei der Bulimie kann man nach DSM-IV einen „purging type" (mit Erbrechen, Laxanzien- oder Diuretikaabusus) von einem „non-purging type" unterscheiden, bei dem die gegensteuernden Maßnahmen auf Heißhungerattacken hin ausschließlich Fasten, Diät oder exzessiven Sport umfassen.

Diagnostik

BMI

Als relativ objektive Maßzahl für das Gewicht hat sich der BMI (Body-Mass-Index; ▶ Tab. 18.1) durchgesetzt.

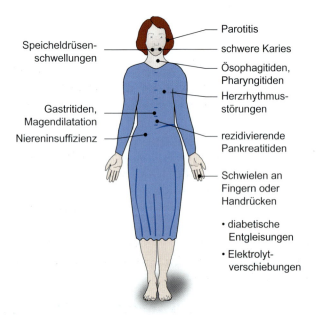

Abb. 18.1: Körperliche Folgen der Bulimia nervosa. [L141]

- Speicheldrüsenschwellungen
- Gastritiden, Magendilatation
- Niereninsuffizienz
- Parotitis
- schwere Karies
- Ösophagitiden, Pharyngitiden
- Herzrhythmusstörungen
- rezidivierende Pankreatitiden
- Schwielen an Fingern oder Handrücken
- diabetische Entgleisungen
- Elektrolytverschiebungen

Persönlichkeitsstörungen und Verhaltensauffälligkeiten

Tab. 18.1: Klinische Einteilung des Körpergewichts (BMI). [W203]

BMI	D. h. klinisch
< 14	Hochgradiges Untergewicht
16–18	Untergewicht
18–26	Normalgewicht
26–30	Übergewicht (Grad I)
30–40	Übergewicht (Grad II)
> 40	Adipositas permagna (Grad III)

Errechnet wird er nach folgender Formel:

$$\text{BMI (kg/m}^2\text{)} = \frac{\text{Körpergewicht (kg)}}{[\text{Körpergröße (m)}]^2}$$

ICD-10-Kriterien

Anorexia nervosa
- Gewichtsverlust von bis zu 15 % unter der Norm für entsprechendes Alter und Größe
- Der Gewichtsverlust ist selbst herbeigeführt durch Vermeidung bestimmter Speisen, induziertes Erbrechen oder Abführen, übertriebene körperliche Aktivität.
- Körperschemastörung, der Körper wird nach wie vor als „zu dick" empfunden, die Betroffenen leiden unter einer ständigen Furcht, dick zu werden.
- Endokrine/körperliche Störungen wie Amenorrhö, Impotenz

Bulimia nervosa
- Essattacken, in denen große Nahrungsmengen aufgenommen werden
- Gier oder Essenszwang, starke Einengung des Denkens auf das Essen
- Gewichtsabnahme mittels folgender Hilfsmittel: selbst induziertes Erbrechen, Laxanzien- oder Diuretikamissbrauch, Appetitzügler, Schilddrüsenhormone und/oder Fasten/Diäten

Differenzialdiagnosen
Es ist für den behandelnden Arzt wichtig herauszufinden, ob es sich um eine primäre oder sekundäre Essstörung handelt, da dies einen großen Einfluss auf die Art der Therapie hat. Ursachen einer **sekundären Essstörung** sind:
- **Somatisch:** hypothalamische Dysfunktion, Hyper-/Hypothyreose, Infektionskrankheiten, Tumoren
- **Psychisch:** Substanzmissbrauch, Angst- oder Zwangsstörungen, affektive Störungen (z. B. Depression). Diese treten auch oft gemeinsam mit einer Essstörung auf.

Therapie primärer Essstörungen
- Gewichtsnormalisierung in akuten Fällen mittels Magensonde, ansonsten kontrollierte Gewichtszunahme im psychotherapeutischen Rahmen. Dies basiert oft auf einem Vertrag, in dem festgelegt wird, wie viel Gewicht pro Woche zugenommen werden muss. Verstärker können zum Erreichen des Therapieerfolgs eingesetzt werden (z. B. Ausgang, Sport bei Erreichen des vereinbarten Gewichts). Therapiemotivation seitens des Patienten ist unabdingbar!

> Anorexie kann bei starker Ausprägung aufgrund der Mangelernährung eine **lebensbedrohliche Krankheit** werden, die eine angeordnete stationäre Unterbringung und Zwangsernährung notwendig macht!

- Vermittlung eines normalen Essverhaltens mittels Ernährungsberatung und -schulung, regelmäßiges Kochen und Essen in der Gruppe
- Behandlung körperlicher Folgen, z. B. Elektrolyt- und Flüssigkeitsausgleich
- Psychoedukation: Der Patientin sollte ein entsprechendes Wissen über seine Erkrankung vermittelt werden. Dies ist wichtig, damit aufrechterhaltende Faktoren und Rezidive erkannt werden können und diesen ggf. vorgebeugt werden kann.
- Verbesserung des Selbstwerts sowie Gefühls- und Emotionsmanagement
- Behandlung der „Körperschemastörung" sowie ggf. der Probleme mit der Akzeptanz der Rolle als Frau (mithilfe verhaltenstherapeutischer oder analytischer Methoden)
- Familientherapie bzw. Miteinbeziehung des sozialen Umfelds, da oft gewisse Familienstrukturen zur Aufrechterhaltung des pathologischen Essverhaltens beitragen
- Medikamentös: Allein Fluoxetin (SSRI) hat sich zur Regulation der Heißhungerattacken bei der Bulimie bewährt, ansonsten werden Psychopharmaka nur zur Behandlung komorbider Störungen eingesetzt.

> **ZUSAMMENFASSUNG**
> - Essstörungen sind durch ein krankhaft verändertes Essverhalten gekennzeichnet. Bei der Anorexie dominiert der Wunsch, Gewicht abzunehmen. Bei der Bulimie stehen Heißhungerattacken und die unwiderstehliche Gier nach Essen im Vordergrund.
> - Betroffen sind besonders Mädchen und jungen Frauen. Kulturelle Faktoren („Schlankheitswahn") und seelische Konflikte bilden den Boden für Essstörungen. Die Krankheitseinsicht ist meist gering und die Patienten kommen erst nach Auftreten von körperlichen Komplikationen zur Therapie.
> - Essstörungen enden oft in lebensbedrohlichen Zuständen. Deswegen ist es wichtig, Patienten zur Therapie zu gewinnen.
> - Neben einem Training des normalen Essverhaltens sollte eine begleitende Psychotherapie begonnen und ggf. das familiäre Umfeld einbezogen werden. Essstörungen verlaufen in bis zu 20 % der Fälle chronisch.

19 SEXUALSTÖRUNGEN

Der Geschlechtsakt gliedert sich bei beiden Geschlechtern in mehrere sexuelle Phasen:
- Appetenzphase (sexuelles Verlangen)
- Erregungsphase (vaginale Lubrikation [Befeuchtung], männliche Erektion)
- Plateauphase
- Kohabitation (Penetration)
- Orgasmus
- Entspannung

Die meisten Sexualstörungen betreffen als Funktionsstörungen diese Phasen, im Speziellen die Libido, Erektion und Lubrikation sowie Orgasmus und Ejakulation.

Einteilung

In der ICD-10 werden die Sexualstörungen in drei Syndromkomplexe eingeteilt:
- **Sexuelle Dysfunktionen** (am häufigsten)
  - Störungen der sexuellen Appetenz oder Störungen in einer der sexuellen Phasen
  - Störungen mit Schmerzen beim Verkehr
  - Postorgastische Verstimmung
- **Identitätsstörungen mit dem eigenen Geschlecht**
  - Transsexualität
- **Präferenzstörungen** (auch: Paraphilien)
  - **Exhibitionismus**: meist zwanghafte Zurschaustellung der eigenen Geschlechtsteile, mit oder ohne Masturbation.
  - **Fetischismus**: Bestimmte Objekte oder Gegenstände (die einer bestimmten Person gehören) können das Liebesspiel ersetzen und zu sexueller Erregung führen.
  - **Pädophilie**: sexuelles Interesse und Befriedigung an Kindern
  - **Sadismus/Masochismus**: Bei Ersterem kann sexuelle Lust nur durch Quälen und Demütigung des Partners entstehen, bei Letzterem ist man selbst der Gequälte; Erregung durch Verschmelzung von Schmerz und Lust
  - **fetischistischer Transvestitismus** (Tragen gegengeschlechtlicher Kleidung zur sexuellen Erregung)
  - **Voyeurismus**: ein mit sexueller Erregung verbundener Zwang, Nacktheit oder sexuelle Handlungen bei Fremden zu beobachten
  - **Sodomie**: sexuelle Neigung zu und Handlungen an Tieren

Da die Dysfunktionen mit Abstand zu den häufigsten Sexualstörungen gehören, werden diese im Folgenden näher beschrieben. Die übrigen Störungen werden am Ende des Kapitels stichwortartig abgehandelt.

Sexuelle Funktionsstörungen

Ätiologie und Epidemiologie

Bei Frauen finden sich häufiger Appetenzstörungen oder Störungen in der Erregungsphase, während Männer häufiger über eine zu frühe Ejakulation oder fehlende Erektion klagen.

Häufig liegt die Ursache einer sexuellen Dysfunktion im **psychischen Bereich** (z. B. Partnerschaftsprobleme, Versagensängste, Persönlichkeitsfaktoren, beruflicher oder sonstiger Stress, negative sexuelle Vorerfahrungen, soziokulturelle Faktoren). Als **somatische Ursachen** sexueller Funktionsstörungen sind neben Medikamentennebenwirkungen (z. B. von Antidepressiva) auch Gefäßkrankheiten (z. B. Arteriosklerose) oder endokrinologische Störungen (v. a. Diabetes) zu nennen (▶ Abb. 19.1).

> Sexuelle Funktionsstörungen sind häufig Nebenwirkungen von Psychopharmaka (z.B. Antidepressiva oder Antipsychotika).

Diagnostik

Anamnestisch müssen die Art des Problems, dessen Dauer und Zusammenhänge mit anderen Faktoren wie Arbeitsprobleme, Beziehungsstress, Schmerzen o. Ä. erörtert werden. Da viele Patienten nicht gewohnt sind, über ihr Sexualleben zu sprechen, fällt ihnen dies oft schwer. Deshalb sollte der Therapeut eine vertrauensvolle Atmosphäre schaffen, dazu sind häufig mehrere Gesprächstermine nötig. Er sollte außerdem selbst offen über sexuelle Themen sprechen können. Außerdem muss er sicherstellen, dass der Patient ihn versteht: Dazu sollten Ausdrücke wie Erektion und Ejakulation besprochen oder umschrieben werden. Differenzialdiagnostisch muss geklärt werden, ob es sich um ein Problem organischer Natur handelt, ob eine andere psychische Erkrankung vorliegt, z. B. eine Depression, bei der das sexuelle Verlangen allgemein verringert ist, oder ob Medikamente eingenommen werden, welche die Libido bzw. sexuelle Funktionen beeinträchtigen können. Außerdem muss analysiert werden, ob vielleicht Partnerschaftsprobleme den eigentlichen Hintergrund bilden und deshalb ggf. auch der Partner in die Therapie eingebunden werden sollte.

Klinik

Die sexuellen Dysfunktionen können je nach ihrem Vorkommen den einzelnen Phasen der sexuellen Erregung zugeordnet werden:
- Appetenzphase: fehlendes oder reduziertes sexuelles Verlangen, bei Frauen wesentlich häufiger anzutreffen als bei Männern
- Erregungsphase: vaginale Trockenheit, erektile Dysfunktion = Unfähigkeit der Erektion (sowohl organisch als auch psychisch bedingt)
- Plateauphase: Die sexuelle Erregung kann nicht aufrechterhalten werden.

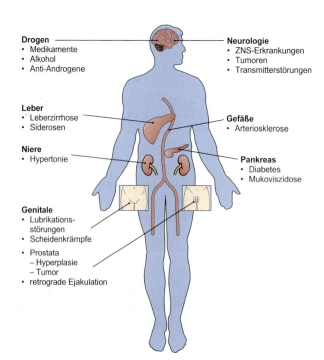

Abb. 19.1: Organische Störungen, die einer sexuellen Dysfunktion zugrunde liegen können. [E905]

- Kohabitation (Penetration): Vaginismus = Scheidenkrampf, Dyspareunie = Schmerzen beim Eindringen und während des Aktes
- Orgasmus: Anorgasmie = Unfähigkeit, einen Orgasmus zu erleben, trotz erfolgter Erektion, orgastische Dysfunktion = verspätete oder retrograde Ejakulation oder Ejaculatio praecox (= vorzeitige Ejakulation)
- Entspannung: postorgastische Gereiztheit, Traurigkeit etc.

Therapie
Psychotherapeutisch
Ziel psychotherapeutischer Maßnahmen bei Sexualstörungen kann es z. B. sein, Ängste oder Probleme zur Sprache zu bringen, zu analysieren und Änderungsvorschläge zu erarbeiten. Da die Funktionsstörungen oft sehr eng mit partnerschaftlichen Problemen verknüpft sind, müssen auch diese Faktoren erörtert und besprochen werden. Ebenso sollten unterschiedliche oder zum Teil unrealistische Erwartungen an das Sexualleben abgeglichen sowie Ängste und Abneigungen abgebaut werden. Wichtige Therapiekomponenten sind also:
- Beratung/Aufklärung
- Paartherapie
- Analyse des bestehenden sexuellen Verhaltens mit Änderungshinweisen und Übungsvorschlägen

Besonders bekannt ist die Sexualtherapie für Paare nach Masters und Johnson, die u. a. (paradox) mit einem vorübergehenden Koitusverbot arbeitet.
Bewährt hat sich ein gestuftes Beratungsmodell (PLISST nach Jack Annon), an dessen Ende dem Patienten eine spezielle psychotherapeutische Intervention angeboten werden kann.

Medikamentöse und andere Verfahren
- In einzelnen Fällen und nach sorgfältiger Indikationsprüfung können bei Erektionsstörungen Sildenafil (Viagra®) oder Schwellkörperautoinjektionen sinnvoll sein.
- Vaginismus: mehrmaliges Einführen von Hegar-Stiften mit zunehmendem Durchmesser zur Dehnung und Gewöhnung an den Reiz
- Ejaculatio praecox: Verhinderung der frühzeitigen Ejakulation durch Fingerdruck auf den Penis

Störung der Geschlechtsidentität
Die Transsexualität ist eine Störung der Geschlechtsidentität. Die betroffene Person kann sich nicht mit ihrem angeborenen Geschlecht identifizieren. Die Ätiologie ist weitgehend unbekannt. Der Mann-zu-Frau-Transsexualismus findet sich häufiger. Die Betroffenen fühlen sich fremd in ihrem Körper, sie tragen Kleidung des anderen Geschlechts (Cross-dressing) und treten auch entsprechend in der Öffentlichkeit auf. Dies dient nicht der eigenen sexuellen Befriedigung, sondern stellt ein Grundbedürfnis dar.
Transvestiten tragen zwar auch die Kleider des entgegengesetzten Geschlechts, haben jedoch nicht den Wunsch, dauernd diese Rolle zu übernehmen.

> Der Transsexualismus ist im Gegensatz zum fetischistischen Transvestitismus keine „sexuelle Perversion". Das Tragen gegengeschlechtlicher Kleidung dient beim fetischistischen Transvestitismus der sexuellen Erregung.

Eine Behandlung der Transsexualität geschieht durch psychotherapeutische Betreuung und Beratung mit evtl. Hormonbehandlung und operativer Geschlechtsumwandlung als Therapie der letzten Wahl.

Sexualpräferenzstörungen
Wie oben bereits aufgeführt, ist die Liste der Paraphilien lang. Es gibt verschiedene Versuche, die Entstehung von Paraphilien zu erklären: Der tiefenpsychologische Ansatz geht von einer Traumatisierung oder einem seelischen Konflikt aus, der zu einer Perversion führt. Oftmals ist ein Konflikt oder eine fehlende Ablösung von einer Primärperson, meist der Mutter, in der Biografie der Betroffenen zu finden. Dabei hat das deviante (abweichende) sexuelle Verhalten eine Ich-stabilisierende Aufgabe und dient der Konfliktvermeidung. Es gibt verschiedene therapeutische Ansätze: So kann versucht werden, medikamentös eine bessere Impuls- bzw. eine Appetenzkontrolle herzustellen. Psychotherapeutische Verfahren sind oft schwierig durchzuführen und sollten erfahrenen Psychotherapeuten vorbehalten sein.

ZUSAMMENFASSUNG
- Sexualität ist ein Grundbedürfnis des Menschen und wird durch dessen Entwicklung, dessen Erziehung und durch Erfahrungen geprägt. Die Grenze von „normaler" zu gestörter Sexualität ist oft fließend, sie kann nur unter der Berücksichtigung der Persönlichkeitsanteile, dem Alter, der sexuellen Entwicklung, aber auch der gesellschaftlichen und der Erziehungsnormen gesehen werden.
- Es gibt verschiedene Sexualstörungen, wobei sexuelle Funktionsstörungen in unserer Gesellschaft am häufigsten vorkommen. Für ihre Entstehung sind sowohl körperliche als auch psychische Faktoren verantwortlich. Körperliche Ursachen müssen vor der Therapie gründlich abgeklärt und entsprechend behandelt werden.
- Hinter sexuellen Funktionsstörungen verbergen sich häufig partnerschaftliche Konflikte, die die Störung bedingen und aufrecht erhalten. Zudem suchen die Betroffenen wegen Angst und Scham nur selten Rat und Hilfe bei einem Arzt.
- Neben der Aufklärung der Bevölkerung kann dabei ein offenes und verständnisvolles Gespräch über sexuelle Probleme bei der ärztlichen Untersuchung entscheidend sein. Die Behandlung sollte nach einer gründlichen Beratung in eine verhaltenstherapeutische oder psychoanalytische Therapie, ggf. unter Einbeziehung des Partners, übergehen.

20 SCHLAFSTÖRUNGEN

Physiologie des Schlafs

Im Schlaf entspannen sich Körper und Seele. Das vegetative Nervensystem reagiert mit einer Verlangsamung der Herz- und Atemfrequenz, Blutdruck und Muskeltonus sinken. Regenerative Stoffwechselprozesse finden statt, STH wird vermehrt ausgeschüttet, das Immunsystem stärkt sich. In den verschiedenen Schlafphasen finden jeweils bestimmte Gedächtnis- und Lernvorgänge statt. Insgesamt „verschlafen" wir ca. ein Drittel unseres Lebens.

Der Schlaf lässt sich am besten in einem **Schlaflabor** beurteilen, beim Durchführen einer **Polysomnografie**. Dabei wird ein EEG aufgezeichnet, um die verschiedenen Schlafphasen und deren Häufigkeit und Anteil am Gesamtschlaf zu erfassen. Ein Elektrookulogramm (EOG) zeichnet zudem die Augenbewegungen auf. Ein Pulsoxymeter zeigt Sauerstoffversorgung und Puls an. Mittels Messelektroden kann auch die Atmung aufgezeichnet werden – zur Differenzierung von Bauch- und Thoraxatmung. Ein EKG kann evtl. auftretende Rhythmusstörungen festhalten.

Die REM-Phasen werden auch paradoxer Schlaf genannt, da das Vegetativum (Herzfrequenz, Atemfrequenz, Hirndurchblutung und eben Augenbewegungen) „auf vollen Touren" läuft. Allerdings ist die Weckschwelle so hoch wie im Tiefschlaf. In den REM-Phasen finden die intensivsten Träume statt.

Die EEG-Wellen stellen verschiedene Schlafstadien dar. Diese Schlafphasen werden mehrmals pro Nacht durchlaufen.

Mit **zunehmendem Alter** verschieben sich die Schlafphasen (▶ Tab. 20.1) mehr und mehr zugunsten des Leichtschlafs, also Stadium 1 und 2. Tiefschlaf und REM-Schlaf (REM = rapid eye movement) nehmen hingegen ab. Außerdem sinkt die Schlafdauer kontinuierlich (Säugling: 16 h, Erwachsener ca. 5–8 h, interindividuell allerdings sehr unterschiedlich).

Schlafstörungen

Epidemiologie

Ein- und Durchschlafstörungen sind sehr häufig. Bis zu 25 % der Bundesbürger sind betroffen, darunter überwiegende Frauen und ältere Menschen. Je 5 % leiden an einer schweren Insomnie bzw. Hypersomnie.

Einteilung

Schlafstörungen können organische Ursachen haben oder als **nichtorganische Insomnie** (Ein/Durchschlafstörung) auftreten. Dieses Kapitel widmet sich den nichtorganischen Insomnien. Am Ende des Kapitels werden noch prüfungsrelevante sekundäre Insomnien erörtert. Für weitere organische Schlafstörungen wird auf die internistischen/neurologischen Lehrbücher verwiesen.

Eine Schlafstörung kann auch ein Symptom im Rahmen verschiedener psychischer Erkrankungen sein. Dazu zählen:
▶ Major Depression/depressive Episode (Kap. 9): Hierbei werden Schlafstörungen als extrem quälend erlebt (Grübeln, Gedankenkreisen, verminderte Leistungsfähigkeit am nächsten Tag).
▶ Manie: vermindertes Schlafbedürfnis, hohe Leistungsfähigkeit
▶ Schizophrenie
▶ Persönlichkeitsstörungen
▶ Demenz
▶ Missbrauch von psychotropen Substanzen oder Alkohol

Hier steht die Behandlung der Grundkrankheit im Vordergrund. Zur spezifischen Therapie bei den jeweiligen Störungen s. entsprechende Kapitel.

Anamnese

▶ Erfassung der Art der Störung: Einschlaf-, Durchschlafstörung und/oder morgendliches Früherwachen, Schlafdauer, Einschlafattacken, Tagesmüdigkeit?
▶ Umgebungsbedingungen: Lärmpegel, Umgebungstemperatur, Licht, Bettpartner (Schnarchen?)
▶ Schlafgewohnheiten: Mittagsschlaf? Tag-Nacht-Rhythmus (Schichtarbeit), Abendgestaltung (Alkohol? Horrorfilme vor dem Einschlafen, langes Aufhalten im Bett?)
▶ Medikamentenanamnese (Selbstmedikation? Bereits verschriebene Medikamente?)
▶ Somatische Anamnese

Diagnostik

Nach einer ausführlichen Anamnese und körperlichen Untersuchung sollte sowohl eine organische als auch eine psychiatrische Erkrankung ausgeschlossen werden, die für die Schlafstörung verantwortlich sein könnte (▶ Tab. 20.2).

> Schlafstörungen im Rahmen einer psychiatrischen Erkrankung, wie z.B. der Depression, werden als Symptom der Erkrankung gewertet und nicht gesondert als Insomnie klassifiziert.

Bei allen Arten von Störungen kommen folgende Möglichkeiten der Evaluation infrage:
▶ Standardisierte Fragebögen
▶ Ein vom Patienten geführtes Schlaftagebuch, das u. a. folgende Parameter beinhalten sollte: Einschlafdauer, Gesamtschlafdauer, Schlafunterbrechungen, morgendliches (Früh-)Erwachen, Tagesform, Leistungsfähigkeit, Medikamenteneinnahme, Alkohol vor dem Schlafengehen
▶ Polysomnografie (s. o.)

Tab. 20.1: Die verschiedenen Schlafphasen. REM steht für Rapid Eye Movement. [V492]

Schlafphasen	Qualität	Anteil an Gesamtschlafdauer	EEG	Weckschwelle
Non-REM				
Stadium 1	Leichtschlaf	50–60 %	τ-Wellen	gering
Stadium 2	Leichtschlaf		Schlafspindeln, K-Komplexe	
Stadium 3	Tiefschlaf	15–25 %	δ-Wellen, Schlafspindeln	
Stadium 4	Tiefschlaf		δ-Wellen	hoch
REM	Paradoxer Schlaf	Ca. 20 %	β-/τ-Wellen	

Formen und Therapie
Insomnien (Ein- und/oder Durchschlafstörungen)
ICD-10-Kriterien Die Schlafstörung verursacht einen Leidensdruck in Form von erheblicher Tagesmüdigkeit mit Beeinträchtigung der sozialen oder beruflichen Funktionsfähigkeit. Verursachende organische Faktoren (▶ Tab. 20.2) können dabei nicht festgestellt werden. Die Schlafstörung tritt innerhalb eines Monats mindestens dreimal pro Woche auf.
Typisch ist auch eine zunehmende gedankliche Beschäftigung mit dem Schlaf, die Betroffenen sind ständig in Sorge, wieder nicht schlafen zu können, und setzen sich somit enorm unter Druck. Durch dieses ungünstige Verhalten, das zu einem Teufelskreis führt, kann eine Schlafstörung fixiert werden. Die Diagnostik erfolgt wie oben beschrieben.

Therapie
- **Schlafhygiene:** Hierzu zählt u. a. das Schaffen einer ruhigen, abgedunkelten Umgebung. „Das Bett ist nur zum Schlafen da" (→ kein Lesen, Arbeiten, Fernsehen im Bett). Keine koffeinhaltigen Getränke mehr nach dem Mittagessen, kein Alkohol. Keine schweren Mahlzeiten oder sportliche Betätigung zu später Stunde. Persönliches Einschlafritual mit Reduktion der Anspannung. Aufstellen eines „Schlafplans": regelmäßige Bettzeiten von 8 h, auch am Wochenende, kein Tagschlaf oder Einschlafen vor dem Fernseher. Nachts darf nicht auf die Uhr geschaut werden.
- **Erlernen von Entspannungsverfahren** wie autogenes Training, progressive Muskelrelaxation, Biofeedback-Verfahren. Hilfreich können hier auch individuelle Ruhebilder oder Traumreisen sein.
- **Kognitive Verhaltenstherapie:** Schlafbehindernde Denkmuster wie „wenn ich jetzt nicht schlafe, werde ich morgen zu nichts in der Lage sein" sollten erkannt und durch Übung korrigiert werden (z. B. „Auch wenn ich morgen müde bin, werde ich meinen Tag schon schaffen"). Aber auch die Identifikation und Bearbeitung von speziellen Problemen gehören zur Therapie.
- **Medikamentös:** Es kommen zunächst pflanzliche (Baldrian, Hopfen, Melisse), im Weiteren ggf. auch andere Präparate in Betracht: sedierende Antidepressiva (Doxepin, Mirtazapin), Antipsychotika (Pipamperon), Antihistaminika sowie Benzodiazepine mit kurzer HWZ (z. B. Lormetazepam) oder Non-Benzodiazepin-Hypnotika.

Primäre Hypersomnien
ICD-10-Kriterien Für eine primäre Hypersomnie gilt: Leidensdruck wegen übermäßiger Schlafneigung und Schlafattacken oder verlängerter Schlaftrunkenheit, mit Beeinträchtigung der sozialen oder beruflichen Kompetenzen. Die Störung tritt innerhalb eines Monats fast täglich auf oder kehrt periodisch wieder. Eine organische Begründung kann nicht gefunden werden, ebenso werden keine Medikamente oder Drogen eingenommen, die die Störung erklären könnten.
Im Vordergrund der Therapie steht die Schlafhygiene, ggf. kommen Stimulanzien bei schweren Formen zum Einsatz.

Sekundäre Hypersomnien
Hierunter fallen die **Narkolepsie,** das **Schlafapnoesyndrom** und das **Restless-Legs-Syndrom.** Die Patienten klagen über ein gesteigertes Schlafbedürfnis, das bis hin zu spontanen Einschlafattacken reicht.

Narkolepsie
Diese ist gekennzeichnet durch einen anfallsweise auftretenden Schlafzwang am Tage, der unüberwindlich ist und für 1–30 min anhält. Gleichzeitig tritt ein muskulärer Tonusverlust auf. Die **Kataplexie** ist durch ein Hinstürzen durch den plötzlichen Tonusverlust der Muskulatur bei völlig unbeeinträchtigtem Bewusstsein gekennzeichnet. Umgekehrt kommt es nachts zu Wachanfällen mit plötzlichem Erwachen aus dem Schlaf. Auch können kurz dauernde, lebhafte (meist visuelle) Halluzinationen auftreten – typischerweise beim Einschlafen (hypnagoge Halluzinationen). Die Narkolepsie ist selten. Ursächlich scheint eine Dysfunktion im retikulären System des Zwischenhirns zugrunde zu liegen. Wegen des familiär gehäuften Auftretens werden auch genetische Faktoren angenommen.

Therapie Schlafhygienische Maßnahmen, Alkohol- und Nikotinkarenz. Kataplexie und Halluzinationen können medikamentös mit trizyklischen Antidepressiva oder MAO-Hemmern reduziert werden. Deren Wirkung erklärt man sich durch eine Unterdrückung des REM-Schlafs.
Bei stark ausgeprägten Schlafanfällen kann durch eine intermittierende Gabe von Stimulanzien versucht werden, die Symptomatik zu lindern. Infrage kommen Amphetaminderivate, z. B. Methylphenidat (Ritalin®), das auch beim Aufmerksamkeitsdefizit-Hyperaktivitätssyndrom zur Anwendung kommt (▶ Kap. 23).

Schlafapnoesyndrom (SAS)
Das SAS ist durch nächtliches Schnarchen sowie Atempausen, die 10–60 s anhalten, gekennzeichnet. Folge der Atempausen (die sich pro Nacht bis zu 300-mal wiederholen können) ist eine vegetative Weckreaktion, mit verstärktem Luftholen und Anstieg der Herzfrequenz. Dadurch wachen die Patienten mehrmals auf oder gelangen erst gar nicht in Tiefschlafstadien. Folge dieses nicht erholsamen Schlafes ist eine erhöhte Tagesmüdigkeit, die zur Einschränkung der Reaktionsfähigkeit oder der beruflichen Leistungsfähigkeit führen kann. Gefährdet sind die Patienten einerseits durch ein Einschlafen bei monotonen Tätigkeiten (z. B. Autofahren) und andererseits durch ein erhöhtes Risiko für kardiovaskuläre Komplikationen. Dazu gehören:
- Herzrhythmusstörungen
- Verschlechterung einer arteriellen Hypertonie
- Myokardinfarkt
- Respiratorische Insuffizienz
- Apoplexie

Meist sind Männer > 40 Jahre, insgesamt 0,2–2 % der Bevölkerung betroffen.

Tab. 20.2: Übersicht über verschiedene Schlafstörungen (nach ICD-10). [W906-001]

Primäre (nichtorganisch bedingte) Schlafstörungen	
Dyssomnie	Insomnie
	Hypersomnie
	Störung des Schlaf-Wach-Rhythmus
Parasomnie	Schlafwandeln (Somnambulismus)
	Pavor nocturnus
	Albträume
Sekundäre (organisch bedingte) Schlafstörungen	
Bei internistischer Grunderkrankung	Nächtliches Asthma bronchiale
	Gastroösophagealer Reflux
	Rheumatische Erkrankungen
	Malignome
Bei neurologischer Grunderkrankung	Epilepsie mit nächtlichen Anfällen
	Multiple Sklerose
	(Schlafbezogene) Kopfschmerzen
Organisch bedingte Hypersomnien	Schlafapnoesyndrom (SAS)
	Restless-Legs-Syndrom
	Narkolepsie

20 SCHLAFSTÖRUNGEN

Ätiologie In über 90 % der Fälle liegt ein obstruktives SAS (**OSAS**) vor, das durch eine muskuläre Hypotonie im Pharynx bedingt ist. Dadurch kommt es zu einem Kollaps der oberen Atemwege und zu vergeblichen Versuchen von Zwerchfell und thorakaler Atemhilfsmuskulatur, einen Atemzug durchzuführen. Begünstigt wird das OSAS durch Adipositas, Alkoholgenuss, die Einnahme von Tranquilizern mit einer entsprechenden Reduktion des Muskeltonus sowie durch bestehende Obstruktionen im Nasen-Rachen-Bereich. Sehr viel seltener sind die Apnoen **zentraler Genese.** Dabei werden das Zwerchfell und die Atemhilfsmuskulatur für die Dauer der Apnoe nicht aktiviert.

Diagnostik Ein HNO-ärztliches Konsil ist zu veranlassen, außerdem die Überweisung in ein schlafmedizinisches Zentrum zur Durchführung einer Polysomnografie.

Therapeutische Möglichkeiten Zu den Allgemeinmaßnahmen gehören Gewichtsreduktion, Alkohol- und Nikotinkarenz, Meiden von Rückenlage (besser: Seitenlage), regelmäßige Schlaf-Wach-Rhythmen. In schweren Fällen ist das Tragen einer CPAP-Maske („continuous positive airway pressure") erforderlich. Der Patient trägt dabei eine Maske, die an einen Respirator angeschlossen ist. Je nach Gerätetyp sorgt dieser für einen kontinuierlichen positiven Druck in den oberen Atemwegen, was einen Kollaps der Pharynxmuskulatur verhindert. Durch eine Verbesserung der Schlafqualität und das Vermeiden von Hypoxien werden auch die o. g. kardiovaskulären und sonstigen Risiken gesenkt.

Restless-Legs-Syndrom (RLS)
Beim RLS leiden die Patienten unter Missempfindungen in den Beinen, die durch aktive Bewegung der betroffenen Extremität kurzzeitig nachlassen. Typischerweise treten diese Dys- oder Parästhesien in den Füßen, Beinen und auch Armen auf. Registriert werden können (z. B. bei einer polysomnografischen Aufzeichnung) rhythmische Bewegungen, die periodisch wiederkehren. Darunter fallen z. B. die Extension im Großzehengelenk oder die Flexion im Fuß-, Knie- oder Hüftgelenk. Die stereotypen Bewegungen dauern bis zu 5 s an, gehen mit einer Aufwachreaktion einher und können durch eine Schlaffraktionierung zu erheblichen Schlafstörungen führen. Dadurch resultiert ein erhöhtes Schlafbedürfnis mit ebenfalls erhöhter Schlafneigung (→ Hypersomnie). Ursächlich ist wahrscheinlich eine Dysfunktion in dopaminergen Systemen, die wiederum eine gesteigerte Erregbarkeit von Reflexbögen auf Hirnstamm- und Rückenmarksebene zur Folge hat. Durch diese Enthemmung erklärt man sich sowohl die Parästhesien als auch die motorischen Phänomene. Unterstützt wird diese Hypothese durch die gute therapeutische Wirksamkeit von L-Dopa.

Klassifikation
- **Primäres RLS:** In 50 % Hinweise auf einen autosomal-dominanten Erbgang, da das RLS familiär gehäuft vorkommt
- **Sekundäres RLS:** geht mit einem Eisen-, Vit.-B_{12}- bzw. Folsäuremangel einher und kommt auch bei Niereninsuffizienz vor.

Therapie Beim primären RLS haben sich L-Dopa oder lang wirkende Dopaminagonisten etabliert. Die Gabe erfolgt abends, bei schwerer Symptomatik kann eine zusätzliche nächtliche Gabe erforderlich sein. Bei sekundären Formen steht die Behandlung der Grundkrankheit im Vordergrund.

Parasomnien
Zu den Parasomnien werden gezählt:
- Albträume
- Pavor nocturnus: initialer Schrei mit hoher vegetativer Erregung (Angst) und Desorientiertheit bei Erwachen
- Somnambulismus (Schlafwandeln)
- Für genauere Informationen s. Kinderpsychiatrie (▶ Kap. 23).

> - Schlafstörungen sind in der Bevölkerung weit verbreitet. Sie können Ausdruck organischer und psychiatrischer Grunderkrankungen sein. Bei diesen sekundären Schlafstörungen sollte das Grundleiden entsprechend therapeutisch angegangen werden.
> - Die nichtorganischen, primären Schlafstörungen werden in Dyssomnien und Parasomnien eingeteilt. Eine Therapie erfolgt nach ausführlicher Ausschlussdiagnostik.
> - Bei den primären Schlafstörungen stehen die Anwendung schlafhygienischer Maßnahmen, das Erlernen von Entspannungsübungen sowie medikamentöse Maßnahmen zur Verfügung. Bei der Gabe von Benzodiazepinen gilt es, unbedingt auf Nebenwirkungen zu achten (hohes Abhängigkeitspotenzial, Rebound-Effekt beim Absetzen, Hangover, paradoxe Wirkungen) und eine maximale Gabe von 4 Wochen nicht zu überschreiten.
> - Zu den Hypersomnien zählen Störungen, die aufgrund eines gestörten und nicht erholsamen Schlafes zu einem vermehrten Schlafbedürfnis führen: Narkolepsie, Schlafapnoe- und Restless-Legs-Syndrom. Soweit nicht idiopathischer Natur, steht die Behandlung der Grunderkrankung im Vordergrund. Schlafhygienische Faktoren wie Alkohol- und Koffeinkarenz, aber auch medikamentöse Ansätze kommen dabei zum Tragen. Beim OSAS ist die Behandlung mit der CPAP-Maske nicht nur für die Verbesserung des Schlafs, sondern auch zur Risikosenkung für schwerwiegende körperliche Folgekrankheiten wichtig.

ZUSAMMENFASSUNG

21 ALKOHOLABHÄNGIGKEIT

Abhängigkeitsbegriff

Abhängigkeit (gleich von welcher Substanz) kann körperlicher und/oder psychischer Natur sein. Die **psychische Komponente** drückt sich in einem unwiderstehlichen Verlangen, dem „craving" (Suchtdruck) aus. Die **körperliche Abhängigkeit** äußert sich in Toleranzentwicklung, Kontrollverlust und Entzugssymptomatik. Die Toleranzentwicklung bedeutet, dass eine immer größere Dosis der abhängig machenden Substanz eingenommen werden muss, um eine Wirkung zu erzielen. Die Entzugssymptomatik kann auftreten, wenn man nicht kontinuierlich die Dosis erhöht oder die Substanz plötzlich bzw. zu schnell entzieht. Man unterscheidet die stoffgebundene von der nicht-stoffgebundenen Abhängigkeit. Letztere ist z. B. die Spielsucht. Stoffgebundene Süchte schließen die Alkohol-, Drogen- und Medikamentenabhängigkeit ein.

Im Rahmen von Süchten können folgende Syndrome auftreten:
▶ Akute Intoxikation
▶ Missbrauch/schädlicher Gebrauch
▶ Abhängigkeit
▶ Entzugssyndrom mit/ohne Delir
▶ Psychotische Störungen
▶ Amnestisches Syndrom

Alkoholabhängigkeit

Ätiologie

Alkohol ist die am meisten verbreitete und akzeptierte Droge unserer Gesellschaft. Alkohol ist sehr leicht zu erwerben und relativ günstig. Die Grenzen von „unproblematischem" Trinken zur Abhängigkeit sind oft fließend und deshalb schwer zu diagnostizieren. Auch sehen viele Betroffene lange keinen Handlungsbedarf. Der Einstieg in eine Alkoholabhängigkeit kann früh über sog. Alkopops erfolgen. Für die Entstehung einer Abhängigkeit sind v. a. folgende Faktoren verantwortlich:

▶ **Genetische Faktoren:** Zwillingsstudien haben ergeben, dass bei eineiigen Zwillingen das Risiko höher ist, eine Alkoholabhängigkeit zu entwickeln, wenn bereits ein Zwilling betroffen ist, als bei zweieiigen Zwillingen. Auch Adoptionsstudien bestätigen eine genetische Komponente. Sie alleine ist aber nicht ausreichend, um die Entwicklung einer Alkoholabhängigkeit zu erklären, weswegen andere Faktoren ebenfalls von Bedeutung sind.

▶ **Lernfaktor:** Der Konsum der Droge bringt eine positive Verstärkung im Sinne eines angenehmen Gefühls (= Wirkung der Droge). Des Weiteren können unangenehme Gedanken, Insuffizienzgefühle und Hemmungen durch Alkoholkonsum beseitigt werden. Besteht bereits eine Abhängigkeit, sorgt der fortgesetzte Konsum für ein Ausbleiben der Entzugssymptome. Hirnbiologisch scheint dafür v. a. der Botenstoff Dopamin mit verantwortlich zu sein.

▶ **Psychodynamische Faktoren:** Eine Ich-Schwäche des Konsumenten, bedingt durch eine Über- oder Unterversorgung in der Kindheit, können zu einer herabgesetzten Frustrationstoleranz führen. Es entsteht eine Unfähigkeit, unangenehme Situationen oder Gefühle aushalten zu können.

▶ **Soziale Faktoren:** Sie sind geprägt von der Einstellung der Gesellschaft gegenüber dem Konsum, d. h., wie leicht kann Alkohol erworben werden, wie teuer ist er und ist es gesellschaftlich akzeptiert zu trinken. Vor allem bei jungen Menschen spielt die Peergroup eine Rolle, also das Verhalten der Altersgenossen und des Freundeskreises. Aber auch der Umgang der Eltern oder Bezugspersonen mit Alkohol („Lernen am Modell") und die Berufsgruppe können ausschlaggebend sein. Alkoholabhängigkeit kommt in allen sozialen Schichten vor, die Folgeschäden führen jedoch häufig zu einem sozialen Abstieg.

Epidemiologie

In Deutschland leben derzeit ca. 2 Mio. Alkoholabhängige, die Dunkelziffer ist hoch. Etwa 9,5 Mio. Bundesbürger zeigen ein riskantes Trinkverhalten. Das Verhältnis zwischen Männern und Frauen liegt bei 2,5 : 1. Alle Bevölkerungsschichten, Alters- und Berufsgruppen sind betroffen. Der Anteil der gefährdeten Jugendlichen steigt stetig. Der Trend im Trinkverhalten ist „mehr, häufiger und allein". Der alkoholbedingte volkswirtschaftliche Schaden beläuft sich jährlich auf ca. 20 Mrd. Euro.

Einteilung

Jellinek hat auch den Versuch unternommen, verschiedene Abhängigkeitstypen zu unterscheiden.
Diese Unterscheidung hat heutzutage keine praktische Relevanz mehr, diesbezüglich wird auf gängige Lehrbücher verwiesen.
Missbrauch/schädlicher Gebrauch bezeichnet nach der ICD-10 nachweisbare körperliche oder psychische Gesundheitsschäden durch Alkohol, aber nur wenn die Abhängigkeitskriterien **nicht** erfüllt sind. Dabei muss es sich um Schäden wie Hepatitis oder Depressionen handeln, der „Kater" am Morgen nach einem Rausch ist damit nicht gemeint.

Komorbidität

Die meisten Alkoholabhängigen leiden unter einer komorbiden Störung – die häufigsten sind:
▶ Affektive Störungen, v. a. Depressionen, bipolare affektive Störungen
▶ Angststörungen
▶ Persönlichkeitsstörungen
▶ Schmerzstörungen
▶ Abhängigkeit von anderen psychotropen Substanzen

Diagnostik

▶ **ICD-10-Kriterien:** Es müssen innerhalb des vergangenen Jahres mindestens 3 der 6 in ▶ Tabelle 21.1 aufgelisteten Kriterien gleichzeitig vorhanden gewesen sein.

▶ **Laboruntersuchungen** können Auskunft über einen chronischen Alkoholkonsum geben. Dazu dienen folgende Parameter:
  – Lebertransaminasen GOT und GPT
  – γ-GT
  – Albumin, Quick (Syntheseparameter)
  – MCV
  – CDT (carbohydrate-deficient transferrin)

▶ Berechnung des **Promillewertes** im Blutalkohol mit der Widmark-Formel:

$$\text{Promille} - \text{Wert} = \frac{\text{konsumierte Alkoholmenge (g)} - \text{Resorptionsdefizit (10} - 20\,\%)}{\text{Körpergewicht} \times \text{Reduktionsfaktor (Männer 0,7; Frauen 0,6)}}$$

21 ALKOHOLABHÄNGIGKEIT

Tab. 21.1: ICD-10-Diagnosekriterien für das Vorliegen einer Abhängigkeit. [W906-001]

1	Starker Wunsch oder Zwang, eine Substanz zu konsumieren
2	Verminderte Kontrollfähigkeit betreffend die Menge, den Beginn oder die Beendigung des Konsums
3	Körperliche Entzugserscheinungen bei Beendigung oder Reduktion des Konsums
4	Toleranzentwicklung
5	Andere Tätigkeiten werden zugunsten des Substanzkonsums vernachlässigt. Erhöhter Zeitaufwand zur Beschaffung der Substanz, und um sich von den Folgen des Konsums zu erholen
6	Trotz Nachweis anhaltender Spätfolgen Fortsetzung des Konsums

▶ Als Screeninginstrument für den Allgemeinarzt hat sich das **CAGE-Interview** bewährt – mindestens zwei positive Antworten weisen auf eine Alkoholabhängigkeit hin:
- **C**ut-down: Hatten Sie jemals das Gefühl, Ihren Alkoholkonsum vermindern zu müssen?
- **A**nnoyed: Haben andere Personen Ihr Trinkverhalten kritisiert und Sie damit verärgert?
- **G**uilty: Hatten Sie jemals Schuldgefühle wegen Ihres Alkoholkonsums?
- **E**ye-opener: Haben Sie jemals morgens getrunken, um „in Gang" zu kommen?

Über Jahre hinweg kann sich die Abhängigkeit in vier Phasen nach Jellinek entwickeln:
▶ **Voralkoholische Phase:** Alkohol wird nicht nur bei gesellschaftlichen Anlässen, sondern auch zum Spannungsabbau konsumiert, die Alkoholtoleranz nimmt zu, fast täglicher Alkoholkonsum.
▶ **Anfangsphase (Prodromalphase):** Trinkmenge und Toleranzentwicklung nehmen zu, Betroffene suchen Gelegenheiten heimlich zu trinken, Gedanken kreisen um das Trinken, Alkoholvorräte werden angelegt, Alkoholkonsum wird bagatellisiert, es treten Schuldgefühle auf, während der Trinkperiode kommt es zu „Gedächtnislücken".

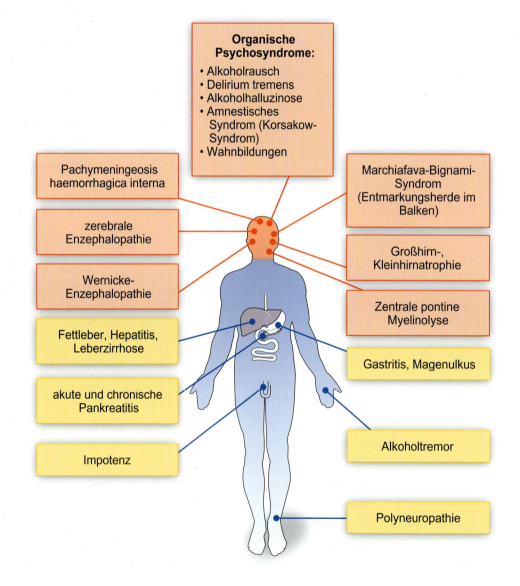

Abb. 21.1: Körperliche Folgen der Alkoholabhängigkeit. [L141]

- **Kritische Phase:** Es entwickelt sich eine starke psychische Abhängigkeit, morgendliches Trinken, die Abstinenzphasen werden kürzer, es kommt zum Kontrollverlust über Beginn, Menge und Ende der Trinkphasen, Interesse an Freizeitbeschäftigung lässt nach, es kommt zur Wesensveränderung mit abgeflachter Emotionalität, Konflikte und Streitigkeiten in Familie und am Arbeitsplatz nehmen zu, Hilfe wird abgelehnt, Trinkverhalten wird gerechtfertigt oder verleugnet.
- **Chronische Phase:** zunehmende situationsunabhängige Räusche, körperliche Entzugserscheinungen (v.a. morgens) und Folgeschäden, soziale Isolierung, häufig Arbeitsunfähigkeit und Alkoholintoleranzentwicklung (bereits kleine Mengen Alkohol lösen Rauschzustände aus).

Die ersten beiden Phasen werden oft nicht rechtzeitig erkannt, sowohl der Betroffene, die Angehörige aber auch Ärzte nehmen die Gefährdung nicht entsprechend wahr. In welchen Zeitraum sich die Alkoholabhängigkeit entwickelt und wie lange die einzelnen Phasen dauern, ist individuell und hängt von körperlichen und psychischen Voraussetzungen der Betroffenen ab.

Alkoholfolgekrankheiten

Neben den **internistischen Folgeerkrankungen** (▶ Abb. 21.1) spielen folgende neuro-psychiatrischen Störungen eine Rolle:

Alkoholentzugssyndrom Innerhalb von 12 h nach Sistieren des Alkoholkonsums tritt das **einfache Entzugssyndrom** auf, das durch Unruhe, Angst, Reizbarkeit, dysphorische Stimmungslage sowie eine gesteigerte Empfindlichkeit für optische und akustische Reize, Tremor, Blutdruckschwankungen, Tachykardie, Schweißausbrüche, Appetitlosigkeit und Übelkeit gekennzeichnet ist. Diese Symptome dauern gewöhnlich 2–3 Tage. Schon im Rahmen des Entzugssyndroms können epileptische Anfälle auftreten. Kommen illusionäre Verkennungen bzw. flüchtige Halluzinationen hinzu, spricht man vom **Prädelir.**
Die schwere Form der Entzugssymptomatik, das **Alkoholentzugsdelir** (Delirium tremens), manifestiert sich am 2.–4. Tag der Entzugsphase. Typisch dafür sind lebhafte optische Halluzinationen (v. a. in Form kleiner Tiere, z. B. weiße Mäuse oder kleine Elefanten), eine hohe Suggestibilität (die Patienten können z. B. von einem leeren Blatt Papier ablesen) und eine Mischung aus Angst und Euphorie. Als weitere Symptome sind zu nennen: Bewusstseinstrübung, Orientierungsstörungen (meist örtlich), erhebliche Unruhe, stark gesteigerte Psychomotorik, Aufmerksamkeitsstörungen, Gedächtnisstörungen, formale Denkstörungen (inkohärentes Denken), gelegentlich Wahnideen, in 50 % der Fälle auch epileptiforme Anfälle. Unbehandelt dauert das Alkoholdelir einige Tage, es kann jedoch auch in ein amnestisches Syndrom (Korsakow) übergehen oder in schweren Fällen tödlich (Mortalität: 15–20 %) enden.

Wernicke-Enzephalopathie Sie ist auf einen Thiaminmangel (Vitamin B_1) durch Mangelernährung zurückzuführen, als dessen Folge Bewusstseins-/Orientierungsstörungen, Ataxie und Augenmuskellähmungen auftreten können. Organisches Korrelat ist ein spongiöser Gewebszerfall im Bereich des III./IV.-Ventrikel, v. a. der Corpora mamillaria.

Korsakow-Syndrom Oft im Anschluss an ein Wernicke-Syndrom. Der Patient leidet unter einer Störung des Alt- und Kurzzeitgedächtnisses, füllt die Erinnerungslücken mit erfundenen Erlebnissen (Konfabulationen) und ist in der Orientierung gestört.

Halluzinose Sie tritt nach chronischem Alkoholmissbrauch auf und ist durch ausschließlich akustische Halluzinationen (oft beschimpfende Stimmen) und einhergehende Ängste oder misstrauische Stimmung gekennzeichnet.

Alkoholischer Eifersuchtswahn Auf die Untreue des Partners begrenztes Wahnerleben.

Demenz Untersuchungen haben gezeigt, dass der Frontallappen bei chronisch Alkoholabhängigen im Vergleich zur Altersnorm verstärkt atrophiert.

Polyneuropathie V. a. der unteren Extremitäten: erst sockenförmig, dann strumpfhosenförmige Parästhesien, dann Abschwächung der Reflexe.

Suizid Etwa 5–10 % der Erkrankten sterben durch Selbsttötung.

Alkoholintoxikation

Rausch
Man unterscheidet den einfachen und den pathologischen Rausch.

Einfacher Rausch
Der einfache Alkoholrausch ist das, was fast jeder auf einem Fest selbst schon erlebt hat. Die Symptomatik beinhaltet:
- Gehobene, leicht euphorische, enthemmte Stimmung
- Evtl. auch gereizte Stimmung
- Gesteigerter Antrieb mit Selbstüberschätzung
- Gesichtsrötung (Flush), Tachykardie
- Dysarthrie (Sprechstörungen, „Lallen")
- Zerebelläre Ataxie (Gleichgewichtsstörungen)

Man kann anhand der Promillezahl in etwa die Schwere des Rauschs festlegen, wobei diese interindividuell sehr verschieden ist und von vielen Faktoren abhängt.
So beeinflussen z. B. Gewicht, Geschlecht und Gewohnheit genauso wie die Tagesstimmung die Alkoholwirkung nicht unwesentlich:
- 0,5–1,5 ‰: leichter Rausch, Enthemmung, gesteigerte Motorik und Antrieb
- 1,5–2,5 ‰: mittelschwerer Rausch mit Steigerung der Stimmung hin zur Euphorie oder Aggressivität
- 2,5–3,5 ‰: schwerer Rausch mit Bewusstseinsstörung, fehlender Orientierung und Sprachstörung
- Bei mehr als 3,5 ‰ droht Lebensgefahr!

Pathologischer Rausch
Er ist bereits durch nur geringe Alkoholmengen auslösbar und entsteht auf der Grundlage einer organischen Parenchymschädigung. Er kommt relativ selten vor. Der pathologische Rausch beinhaltet die komplette Amnesie für die Dauer des Rausches, persönlichkeitsfremdes Verhalten und ist oft nur von kurzer Dauer. Wichtig ist die Diagnose im Zusammenhang mit forensischen Tatbeständen, da bei Vorliegen eines pathologischen Rausches evtl. die Schuldfähigkeit aufgehoben sein kann.

Soziale Folgen der Abhängigkeit
Die Alkoholabhängigkeit kann massive soziale Auswirkungen haben. Dabei sind der Süchtige aber auch sein soziales Umfeld betroffen. Es kommt zur Vernachlässigung der familiären und freundschaftlichen Beziehungen, in schweren Fällen können Gewalttätigkeiten und Missbrauch die Folge sein. Probleme im Berufsleben enden bei Alkoholismus häufig in der Arbeitslosigkeit und

ziehen finanzielle Probleme, wie den Wohnungsverlust, und einen sozialen Abstieg mit Verwahrlosung und Verarmung nach sich. Aber auch Verkehrsdelikte mit Führerscheinentzug können die Folge sein.

Therapie

Entscheidend sind eine möglichst frühe Diagnose, bevor Alkoholfolgeschäden eingetreten sind, und die Einleitung einer gestuften Therapie. Sie erfolgt in der Regel in vier Schritten (Motivation – Entgiftung – Entwöhnung – Nachsorge).

Motivationsphase

Voraussetzungen einer erfolgreichen Therapie sind v. a. die Motivation des Patienten und seine Krankheitseinsicht. Oft kommt er fremdmotiviert (Druck der Familie, anderer Angehöriger oder des Arbeitgebers) in die Praxis oder in die Klinik. Der Therapeut sollte den Patienten in einer nicht moralisierenden Weise mit seinem Alkoholkonsum konfrontieren und ihn über die Folgen aufklären. Dabei sollte er durch Empathie und Verständnis beim Patienten eine Motivation zur Entgiftung und Entwöhnung aufbauen. Die bereits vorhandenen sozialen, psychischen und körperlichen Symptome können mit dem Patienten erörtert werden. Im Anschluss kann ein Behandlungskonzept ausgearbeitet werden.

Entgiftung (Entzug)

Meist werden die Patienten hierzu stationär aufgenommen, und der Alkoholkonsum wird abrupt beendet. Es erfolgt eine engmaschige Überwachung (Bewusstsein, Atmung, Blutdruck). Die Ausprägung der Entzugssymptome kann in speziellen Überwachungsbögen dokumentiert werden, Medikation kann dann bedarfsgerecht verabreicht werden. Eine Erleichterung bzw. Hilfe beim Durchstehen der Entzugssymptomatik wird mittels verschiedener Medikamente angestrebt:

▶ Clomethiazol (Distraneurin®): stark sedierendes und hypnotisch wirkendes Medikament, das auch antikonvulsiv wirksam ist und somit möglichen Krampfanfällen entgegenwirkt. Clomethiazol besitzt selbst ein Abhängigkeitspotenzial und sollte wegen seiner Risiken nur maximal für 14 Tage unter stationären Bedingungen verordnet werden. Nebenwirkungen beinhalten gesteigerte Bronchialsekretion, Atem- und Kreislaufdepression.

▶ Benzodiazepine: Diazepam (Valium®), Lorazepam (Tavor®): sedierend, antikonvulsiv

▶ Clonidin: zentral wirksames Antihypertensivum, das den Sympathikotonus senkt und zentral dämpfend wirkt. Somit vermindert es auch die vegetativen Begleiterscheinungen eines Entzugs wie Tachykardie, Tremor, Tachypnoe, Unruhe.

▶ Flüssigkeits- und Elektrolytsubstitution

▶ Vitaminsubstitution (v. a. Vitamin B_{12} und Folsäure)

▶ Krampfanfallprophylaxe ggf. mit Carbamazepin

Entwöhnung

Während der 8–14 Tage dauernden Entzugsbehandlung werden oft nur die körperlichen Entzugssymptome überwunden – psychische Entzugserscheinungen bestehen in der Regel längere Zeit. Da die einmal erworbene Abhängigkeit lebenslang bestehen bleibt, muss der Kranke lernen, wie er sein Leben ohne Alkohol führen kann (Entwöhnung). Angeboten werden psychotherapeutische Verfahren, Entspannungsübungen und Stressbewältigungsstrategien. Entscheidend ist auch die Einbeziehung der Angehörigen, um ein Verständnis für den Alkoholismus als „Krankheit" zu schaffen und einer „Co-Abhängigkeit" entgegenzuwirken. Das heißt, dass sowohl Tendenzen den Abhängigen zu schützen, die Abhängigkeit nach außen zu verdecken, aber auch die Aggressionen und Hilflosigkeit gegenüber dem Erkrankten thematisiert und Lösungswege gesucht werden.

Eine Langzeitentwöhnung dauert zwischen 4 und 6 Monaten und wird in spezifischen Fachkliniken angeboten. In jüngster Zeit werden zunehmend ambulante Therapieangebote entwickelt, um Berufstätigen entgegenzukommen und um Kosten zu senken.

Nachsorgephase

In der Nachsorgephase sollte der Abhängige über Jahre begleitet werden, um ihn in der Abstinenz und beim Aufbau neuer beruflicher und sozialer Perspektiven zu unterstützen. Suchtberatungsstellen, Sozialdienste, Psychotherapeuten, Ärzte und Selbsthilfegruppen übernehmen dabei die Begleitung. Regelmäßige Vorstellungen beim Hausarzt oder Psychiater mit Überprüfung der Leberwerte, evtl. Verschreibung von Medikamenten sowie die Fortführung der psychologischen Betreuung gehören zur Nachsorge.

In **Selbsthilfegruppen** geht es um Erfahrungsaustausch und gegenseitige Motivation. Betroffene können von anderen Erkrankten lernen, mit Krisenzeiten umzugehen und dass Rückfälle zum Lernprozess dazu gehören. Selbsthilfegruppen sind ein wichtiges Glied v. a. in der Nachsorgephase. Bekannte Organisationen sind: AA (Anonyme Alkoholiker), Kreuzbund, Al Anon (für Angehörige und Freunde von Alkoholikern).

Als **medikamentöse Rückfallprophylaxe** können folgende Substanzen erwogen werden:

▶ Acamprosat (Campral®): Medikament zur Aufrechterhaltung der Abstinenz bei Alkoholkrankheit, das via Glutamat-Modulierung das Verlangen nach Alkohol verringern soll. Beginn der Einnahme am besten nach der Entgiftung. Sie sollte auch bei einem Rückfall nicht gestoppt werden.

▶ Naltrexon (Adepend®): Anticravingsubstanz, die über einen Opiatantagonismus wirkt und das Verlangen nach Alkohol reduzieren soll.

▶ Disulfiram (Antabus®): Dieses Medikament führt zu einer Unverträglichkeit aller alkoholischen Getränke, Speisen und Arzneimittel, da es die Acetaldehyddehydrogenase und somit einen wichtigen Schritt im Alkoholabbau hemmt. Übelkeit, Erbrechen, Unwohlsein, Hitzegefühle, Schwitzen, pulsierende Kopfschmerzen und Tachykardien sind die Folge. Wegen der schwerwiegenden Komplikationen ist das Präparat in Deutschland vom Markt genommen wor-

den und nur noch über internationale Apotheken erhältlich.
▶ Nalmefen (Selincro®): Dieser Opiatantagonist ist seit September 2014 zur Trinkmengenreduktion zugelassen. Patienten sollen an Tagen, an denen sie Alkohol trinken wollen, 1–2 Tabletten einnehmen, um ihren Alkoholkonsum besser kontrollieren zu können. Ziel ist also nicht die Totalabstinenz, sondern ein „kontrolliertes Trinken". Dieser Paradigmenwechsel ist umstritten, seine Wertigkeit wird sich in der Praxis erst erweisen müssen.

Prognose
Erfolgsraten einer stationären Entwöhnung liegen bei 50–70 %. Langfristige Abstinenzraten liegen jedoch nur bei maximal 40–50 %. Ein Viertel der Alkoholabhängigen verübt mindestens einen Suizidversuch, 5–10 % sterben durch Selbsttötung. Allerdings entschließt sich nur ein sehr geringer Prozentsatz der Abhängigen überhaupt zur Langzeitentwöhnungstherapie in suchtspezifischen Einrichtungen.

▶ Ursachen der Abhängigkeitserkrankungen sind multifaktoriell. Psychosoziale Aspekte und Lernbedingungen haben einen wesentlichen Einfluss auf die Entwicklung einer Abhängigkeit. Aber auch die Verfügbarkeit und das Suchtpotenzial der abhängig machenden Substanz spielen dabei eine wichtige Rolle.
▶ Beim Alkoholismus ist die Grenze zwischen „normalem" und problematischem Trinkverhalten oft fließend. Alkohol hat viele verschiedene Auswirkungen auf die Psyche und den Körper, die Krankheit richtet erhebliche volkswirtschaftlichen Schaden an. Über 1 Million Menschen sind in Deutschland behandlungsbedürftig.
▶ Die häufigsten komorbiden Erkrankungen stellen Depressionen, Angst- und Persönlichkeitsstörungen dar.
▶ Die Therapie der Alkoholabhängigkeit verläuft meist in vier Phasen: die Motivations-, Entgiftungs-, Entwöhnungs- und die Nachsorgephase. Häufig werden die Betroffenen von Angehörigen gedrängt, sich Hilfe zu suchen. Die Motivation zur Abstinenz sollte über Suchtberatungsstellen, Ärzte oder Fachambulanzen erfolgen, die die Angehörigen mit einbeziehen.
▶ An die Entgiftung, die den Körper vom Alkohol befreit, schließt sich die Entwöhnung an, die als Ziel die langfristige Abstinenz verfolgt. Diese Therapiephasen finden in der Regel stationär statt. Um eine gelungene Re-Integration in das berufliche und soziale Netz zu fördern und den Behandlungserfolg langfristig zu sichern, ist die Begleitung durch Selbsthilfegruppen, Suchtberatungsstellen und/oder eine ärztliche oder psychologische Betreuung wichtig. Damit ein Rückfall ein Vorfall bleibt und nicht ein Wiedereinstieg in die Sucht bedeutet, sollte man diese Unterstützung sehr ernst nehmen.
▶ Ergänzend können auch Medikamente, die das Verlangen oder die Verträglichkeit des Alkohols reduzieren können, Anwendung finden.

ZUSAMMENFASSUNG

22 DROGEN- UND MEDIKAMENTENABHÄNGIGKEIT

Drogenabhängigkeit
Zu den Drogen gehören (▶ Tab. 22.1):
- Opioide
- Cannabinoide (Haschisch, Marihuana)
- Kokain
- Stimulanzien (Amphetamine, Ecstasy)
- Halluzinogene (LSD, Mescalin)

Die ICD-10 unterscheidet nicht mehr zwischen harten und weichen Drogen. Diese Wertung ist vom heutigen Standpunkt aus nicht mehr zu vertreten.

Epidemiologie
Drogenabhängigkeit (Definition ▶ Kap. 21) kommt in allen sozialen Schichten vor, wobei Männer doppelt so häufig betroffen sind. Studien ergaben, dass fast 90 % der Opiatabhängigen unter 30 Jahre sind. Cannabis nimmt weltweit den ersten Platz ein – mit geschätzten 200–300 Mio. Konsumenten. Die Rolle von Heroin nimmt zugunsten sog. Designerdrogen (wie Ecstasy) ab.

Klinik
Interindividuell hängt die jeweilige Wirkungsweise von vielen verschiedenen Faktoren ab, wie z. B. Geschlecht, Gewicht, Gewöhnung, Metabolismus, Dosis und Applikationsart (i. v., oral, geschnupft) (▶ Tab. 22.1).
Intoxikationen durch Drogen oder Medikamente werden in entsprechenden internistischen Lehrbüchern detailliert besprochen, eine kurze Zusammenstellung findet sich in ▶ Kapitel 25.
Das Abhängigkeitspotenzial ist durch die Substanz bedingt, wobei Opioide, Stimulanzien und Barbiturate das höchste Suchtpotenzial besitzen, also schon nach wenigem, manchmal einmaligem Konsum zur Abhängigkeit führen.
Aber das Abhängigkeitspotenzial ist nicht allein entscheidend für die Gesundheitsgefährdung durch eine Substanz. Vermeintlich „harmlose" Drogen wie Cannabis oder Ecstasy werden häufig zur „Einstiegsdroge" und entwickeln dadurch ihre „Gefährlichkeit". Unter Ecstasy sind aber bereits tödlich verlaufende Dehydrationszustände (exzessives Tanzen, Schwitzen, keine Flüssigkeitsaufnahme), die über Temperaturerhöhungen, Elektrolytentgleisungen bis zum akuten Nierenversagen mit Rhabdomyolyse und Verbrauchskoagulopathie reichen können, beobachtet worden. Liquid Ecstasy ist eine farblose Substanz, die als K. o.-Tropfen oder Date-Rape-Drug bekannt wurde, weil sie je nach Dosierung innerhalb von 15 min zu starker Müdigkeit führen kann, schnell abgebaut wird und somit nicht lange nachweisbar bleibt. Sie wird als Partydroge wegen der zunächst euphorisierenden Wirkung konsumiert, ist chemisch nicht mit Ecstasy (NMDA) verwandt, sondern ein Gamma-Hydroxybuttersäure-Derivat (GHB).

Drogenkonsum und schizophrenietypische Störungen stehen häufig in Zusammenhang. So treten z. B. unter Cannabiskonsumenten schizophrene Störungen deutlich häufiger auf als in der Normalbevölkerung. Auf der anderen Seite konsumieren schizophrene Patienten in der akuten Krankheitsphase auch mehr Cannabis. Halluzinoge

Tab. 22.1: Drogenmissbrauch in der Übersicht.

Droge/Medikament	Typisierung	Einnahme	Biologischer Wirkmechanismus	Nachweis	Abhängigkeit und Symptomatik
Cannabis (Hauptwirkstoff THC)	Haschisch: Harz Marihuana: Blüten und Blätter	Rauchen, Essen, Inhalation	Über Endocannabinoid-System	Im Urin bei regelmäßigem Konsum bis zu etwa 4 Wochen nachweisbar	Psychische Abhängigkeit, keine körperliche Abhängigkeit. Körperliche Symptome: konjunktivale Injektion, Schwindel, Mundtrockenheit, Tachykardie, verstärktes Hungergefühl. Psychische Symptome: Euphorie, Sedierung, kognitive und Wahrnehmungsstörungen, Realitätsveränderungen (Raum, Zeit), Angst, Depression, Horrortrips und Flashbacks sind möglich, amotivationales Syndrom
Halluzinogene	LSD, Mescalin, Psilocybin	Pillenform, LSD-getränkte „tickets" (Papierstückchen in Größe einer Briefmarke)	Stimulierung zentraler Serotoninrezeptoren	Urin	Unterschiedlich starke psychische Abhängigkeit. Keine körperliche Abhängigkeit, aber Toleranzbildung. Körperliche Symptome: Tachykardie, Schwitzen, Mydriasis, Schwindel, Übelkeit. Psychische Symptome: Wahrnehmungsveränderungen in einem Zustand völliger Wachheit (v. a. Intensivierung, sog. Pseudohalluzinose), Euphorie, aber auch Horrortrips, Angst und Depression möglich, Halluzinationen, Glücksgefühle, Komplikationen: Flashbacks, induzierte Psychosen
Opioide (besitzen das höchste Abhängigkeitspotenzial unter den Drogen)	Morphin, Heroin (potenter und lipidlöslicher als Morphin), Methadon	I. v., oral, Schnupfen, therapeutisch als Schmerz-, Husten und Narkosemittel	Stimulation von Opioidrezeptoren	Haarfollikel, auch Screening im Urin möglich	Psychische und körperliche Abhängigkeit, Toleranzentwicklung. Körperliche Symptome: Analgesie, Bradykardie, Hypotonie, Tremor, Hypothermie, Obstipation, Miosis, Atemdepression, ggf. Koma. Psychische Symptome: initial Euphorie, gefolgt von Entspannung, Sedierung, aber auch Dysphorie, Rausch, Apathie, Wahrnehmungsstörungen, Aphasie, Psychosen
Stimulanzien	Amphetamine (Speed), Ecstasy	Oral	Aktivierung von Dopaminrezeptoren Wiederaufnahmehemmung von Noradrenalin (bei Ecstasy auch von Serotonin)	Urin	Vermutlich psychische, aber keine körperliche Abhängigkeit, Toleranzentwicklung. Körperliche Symptome: Tachykardie oder Bradykardie, Hyper- oder Hypotonie, Mydriasis, Tremor. Psychische Symptome: Euphorie, Glücksgefühl, vermindertes Schlaf- und Ruhebedürfnis, verminderter Appetit, gesteigertes Selbstbewusstsein, Enthemmung, sexuelle Erregung, Wahrnehmungsstörungen, paranoide Psychosen
Kokain		Intranasal durch Schnupfen, i. v., Rauchen (Crack)	Aktivierung dopaminerger Neurone im mesolimbischen und mesokortikalen System	Blut, Urin, Haarfollikel	Starke psychische, keine körperliche Abhängigkeit. Körperliche Symptome: wie Amphetamine, zusätzlich Nasenseptumschäden durch intranasalen Gebrauch. Psychische Symptome: wie Amphetamine

können psychotische Episoden auslösen. Psilocybin wird in dem Zusammenhang in der Forschung genutzt und zur Auslösung von „Modellpsychosen" eingesetzt.
Die Kriminalitätsrate ist unter Drogenabhängigen sehr hoch (Beschaffungskriminalität).

> Grundsätzlich sollte schizophrenen Patienten vom Drogenkonsum abgeraten werden, damit sie ihren Gesundheitszustand nicht weiter verschlechtern.

Komorbidität
Bei über 50 % der Patienten mit Drogenmissbrauch findet sich zusätzlich mindestens eine andere psychische Störung, oft Depressionen, Manien, Schizophrenien und Persönlichkeits- oder Verhaltensstörungen. Diese Störungen entwickeln sich häufig bereits im Vorfeld des Drogenkonsums.
Als körperliche Folgen oder Begleitkrankheiten treten oft HIV-Infektion durch unvorsichtige Verhaltensweisen wie „needle sharing", Hepatitis B und/oder C (ebenfalls durch mehrmals benutzte Nadeln) und arteriovenöse Fisteln oder Abszesse durch Nadelinjektionen auf.

Diagnostik und Differenzialdiagnose
Eine ausführliche Anamnese zum Ausmaß des Konsums ist unerlässlich. Zudem sollten erste Kontakte mit der Droge und Gründe für die Einnahme erörtert werden. Bei der körperlichen Untersuchung sollte nach Injektionsstellen gesucht werden sowie nach Verletzungen, die ggf. im Rausch entstanden sind, z. B. als Folge eines Sturzes oder im Sinne einer Selbstverletzung. Die Labordiagnostik sollte Infektionskrankheiten wie AIDS und Hepatitis umfassen, genauso ein Drogenscreening im Urin sowie ggf. eine Haarfollikelanalyse.
Differenzialdiagnostisch müssen andere psychiatrische Erkrankungen, Schädel-Hirn-Traumen, Hypoglykämie und andere akute somatische Erkrankungen ausgeschlossen werden.

> Das Urindrogenscreening ist zwar sehr sensitiv, liefert aber in bis zu einem Drittel falsch-positive Ergebnisse. Eine quantitative Bestimmung erfolgt über kostenintensivere spezifische Immunassays. Bestimmte moderne „Partydrogen" (z. B. Liquid Ecstasy) werden mit dem Urinscreening nicht erfasst.

Therapie
Akute Intoxikationen oder Entzugsbehandlungen als Auflage nach Straffälligkeiten führen Betroffene oft erst in die Behandlung. Die Therapie der Abhängigkeit von Substanzen, die eine körperliche Abhängigkeit verursachen, vornehmlich Opoide, wird nach den Prinzipien der Therapie von Alkoholabhängigen durchgeführt (▶ Kap. 21). Sie beginnt mit der **Kontakt-** und **Motivationsphase,** in der niederschwellige Angebote zum Schutz vor Komplikationen gemacht werden, z. B. Bereitstellung sauberer Injektionsnadeln und Kondome, Aufklärung, Fixerräume, Erste-Hilfe-Maßnahmen und Impfprogramme. Außerdem werden soziale Hilfestellungen gegeben (z. B. Sozialdienst).
Danach folgt der **Entzug.** Dieser sollte im Rahmen einer „qualifizierten Entgiftung" stattfinden. Das heißt, dass zusätzlich Motivationsgespräche zur langfristigen Entwöhnung und psychotherapeutische Interventionen parallel mit dem Entzug erfolgen. Der Entzug wird i. d. R. stationär durchgeführt.
Die abrupte Abstinenz ohne medikamentöse Unterstützung wird als **kalter Entzug** bezeichnet, der ohne ärztliche Betreuung lebensgefährlich sein kann. Erfolgt der Entzug mit medikamentöser Unterstützung, spricht man vom **warmen Entzug.** Zum Einsatz kommen folgende Medikamente:

- **Methadon** bei Opioidabhängigkeit dient als Ersatzstoff, der ein eigenes Suchtpotenzial besitzt, aber weniger ausgeprägte körperliche und psychische Entzugssymptome zeigt. Unter ärztlicher Kontrolle wird Methadon langsam ausgeschlichen.
- **Diazepam** wird bei schweren Unruhezuständen und Schlafstörungen eingesetzt.
- **Clonidin** beugt vegetativen Entzugssymptomen vor (Tachykardie, Hypertonie) und wirkt nebenbei auch sedierend. Ebenso werden sedierende Antidepressiva und niedrigpotente, ebenfalls sedierende Antipsychotika eingesetzt. **Naloxon** (Opioidrezeptorenblocker) wird bei einem forcierten Entzug (oft kombiniert mit starker Sedierung) verwendet.

Je nach Droge und Medikament kann bei Intoxikationen eine akute Therapie notwendig werden. Drogeninduzierte Psychosen müssen ggf. mit Antipsychotika behandelt werden.
An den Entzug schließt sich die **Entwöhnungsphase** an, mit dem langfristigen Ziel der Abstinenz. Nur 10–20 % der Opiatabhängigen erreichen dieses Ziel. Diese Phase kann ambulant oder stationär in einem Zeitraum von 6–12 Monaten erfolgen. Medikamentös kann man den Weg durch **Naltrexon** als Anticravingsubstanz unterstützen. Entscheidend ist v. a. die psycho- und sozialtherapeutische Begleitung der Betroffenen. In der therapeutischen Gemeinschaft finden sie Ersatzstrukturen, die ihnen Nachreifungsprozesse erleichtern und Problemlösungen anbieten. Die berufliche und sozialen Rehabilitation und Reintegration sind weitere wichtige Bausteine der Entwöhnungsbehandlung. Dieses Ziel kann häufig nur mit einer ambulanten **Substitutionsbehandlung** erreicht werden. Methadon, L-Methadon oder Buprenorphin werden dabei von legalisierten suchtmedizinischen Arztpraxen nach speziellen Richtlinien verabreicht. So werden körperliche Entzugssyndrome unterdrückt. Der Ersatzstoff wird dann individuell über einen längeren Zeitraum ausgeschlichen. Die Substitutionstherapie erleichtert eine Stabilisierung der körperlichen und psychischen Gesundheit, soll den Patienten von der „Drogenszene" befreien, ihn vor Kriminalität schützen und eine Wiederaufnahme einer beruflichen Tätigkeit ermöglichen. Entwöhnungsbehandlung von Drogen, deren Abhängigkeitspotenzial geringer oder deren körperliche Abhängigkeit nicht gegeben ist, werden meistens ambulant durchgeführt. Den Betroffenen werden dabei motivationsfördernde Gesprächstherapien und Beratungsgespräch sowie spezielle kognitiv-verhaltenstherapeutische Interventionen angeboten. Sie zielen auf den Umgang mit potenziellen Risikosituationen, wie Frust, Ärger, Depression und Überschätzung der eigenen Selbstkontrolle. Gleichzeitig helfen sie beim Aufbau von Verhaltensalternativen zur Sucht. Auch kommen Gruppentherapien zum Einsatz. Besonderes Augenmerk gilt den psychiatrischen Begleiterkrankungen, wie z. B. Depressionen. Medikamentös können diese Entwöhnungsbehandlungen symptomatisch unterstützt werden. So finden z. B. beruhigende und schlaffördernde Antidepressiva (z. B. Doxepin) Anwendung.

Medikamentenabhängigkeit
Schlaf- und Beruhigungsmittel (Barbiturate und Benzodiazepine) und Schmerzmittel (Analgetika) sind Abhängigkeit induzierende Medikamente. An erster Stelle der missbräuchlich eingenommenen Medikamente stehen **Benzodiazepine (BZD),** gefolgt von **Analgetika** und **Barbituraten.** Benzodiazepine werden als Anxiolytikum oder Hypnotikum (Schlafmittel) eingesetzt. Aber auch

Anxiolytika haben eine sedierende Komponente. Barbiturate werden wegen der geringen therapeutischen Breite, also der gesundheitsschädigenden Wirkung bei größerer Dosierung, und wegen dem hohen Abhängigkeitspotenzial zur Verschreibung als Schlafmittel nicht mehr empfohlen. Zu den Analgetika gehören verschiedenen Substanzgruppen (z. B. Pyrazolonderivate, Salicylate, Ergotamine), die zur Schmerzlinderung eingesetzt werden. Analgetika werden häufig als Mischpräparate eingenommen, denen Koffein, Benzodiazepine, Barbiturate oder Opioide zugesetzt sind. Eine Abhängigkeit von den Präparaten bleibt oft unentdeckt.

Tab. 22.2: Übersicht über suchterzeugende Medikamente.

Medikamententyp	Substanzen	Intoxikation	Entzug
Hypnotika	Barbiturate BZD-/Non-Benzodiazepin-Hypnotika	Verwaschene Sprache Gangunsicherheit, Koordinationsstörungen, Nystagmus, Aufmerksamkeits-, Gedächtnisstörungen, Kreislauf- und Atemdepression, Koma	Hyperaktivität des vegetativen Nervensystems mit Tremor, Schwitzen, Tachykardie, Angst, Schlafstörung, Aggressivität, Unruhe; Muskelschmerzen, Diarrhö, ggf. kognitive Störungen, epileptische Anfälle/Delir
Anxiolytika	BZD		
Analgetika	Opoide (z. B. Tamadol), Pyrazolonderivate, Salicylate, Mischpräparate (z. B. Analgetika plus Koffein)		Kopfschmerzen, Schlafstörungen, depressive Zustände, Ängste, Diarrhö, Tremor, ggf. epileptische Anfälle/Delir

Epidemiologie und Komorbidität

Die Medikamentenabhängigkeit in Deutschland wird auf fast 2 Mio. Menschen geschätzt, wobei Benzodiazepine und Analgetika überwiegen. Die BZD-Verordnung ist in den letzten Jahren zugunsten der Non-BZD-Hypnotika (Z-Präparate: Zopiclon®, Zolpidem®) zurückgegangen. Aber auch Non-BZD-Hypnotika haben ein Abhängigkeitspotenzial!
Personen, bei denen häufig zusätzlich ein Missbrauch von Medikamenten festgestellt wird, sind Opioidabhängige, Alkoholkranke, Menschen mit Persönlichkeitsstörungen und chronische Schmerzpatienten, wobei Letztere sowie Insomniepatienten häufig eine „Low-Dose-Abhängigkeit" aufweisen. Low-Dose-Abhängigkeit bedeutet eine Abhängigkeit von einer therapeutischen Dosis, die in der Regel nicht zur Steigerung der Dosis führt, aber bei Langzeitgebrauch nach Absetzen zu deutlichen Absetzphänomenen führt.

> Abhängigkeit induzierende **Anxiolytika** und **Hypnotika** sollten nur unter strenger Indikationsstellung verordnet und nicht länger als 4 Wochen regelmäßig eingenommen werden.

Rebound-Effekte sind häufig bei kurzwirksamen Benzodiazepinen zu beobachten, bei denen die Symptome, derentwegen das Medikament eingenommen wurde (Schlaflosigkeit, Angst etc.), in verstärkter Form wieder auftreten. In der Regel klingen diese aber nach wenigen Tagen wieder ab.

Klinik

Benzodiazepine, Non-Benzodiazepin-Hypnotika und Barbiturate wirken über direkte oder indirekte Verstärkung der hemmenden GABAergen Wirkung entspannend, sedierend, muskelrelaxierend und je nach Präparat Angst lösend bzw. schlaffördernd. Analgetika beeinflussen zentral (z. B. über Opiatrezeptoren) oder peripher (z. B. über Prostaglandine) das Schmerz modulierende System.
Obwohl es kleine Substanzunterschiede in der Symptomatik der Intoxikations- und Entzugserscheinungen gibt, werden in
▶ Tabelle 22.2 wichtig Kennzeichen zusammengefasst, die Anxiolytika und Hypnotika gemeinsam haben und den Arzt zu einem Substanzscreening veranlassen sollten.
Bei Benzodiazepinen und Barbituraten muss ein „Hang-over-Effekt" beachtet werden, der v. a. bei älteren Menschen auftritt, die die Substanzen langsamer verstoffwechseln. Es kommt zu einer Kumulation der Substanzen und einer relativen Überdosierung, die bei Benzodiazepinen mit Stürzen und Frakturen und bei Barbituraten mit Atemdepressionen und ggf. tödlichen Folgen einhergehen können.

Therapie

Wegen der Gefahr eines Krampfanfalls bzw. der Entwicklung eines Delirs findet der Entzug von BZD **immer** fraktioniert statt. Das stufenweise Absetzen kann über Wochen bis Monate erfolgen, wobei die Reduktion v. a. der letzten Dosen möglichst langsam und mit Intervallen von mindestens 1 Woche erfolgen sollte. Barbiturate werden ebenfalls gestuft abgesetzt.

> Beim Entzug von BZD und Barbituraten besteht ein erhöhtes Risiko für die Entwicklung eines Krampfanfalls bzw. Delirs!

Sind aus der Vorgeschichte bereits Krampfanfälle bekannt, sollte vor Entzug ein Antikonvulsivum (z. B. Carbamazepin oder Valproinsäure) verordnet werden. Begleitend können bei Ängstlichkeit oder Schlafstörungen sedierende Antidepressiva oder niedrigpotente Antipsychotika verabreicht werden. Der Entzug sollte von motivationsfördernden ambulanten Gesprächsterminen unterstützt werden, bei wiederholtem oder kompliziertem Entzug (Polytoxikomanie, Begleiterkrankungen etc.), kann dieser auch stationär stattfinden.
Der Entzug von Analgetika richtet nach den jeweiligen Inhaltsstoffen. Er kann ggf. abrupt erfolgen, wenn dies vom Patienten toleriert wird. Alternativ können auch hier unterstützend sedierende Antidepressiva eingesetzt oder bei problematischen Fällen ein stationärer Entzug durchgeführt werden.

ZUSAMMENFASSUNG

- Die Behandlung der Drogenabhängigkeit ist häufig langwierig. Sie erfolgt wie die Therapie der Alkoholabhängigkeit in mehreren Schritten. Wichtig ist zunächst die Kontakt- und Motivationsphase, in der die Verringerung der Komplikationen im Vordergrund steht und der Abhängige einen niederschwelligen Zugang zu Hilfsangeboten erhält.
- Anzustreben ist langfristig die Abstinenz und nicht der reduzierte Substanzkonsum. In der Entzugsphase werden unterstützend je nach Droge verschiedene Medikamente eingesetzt. Für eine dauerhafte Abstinenz ist eine Psychotherapie zur Beratung und Stabilisierung des Suchtkranken unabdingbar.
- Häufig müssen Suchtkranke auch bei dem Aufbau einer neuen beruflichen und privaten Existenz unterstützt werden, die Kriminalisierung unter Drogenabhängigen ist sehr hoch.
- Die größte Bedeutung unter den Abhängigkeit erzeugenden Medikamenten kommt den Hypnotika, Anxiolytika und Analgetika – hier besonders den Mischpräparaten – zu. Benzodiazepin ist dabei die am häufigsten eingesetzte Substanz. Medikamente mit Suchtpotenzial sollten daher nur nach sorgfältiger Prüfung der Indikation und zeitlich befristet verordnet werden.
- Überdosierungen und Intoxikationen sind abhängig von der unterschiedlichen therapeutischen Breite der Präparate und führen bei Barbituraten und Bezodiazepinen von neurologischen Ausfallserscheinungen bis hin zu Kreislauf- und Atemdepression und Koma.
- Gefürchtete Entzugserscheinungen sind epileptische Anfälle oder ein Delir. Sogenannte Rebound-Phänomene treten kurzzeitig nach Absetzen der Substanz auf und zeigen eine verstärkte Symptomatik der Ursprungsbeschwerden.
- Benzodiazepine und Barbiturate sollten fraktioniert abgesetzt werden, um schwerwiegende Entzugssymptome zu verhindern. Der Entzug sollte von motivationsfördernden Gesprächen begleitet und ggf. symptomatisch mit nicht Sucht erzeugenden Medikamenten unterstützt werden.

23 INTELLIGENZMINDERUNG, ENTWICKLUNGS- UND VERHALTENSSTÖRUNGEN

Die internationale Klassifikation psychischer Störungen unterteilt folgende Erkrankungsgruppen, die sich in der Kindheit und Jugend entwickeln:
- Intelligenzminderung
- Entwicklungsstörungen
- Verhaltens- und emotionale Störungen

Zur Diagnose und Behandlung von Störungen im Kindes- und Jugendalter ist die Kenntnis über normale Entwicklungsabläufe Voraussetzung. Einen Überblick über die normale kindliche Entwicklung gibt ▶ Abb. 23.1.
In diesem Kapitel wird nur auf die Störungen eingegangen, die sich in der Kindheit entwickeln und im Erwachsenenalter persistieren und als solche von differenzialdiagnostischer Bedeutung sind. Darüber hinaus sei auf Lehrbücher der Kinder-und Jugendpsychiatrie verwiesen.

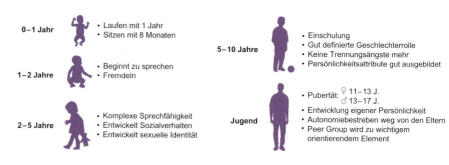

Abb. 23.1: Normale kindliche Entwicklung. [E905]

Intelligenzminderung

Eine Intelligenzminderung ist eine geistige Entwicklungsstörung, die mit unterdurchschnittlichen intellektuellen Leistungen einhergeht. Die Intelligenzminderung kann angeboren oder bei der Geburt erworben sein. Sie beeinflusst sprachliche, motorische und soziale Fähigkeiten. Synonyme sind Oligophrenie, mentale Retardierung, geistige Behinderung, Imbezillität.

Klassifikation
Es bestehen verschiedene **Schweregrade** der Intelligenzminderung, gemessen am Intelligenzquotienten (IQ) (▶ Tab. 23.1).

Ätiologie und Epidemiologie
Die Ursachen einer Intelligenzminderung sind vielfältig (▶ Abb. 23.2).
Für einen großen Anteil der Intelligenzminderung lässt sich keine eindeutige Ursache bestimmen. Genetische Ursachen können in etwa 15 % der Fälle ausgemacht werden. Beispiele für genetische Erkrankungen sind das Down-Syndrom und das Fragile-X-Syndrom. In der Bevölkerung finden sich Intelligenzminderungen in weniger als 3 % der Fälle. Schwerste Formen sind selten (< 1 %). Jungen sind häufiger betroffen als Mädchen. Das Risiko einer Intelligenzminderung erhöht sich mit Intelligenzminderung eines Elternteils.

Komorbiditäten
Bei über 40 % der Patienten mit Intelligenzminderung findet sich ein gleichzeitig vorkommendes psychiatrisches Krankheitsbild, z. B. Persönlichkeitsstörungen, Schizophrenien, affektive Störungen, Angst- oder Zwangsstörungen. Außerdem finden sich oft ADHS-Syndrome und Verhaltensstörungen, die häufig auch mit einem Abusus von Drogen oder Alkohol einhergehen.

Diagnostik und Differenzialdiagnosen
- Familienanamnese
- Frühkindliche Entwicklung
- Aktuelle Entwicklungsretardierung? (Sprache, Motorik, Sozialisierung, IQ-Test)
- Internistische, neurologische, psychologisch-psychiatrische Untersuchung und ggf. Testung
- Bei Verdacht auf Vorliegen eines Syndroms sollte man dies genetisch abklären.

> Bei einer **Demenz** gehen bereits erworbene Intelligenzleistungen wieder verloren. Sie muss von der Intelligenzminderung abgegrenzt werden.

Therapie
Die Behandlung erfolgt in der Regel symptomatisch. Zur Behandlung von Stoffwechselstörung oder Infektionen, die die Intelligenzminderung bedingen, sei auf Lehrbücher der Kinder- und Jugendmedizin verwiesen.
Ziel der symptomatischen Therapie ist die **Förderung der Eigenständigkeit** der Betroffenen. Dies kann über folgende Maßnahmen erreicht werden:
- Spezielle Förderschulen, Kunst- oder Musiktherapie, Beschäftigungstherapie
- Physiotherapie
- Verhaltenstherapie
- Unterstützung der Familien
- Eingehen auf die emotionalen Bedürfnisse der Kinder

Tab. 23.1: Einteilung der Intelligenzminderung.

IQ-Wert	Bezeichnung
100–91	Normale Intelligenz
90–70	Grenzdebilität, auch Lernbehinderung
69–50	Mittelgradige Intelligenzminderung (früher: Debilität, Imbezillität)
49–35	Schwere Intelligenzminderung (früher: geistige Behinderung)
< 20	Schwerste Intelligenzminderung (früher: Idiotie)

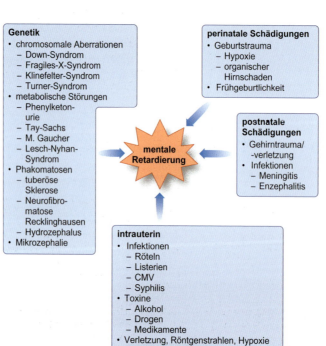

Abb. 23.2: Ätiologie mentaler Retardierung. [E905]

Kinder- und Jugendpsychiatrie

- Arbeitsmöglichkeiten, z. B. in speziellen Werkstätten
- Betreute Wohneinrichtungen
- Medikamentöse Therapie ggf. zur Linderung einer Hyperaktivität oder aggressiver Durchbrüche: niederpotente Antipsychotika, Methylphenidat (Ritalin®)

Entwicklungsstörungen

Zu den Entwicklungsstörung zählen nach ICD-10 (s. Lehrbücher der Kinder- und Jugendpsychiatrie):
- Umschriebene Entwicklungsstörungen der Sprache und des Sprechens (z. B. Artikulationsstörungen, Sigmatismus, erworbene Aphasie)
- Umschriebene Entwicklungsstörungen
- Entwicklungsstörung der schulischen Fertigkeiten (z. B. Lese- und Rechtschreibestörung)
- Tiefgreifende Entwicklungsstörungen (z. B. Autismus)

Tiefgreifende Entwicklungsstörungen

Tiefgreifende Entwicklungsstörungen betreffen mehrere Entwicklungsbereiche des Kindes und sind dementsprechend für die Betroffenen schwerwiegender und beeinträchtigen das Leben deutlich stärker als umschriebene Störungen.

Autismus

Als Autismus bezeichnet man den extremen Rückzug von der Umwelt. Stark beeinträchtig sind dabei die Kommunikation und soziale Interaktion. Es bilden sich ganz umschriebene stereotype Verhaltensweisen sowie ein Einschränkung der kognitiven Fähigkeiten heraus. Man unterscheidet den Kanner-Typ (frühkindlicher Autismus) vom Asperger-Typ (▶ Tab. 23.2).

Ätiologie

Neben Umwelteinflüssen und Hirnschädigungen werden v. a. genetische Faktoren als Ursachen diskutiert. Die synaptische Verschaltung und dendritische Verzweigung in Hirnarealen, die für soziale Interaktionen von Bedeutung sind, sind bei Betroffenen weniger stark ausgebildet.

Klinik und Verlauf

Kinder mit frühkindlichem Autismus fallen bereits im 1. Lebensjahr durch das Ausbleiben des Antwortlächelns und mangelnden Blickkontakt gegenüber der Mutter auf. Es bestehen eine Nichtbeachtung wesentlicher Sinnesreize im visuellen und akustischen Wahrnehmungsbereich sowie eine völlige bzw. weitgehende Abkapselung von der belebten Umwelt. Bestimmte stereotype Verhaltensmuster oder spezielle Interessen bestimmen die Aktivität des Kindes, z. B. ritualisierte Bewegungsabläufe (Schaukeln, Abtasten von Gegenständen) oder das Beschäftigen mit bestimmten Themen (z. B. Aufstellungen und Siege von Fußballspielen, Fahrtrouten von Zügen). Diese Kinder haben ausgeprägte Veränderungsängste: Eine zwanghafte Ordnung der näheren Umgebung und des Tagesablaufs müssen eingehalten werden. Die Sprachentwicklung sowie die Intelligenz sind in unterschiedlichem Ausmaß gestört.
Da sich die Störung sehr früh manifestiert, wird sie hauptsächlich in der Kinder- und Jugendpsychiatrie diagnostiziert und behandelt (s. Lehrbücher Kinder-/Jugendpsychiatrie). Eine starke Behinderung findet sich in mehr als der Hälfte der Fälle.
Beim **Asperger-Autismus** stehen die soziale Interaktionsstörung und die speziellen Interessen des Patienten im Vordergrund des klinischen Bildes. Kinder entwickeln nach dem 3. Lebensjahr nur sehr begrenztes Interesse an der Umwelt. Ihnen fehlt die Fähigkeit, sich in andere Menschen hineinzuversetzen, sich deren Gedanken, Gefühle und Erleben vorzustellen und zu verstehen und dementsprechend vorausschauend zu handeln („Theory of mind"). Die Sprache ist in der Regel flüssig und gut ausgebildet, wird aber eher in monologisierender Form eingesetzt, denn zur gegenseitigen Kommunikation. Ironie oder Abstraktionen werden nicht verstanden. Der Blickkontakt ist flüchtig, die Mimik unbeteiligt. Die Patienten pflegen häufig spezielle, nutzlos erscheinende Interessen, mit denen sie sich exzessiv beschäftigen (z. B. Bundesligatabelle, Zahlenspiele) und für die sie über besondere Fähigkeiten (z. B. Rechnen oder Gedächtnis) verfügen. Dies sind die sog. **Inselbegabungen.** Stereotypien sind weniger stark ausgeprägt als beim Kanner-Autismus, aber auch hier spielen die Angst vor Veränderung und ritualisierte Tages- und Handlungsabläufe eine wichtige Rolle. Die soziale Prognose der Patienten ist besser als beim Kanner-Autismus. Schwierigkeiten entstehen häufig in Übergangsphasen (z. B. von Schule zum Beruf) oder in der Pubertät. Der Leidensdruck entsteht bei den Betroffenen oft erst im sozialen Leben, an dem sie nicht adäquat teilnehmen können. Patienten entwickeln dann häufig Depressionen.

Komorbiditäten

Neben der Depression kann das Asperger-Syndrom gemeinsam mit ADHS und Schizophrenien auftreten.

Diagnostik und Differenzialdiagnose

Eine genaue Anamnese und standardisierte Interviews und Verhaltensbeobachtungen stellen die Grundlage der Diagnose (s. Lehrbücher Kinder/Jugendpsychiatrie). Andere Entwicklungsstörungen sowie infantile Degenerationssyndrome oder Intelligenzminderung und komplexe Zwangsstörungen müssen ausgeschlossen werden. Das Seh- und Hörvermögen sollte ebenfalls überprüft werden.
In der Erwachsenenpsychiatrie sollte bei Verdacht auf schizotype oder schizoide Persönlichkeitsstörungen auch an einen Asperger-Autismus gedacht bzw. ausgeschlossen werden. Weitere DD sind Zwangsstörungen, soziale Phobie und Tic-Störungen, die auch komorbid vorkommen können.

Therapie

Entscheidend für die Prognose ist die frühzeitige Diagnose und Therapie. Entlastende und beratende Gespräche mit Eltern und eine störungsspezifische Verhaltenstherapie, die Alltagsfähigkeiten und soziale Fertigkeiten und Eigenaktivität fördert und störendes Verhalten abbaut, sind klassische

Tab. 23.2: Unterschiede zwischen den beiden Autismus-Typen.

	Typ Asperger	Typ Kanner
Epidemiologie	Fast nur Jungen betroffen, 3:10.000	Jungen : Mädchen = 4:1, 10/10.000
Beginn	2.–5. Lj.	Vor 3. Lj.
Symptomatik	Wie Kanner-Typ, aber weniger stark ausgeprägt, späte motorische Entwicklung bei normaler Sprachentwicklung und normaler Intelligenz, spezielle Interessen	Mangelnder Blickkontakt, motorische Stereotypien, fehlende emotionale und soziale Entwicklung, keine oder verzögerte Sprachentwicklung, ca. 35 % der Kinder entwickeln zerebrale Krampfanfälle, panikartige Reaktion auf jegliche Veränderung
Intelligenz	Normal bis hoch	Niedrig
Sprache	Normale Sprachentwicklung, z. T. aber eigenwillige, monotone, aber elaborierte Sprache	Retardiert, typisch sind Wortneubildungen, Wiederholungen, Nachsprechen (Echolalie); 30 % der Kinder bleiben stumm.
Entwicklung	Sprechen vor Laufen, Ausbilden spezieller Interessen, Kind wirkt frühreif	Laufen vor Sprechen, Kind wirkt retardiert

23 Intelligenzminderung, Entwicklungs- und Verhaltensstörungen

Bestandteile der Therapie. Diese kann von Logo- oder Ergotherapie begleitet sein. Weitere wichtige Interventionen sind berufs- oder ausbildungsbegleitenden soziotherapeutische Interventionen (v. a. Asperger-Autismus), therapeutische Wohnhilfen (betreutes Wohnen, Wohngruppen oder stationäre therapeutische Einrichtungen) und Selbsthilfe- bzw. Angehörigengruppen. Eine vollständige Heilung ist nicht zu erreichen, aber eine soziale Adaption und ein besserer Umgang mit den störungsspezifischen Problemen kann erreicht und der Leidensdruck der Betroffenen und ihrer Familien vermindert werden.
(Filmtipp: **„Rain Man"** mit Dustin Hoffmann und Tom Cruise zeigt einen Autisten mit eingeschränkten kognitiven Fähigkeiten und einigen außergewöhnlichen Begabungen.)

Verhaltens- und emotionale Störungen in Kindheit und Jugend

Zu den Verhaltens- und emotionalen Störungen in Kindheit und Jugend gehören:
- Hyperkinetische Störungen (z. B. ADHS – Aufmerksamkeitsdefizit-Hyperaktivitätssyndrom)
- Störungen des Sozialverhaltens
- Emotionale Störungen (z. B. Angststörungen mit Trennungsangst)
- Störungen sozialer Funktionen (z. B. elektiver Mutismus)
- Tic-Störungen
- Ausscheidungsstörungen
  - Enuresis (Einnässen)
  - Enkopresis (Einkoten)
- Sprechstörungen (Poltern/Stottern)
- Schlafstörungen
  - Pavor nocturnus
  - Schlafwandeln

Aufmerksamkeitsdefizit-Hyperaktivitätssyndrom (ADHS)

Das ADHS wird in der ICD-10 als hyperkinetische Störung bezeichnet. Klinische Fälle, die sich nur in einem Aufmerksamkeitsdefizit äußern, werden als ADS bezeichnet.
Das ADHS ist gekennzeichnet durch die Symptomentrias
- Aufmerksamkeitsstörung,
- Hyperaktivität (motorische Unruhe, „Zulaut-Sein") und
- Impulsivität bzw. Impulskontrollstörung.

Klinik
Der Beginn der Symptomatik fällt meist in die ersten Lebensjahre (vor dem 7. Lebensjahr), die Störung äußert sich situationsübergreifend (d. h. zu Hause, in Schule/Kindergarten und bei Freunden). Typischerweise treten Aufmerksamkeits- und Konzentrationsstörungen auf. Es besteht eine hohe Ablenkbarkeit, geringes Durchhaltevermögen und niedrige Frustrationstoleranz. Jungen sind häufiger motorisch hyperaktiv und können entsprechend nicht ruhig sitzen bleiben. Stimmungsschwankungen mit Wutausbrüchen, Streitigkeiten und gesteigerter Impulsivität sind weitere Symptome, aber auch depressive Episoden sind möglich.
Zu Konflikten in der Schule und im Elternhaus führen häufig die geringe Anerkennung von Autoritäten und die Regelverstöße. Probleme mit Mitschülern oder Freunden ergeben sich zusätzlich aus dem gestörten Sozialverhalten.
Kinder mit ADHS sind häufig „risikoblind", setzen sich Gefahren aus, haben Unfälle und erleiden Verletzungen (z. B. Stürze, Knochenbrüche, Verbrennungen).
ADHS heilt normal nicht bis zum Eintritt ins Erwachsenenalter aus, über die Hälfte leidet auch weiterhin unter der Symptomatik, aber häufig erreichen Betroffene über eine Auswahl eines der Störung angepassten Berufs und durch Copingstrategien eine Abflachung des Leidensdrucks. Die Hyperaktivität nimmt eher ab, allerdings kommen häufig Minderwertigkeitsgefühle im Erwachsenenalter hinzu und schnell wechselnde Gefühlslagen belasten die Patienten.

Epidemiologie
Mit einer Prävalenz von 3–5 % gehört das ADHS zu den häufigsten Erkrankungen im Kindesalter. Jungen sind im Verhältnis 4:1 betroffen. Im Erwachsenenalter kommt es zu einer Abschwächung der Symptomatik und zu einem Geschlechterausgleich.

Ätiologie und Komorbidität
Sowohl genetische als auch neurobiologische Faktoren (Ungleichgewicht der Neurotransmitter im frontalen Bereich und in den Basalganglien) werden als Ursache diskutiert. Die Erziehung und soziale Faktoren spielen eine wohl eher untergeordnete Rolle, worauf auch die Geschlechterverteilung (Jungen : Mädchen = 4 : 1) und Zwillingsstudien hindeuten. Weiter ist anamnestisch der Schwangerschafts- und Geburtsverlauf zu erfragen (Nikotin-, Alkohol- oder Drogenabusus in der Schwangerschaft bzw. Sauerstoffmangel während der Geburt als mögliche ätiopathogenetische Faktoren).
ADHS kann zusammen mit affektiven Störungen (v. a. depressive Störungen, bipolare Störungen), Störungen des Sozialverhaltens, anderen Verhaltensstörungen, Angst- und Persönlichkeitsstörungen, Drogen- oder Alkoholabusus, Asperger-Autismus und Tic-Störungen auftreten.

Diagnostik
Organische Ursachen müssen ausgeschlossen werden, indem eine eingehende neurologische Untersuchung, die Ableitung eines EEG, der Laborstatus und eine internistische Abklärung erfolgen. Zur Standarduntersuchung gehören eine psychologische Testung und situationsübergreifende Verhaltensbeobachtung bei Kinder und Jugendlichen. Standardisierte Fragebögen und Interviews kommen dabei zum Einsatz (s. Lehrbücher der Kinder- und Jugendpsychiatrie). Wird der Verdacht auf ADHS erst im Erwachsenenalter gestellt, sollten fremdanamnestische Hinweise v. a. durch die Eltern, Zeugnisse aus Schulzeiten und adaptierte Fragebögen für Erwachsene (z. B. Wender-Reinicker-Interview) Beachtung finden.

Therapie
Aufklärung und Information über die Erkrankung können bereits innerhalb der Familie zur Entlastung führen. Das Kind kommt somit aus der Rolle des „Störenfrieds" und „Klassenkaspers" heraus und kann in seiner Hilfebedürftigkeit anerkannt werden.
Im Kindes- und Jugendalter spielen also v. a. Psychoedukation, Elterntraining, Verhaltenstherapie und ggf. medikamentöse Therapie eine Rolle.

Verhaltenstherapie
Die Kinder/Jugendlichen werden trainiert, problematisches Verhalten zu erkennen und zu modifizieren. Auch die Eltern sollten einbezogen werden und ihrerseits lernen, „ungünstige Verhaltensweisen" ab- und „günstige" aufzubauen.

Medikamentöse Therapie
Stimulierende Substanzen haben den paradoxen Effekt der Beruhigung des Kindes. Der Dopaminspiegel im frontostriatalen Bereich wird angehoben. Es finden Psychostimulanzien wie Methylphenidat (z. B. Ritalin®) bzw. Amphetamine Anwendung. Methylphenidat unterliegt dem Betäubungsmittelgesetz und kann nur durch einen Facharzt verschrieben werden.

Atomoxetin, ein selektiver Noradrenalin-Wiederaufnahmehemmer, ist bei erfolgloser Therapie mit Methylphenidat oder bei Kontraindikationen zugelassen. Im Gegensatz zu Methylphenidat muss jedoch mit einer mehrwöchigen Wirklatenz gerechnet werden.

> Eine medikamentöse Therapie bei ADHS sollte nur im Rahmen eines multimodalen Therapiekonzepts erwogen werden, zu welchem Psychoedukation, kognitive Verhaltenstherapie und ggf. die Einbeziehung der Bezugspersonen gehört.

Im Erwachsenenalter sind bei Persistenz eines ADHS ein retardiertes Methylphenidatpräparat (Medikinet adult®) sowie Atomoxetin zugelassen (▶ Kap. 6). Auch hier sollte die medikamentöse Therapie in einen Gesamtbehandlungsplan eingebettet sein. Es gibt störungsspezifische Konzepte, die neben dem Coaching und Umgang mit der Desorganisation, spezielle Techniken zur Impulskontrolle, zur Gefühlsregulation und zum Zeitmanagement anbieten und auf eine Stärkung des Selbstwertgefühls zielen.

Tic-Störungen

Tics sind unwillkürliche (zwecklose) rasche Bewegungen bestimmter Muskelgruppen (motorische Tics) oder Ausrufe (vokale Tics). Man unterscheidet einfache von komplexen Tics: Einfache Tics sind z. B. Augenzwinkern, Räuspern, periorale Zuckungen, Hals- oder Schulterzucken. Beispiele komplexer Tics sind Springen, Beschnüffeln oder das abrupte Ausstoßen ganzer Sätze. Der Häufigkeitsgipfel liegt bei Kindern in der Grundschulzeit, die Prävalenzrate liegt bei 7 %. Ätiologisch kommen neurobiologische, genetische und psychologische Faktoren in Betracht. Bei vorübergehenden Tic-Störungen sind überwiegend psychologische Belastungsfaktoren ursächlich, bei chronischen Störungen, wie z. B. dem (Gilles-de-la-)**Tourette-Syndrom** stehen neurobiologische Faktoren im Vordergrund. Das Tourette-Syndrom betrifft mehr Jungen als Mädchen (4:1), entwickelt sich vor dem 18. Lebensjahr und ist durch multiple motorische Tics und mindestens einem vokalen Tic gekennzeichnet. Die Punktprävalenz liegt bei ca. 1 % der Bevölkerung. Die Betroffenen wiederholen dabei Äußerungen oder Gesten eines Gegenübers oder von sich selbst (Echolalie/-praxie bzw. Palilalie/-praxie) und stoßen z. T. obszöne Wörter aus. Das Tourette-Syndrom ist häufig mit Zwangsstörungen, ADHS oder Persönlichkeitsstörungen assoziiert. Wichtig ist der Ausschluss organischer Ursachen (▶ Tab. 23.3).

Es gibt verhaltenstherapeutische Behandlungsmethoden, die u. a. das Einüben von Entspannungstechniken sowie das gezielte Anspannen von Muskelgruppen, die dem Tic entgegenwirken, beinhalten. Der Einsatz von Antipsychotika sollte v. a. beim Tourette-Syndrom erwogen werden.

Tab. 23.3 Organische Differenzialdiagnosen von Tic-Störungen bzw. Tourette-Syndrom.

Differenzialdiagnosen	Kennzeichen
Chorea Huntington	CAG-Triplet-Erkrankung, positive Familienanamnese, begleitende psychische Auffälligkeiten
Chorea minor	2–6 Monate nach β-hämolysierenden Streptokokkeninfekt, gute Prognose, Pencillintherapie
Neuroakanthose mit Dystonien	Akanthozyten im Blutbild, CK im Serum erhöht
Morbus Wilson	Chr-13-Mutation, Kupferspeicherkrankheit, erhöhte Cu-Ausscheidung im Urin
Medikamente	Extrapyramidalmotorische Nebenwirkungen durch Antipsychotika oder Metoclopramid

ZUSAMMENFASSUNG

- Zu den psychischen Störungen des Kindes- und Jugendalters gehören Intelligenzminderung, Entwicklungsstörungen und Verhaltens- und emotionale Störungen.
- Legasthenie, hyperkinetische und emotionale Störungen sind dabei die häufigsten Störungen. Intelligenzminderung bezieht sich auf alle Bereiche der intellektuellen Fertigkeiten, während umschriebene Entwicklungsstörungen nur Einfluss auf bestimmte Leistungsbereiche haben und die Intelligenz der Altersnorm entspricht.
- Da die Ursache der meisten Intelligenzminderungen unbekannt ist, erfolgt die Therapie meist symptomatisch. Ziel ist es, die Eigenständigkeit der Erkrankten zu fördern und ihnen ein selbstbestimmtes Leben zu ermöglichen.
- Das Asperger-Syndrom ist eine Unterform des Autismus, der seltener als der frühkindliche Autismus auftritt und überwiegend Jungen betrifft. Genetische und Umweltfaktoren bedingen dabei eine Entwicklungsstörung des zentralen Nervensystems. Er ist gekennzeichnet durch eine soziale Interaktions- und Kommunikationsstörung und Spezialinteressen. Die Sprachentwicklung ist nicht verzögert, die Intelligenz normal bis überdurchschnittlich. Wichtig ist eine frühe Diagnosestellung, um durch Verhaltenstherapie und Entlastung der Familien, den Krankheitsprozess positiv zu beeinflussen.
- ADHS betrifft 3–5 % der Kinder und Jugendlichen und persistiert in bis zu 50 % der Fälle meist mit abgeschwächter Symptomatik bis ins Erwachsenenalter. Genetische Faktoren spielen eine entscheidende Rolle bei der Krankheitsentstehung. Charakteristisch ist die Symptomtrias aus Aufmerksamkeitsstörung, Hyperaktivität und Impulsivität. Häufige komorbide Störungen sind affektive, Angst- und Suchterkrankungen. Fremdanamnese, standardisierte Interviews und eine Verhaltensbeobachtung sind neben der organischen Abklärung für die Diagnose entscheidend. Medikamentöse Therapie sollte nur im Rahmen eines multimodalen Therapieprogramms erfolgen.
- Tic-Störungen zeigen sich häufig als vorübergehende Störungen des Kindes- und Jugendalters. Das Tourette-Syndrom ist dabei eine seltene chronische Tic-Störung, bei der multiple motorische und vokale Tics auftreten und bei der eine organische Abklärung vor Behandlung besonders wichtig ist.
- Nicht-medikamentöse Behandlungsstrategien sind bei Kindern in der Regel vorzuziehen, bestimmte Störungen wie ADHS oder Depressionen können aber eine Pharmakotherapie nötig machen.

24 Demenz und Delir

Psychische Erkrankungen, die nachweisbar auf eine zerebrale Erkrankung, eine Hirnverletzung oder auf eine extrazerebrale Erkrankung, welche die Hirnfunktion beeinträchtigt, zurückgeführt werden können, nennt man organische psychische Störungen (ICD-10 F0). Psychische Störungen, die durch psychotrope Substanzen (z. B. Drogen, Alkohol oder Medikamente) bedingt werden, werden in der ICD-10 in einem eigenen Kapitel F1 zusammengefasst.
Zu den organischen psychischen Störungen gehören nach ICD-10:
- Demenz
- Organisch-amnestisches Symdrom
- Delir
- Organische psychische Störungen, wie Halluzinose, wahnhafte Störung, affektive Störung, Angststörung
- Organische Persönlichkeits- und Verhaltensstörung

Ursächlich für diese Störungen können sein:
- Primäre Hirnschädigung: SHT, ischämische Hirninfarkte, Enzephalitis, Hirntumoren, degenerative Erkrankungen (Alzheimer-Demenz)
- Sekundäre Hirnschädigung: schwere Leber-/Nierenerkrankungen, Vitaminmangelzustände, Elektrolytentgleisungen, Hyperthyreosen

Die organische psychische Störung können nach ihrem Verlauf in eine akute oder chronische Form eingeteilt werden. Das Leitsymptom der **akuten** Form ist die **Bewusstseinsstörung**, der Prototyp ist das **Delir**. Die Leitsymptome der **chronischen** Form sind **kognitive Beeinträchtigungen** und **Wesensveränderung**, der Prototyp ist die **Demenz**.

Demenz

Weltweit verändert sich die demografische Entwicklung: Es wird immer mehr alte Menschen geben, das Sterbealter steigt ständig und liegt in Deutschland im Durchschnitt 2012 für Frauen bei ca. 81 und für Männer bei etwa 74 Jahren. Die Gerontopsychiatrie bemüht sich entsprechend interdisziplinär um die Erkennung und die adäquate Behandlung psychischer Krankheiten des alternden Menschen.
Eine der wichtigsten Diagnosen in der Gerontopsychiatrie ist die **Demenz**, also der erworbene Intelligenzmangel. Andere psychische Veränderungen, z. B. Depressionen, Verwirrtheitszustände oder Schlafstörungen, sollten ebenfalls berücksichtigt und **nicht** als normaler Alterungsprozess abgetan werden.

Definition
Die Definition einer Demenz nach ICD-10 beinhaltet folgende Elemente:
- Störung des Gedächtnisses und der Lernfähigkeit
- Verminderung des Denk- und Urteilsvermögens mit reduziertem Ideenfluss
- Beeinträchtigung eines weiteren kognitiven Teilbereichs, z. B. Orientierung, Werkzeugstörung (z. B. Lesen, Rechnen, Schreiben), Sprache
- Alltagsrelevanz der Symptomatik, d. h. Einschränkungen in der Bewältigung des alltäglichen Lebens aufgrund dieser Störungen

Die Symptomatik muss mindestens 6 Monate bestehen.
Je nach Ausprägungsgrad der Demenz kann eine leichte, mittelschwere oder schwere Demenz unterschieden werden.

Epidemiologie
Etwa 1 Mio. Kranke mit mittelschwerer bis schwerer Demenz gibt es derzeit in Deutschland, die Tendenz ist durch die zunehmende Lebenserwartung steigend. Da Demenzen alterungsbezogene Prozesse zugrunde liegen, ist verständlich, warum die Prävalenzraten ansteigen werden. Zirka 1 % der unter 65-Jährigen leidet an einer Demenz, bei den über 80- bis 85-Jährigen sind es bereits bis zu 17 %. Über die Hälfte der neu Erkrankten sind über 80 Jahre und über 70 % Frauen. Die häufigste Form ist die Alzheimer-Demenz mit einer Prävalenz von 6–7 % unter den 75- bis 84-Jährigen.

Formen
Gut die Hälfte der Betroffenen leidet unter einer **Alzheimer-Demenz** (ca. 55 %), ein weiterer großer Teil (ca. 15–20 %) an **vaskulärer Demenz** oder an gemischten Formen von Alzheimer und vaskulärer Demenz (ebenfalls mit einem Anteil von ca. 15 %). Seltene Demenzformen sind frontotemporale Demenz oder Demenzen bei neurologischen/internistischen Grunderkrankungen (z. B. Morbus Parkinson, NPH, Lewy-Körper-Demenz, Chorea Huntington, AIDS). Nur ein kleiner Prozentsatz erkrankt an behandelbaren Demenzen.

Diagnostik
Eine ausführliche **Anamnese** und auch Fremdanamnese (Patienten haben z. T. eine noch relativ gut erhaltene Fassade!) helfen zu erkennen, ob Schwierigkeiten in der Verrichtung alltäglicher Aufgaben bestehen und ob weitere Veränderungen des Verhaltens und der Persönlichkeit, die auf eine Demenz hinweisen, erkennbar sind. Der **Mini-Mental-State** (MMS, ▶ Tab. 33.1), DemTect oder der „Uhrentest" helfen als Screeningmethode bei der groben Einschätzung kognitiver Defizite und können ggf. durch weitere neuropsychologische Tests (z. B. CERAD, CAMOG) ergänzt werden.
Beim Uhrentest soll eine Uhr mit Zeigern auf 10 min nach 11 gezeichnet werden.
In ▶ Abbildung 24.1a, b ist ein Fortschreiten der dementiellen Entwicklung zu erkennen. Zunächst wird nur die Uhrzeit fehlerhaft eingetragen (Exekutivfunktionsstörung, ▶ Abb. 24.1a), dann folgt ein Zerfall der Visukonstruktion (▶ Abb. 24.1b).
Außerdem sind eine ausführliche **internistische und neurologische Untersuchung** inklusive Blutuntersuchung (mit Vitamin B_{12}, Schilddrüsenparameter), apparative Zusatzuntersuchungen (Doppler-Sonografie, EEG, EKG etc.), Liquorpunktion und bildgebenden Verfahren unabdingbar.
Obwohl Demenzen in der Regel progredient verlaufen, gibt es wenige Fälle von reversiblen Demenzen, die unbedingt erkannt und behandelt werden müssen (z. B. Infektionen, Endokrinopathien).
Die gesicherte Diagnose einer Demenz erfolgt nur über die Pathologie.

Differenzialdiagnosen
- Delir (plötzliches Auftreten, Bewusstseinstrübung, kurze Dauer, kognitive Leistungen nur kurzfristig beeinträchtigt)

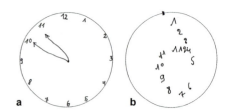

Abb. 24.1 Uhrenzeichentest. [gezeichnet nach einer freundlicherweise zur Verfügung gestellten Vorlage von PD Dr. med. Timo Grimmer; F778–001]
a Uhrentest bei Störung der Exekutivfunktion.
b Uhrentest bei gestörter Exekutivfunktion und Visukonstruktion

Organische psychische Störungen

Tab. 24.1 Ursachen von Demenzen.

Pathogenese	Beispiele
Neurodegenerativ	Alzheimer-Demenz, Lewy-Körper-Demenz, frontotemporale Demenz, Morbus Parkinson, Chorea Huntington, progressive supranukleäre Parese
Entzündlich/infektiös	HIV, Herpes-Enzephalitis, multiple Sklerose, Creutzfeldt-Jakob-Krankheit, Borreliose, systemischer Lupus erythematodes
Endokrin-metabolisch	Hyperthyreose, hypoxische Hirnschädigung, Alkoholabusus, Hypoglykämie, Hypovitaminosen, Morbus Wilson, Intoxikationen
Zerebrovaskulär	Multiple Infarkte, subkortikale artheriosklerotische Enzephalopathie, Amyloidangiopathie
Traumatisch	SHT, „Boxer"-Demenz
Raumfordernde Prozesse	Tumoren, chronisches subdurales Hämatom, Normaldruck-Hydrozephalus
Genetisch	Familiäre Alzheimer Demenz, CADASIL
Psychisch	Pseudodemenz bei Depression, dissoziative Störungen

- Depressive Demenz (sog. Pseudodemenz)
- Alkoholisch bedingte Gedächtnisstörung (▶ Kap. 21)
- Minderbegabung
- Internistisch-neurologische Erkrankungen: Infektionen (Enzephalitis z. B. bei Herpes- oder HIV-Infektion); Intoxikationen (z. B. anticholinerge Substanzen), Elektrolytstörungen, Schilddrüsenerkrankungen, Vitaminmangel, Stoffwechselerkrankungen (z. B. Morbus Wilson), hämatologische Erkrankungen (▶ Tab. 24.1)

> Klinisch relevante Gedächtniseinbußen im Alter sollten nicht leichtfertig als Alterungsprozesse abgetan werden!

Alzheimer-Demenz (AD, Morbus Alzheimer)

Die Alzheimer-Demenz ist eine primär degenerative Erkrankung, die je nach Erkrankungsbeginn in eine präsenile (< 65. Lebensjahr) oder senile Form (> 65. Lebensjahr) unterteilt wird. Die präsenile Form ist in der Regel durch einen rascheren Verlauf gekennzeichnet. Heute spricht man überwiegend von Demenzen mit frühem bzw. spätem Beginn. Der Begriff „senil" wurde aufgegeben. Die Alzheimer-Demenz tritt überwiegend sporadisch auf.

Ätiologie und Pathogenese

Anfang des 20. Jahrhunderts entdeckte Alois Alzheimer erstmalig spezielle neuropathologische Veränderungen (intraneurale Fibrillen) im Gehirn einer verstorbenen Demenzkranken. Zwischenzeitlich weiß man, dass Amyloidablagerungen (Amyloidplaques) und Neurofibrillen an den neurogenerativen Prozessen beteiligt sind. Das Zytoskelett der Nervenzellen, das wichtige Transportaufgaben erfüllt, wird durch hyperphosphorylierte Tau-Proteine geschädigt. Dies führt zu einer **neurofibrillären Degeneration** und zum Untergang der Nervenzellen. **Amyloidplaques** entstehen durch eine fehlerhafte Spaltung eines Amyloidvorläuferproteins und bedingen ebenfalls den Neuronenverlust. Noch ist unklar, wodurch diese Prozesse in Gang gesetzt werden. Genetische Faktoren, Entzündungsprozesse und vaskuläre Faktoren werden diskutiert. Bisher ließen sich aber nur in einem sehr kleinen Teil (< 5 %) Chromosomenabberationen nachweisen, der Anteil der sporadischen Fälle überwiegt deutlich. Der Verlust der kortikalen Synapsendichte wird für die Symptome der Alzheimer-Demenz verantwortlich gemacht. Der neurodegenerative Prozess breitet sich von entorhinalen Regionen über das limbische System zum Neokortex aus.

Die morphologischen Veränderungen treten weniger ausgeprägt und im fortgeschrittenem Lebensalter auch während des normalen Alterungsprozesses auf. Neurofibrillen und Amyloidplaques sind also nicht spezifisch für die Alzheimer-Demenz. Sie kommen auch bei anderen neurodegenerativen Erkrankungen oder Hirnschädigungen vor. Diese neurodegenerativen Veränderungen führen zur Beeinträchtigung verschiedener Transmittersysteme (▶ Abb. 24.2).

Klinik und Diagnostik

Die Frühphase der Erkrankung ist gekennzeichnet durch langsam schleichende Gedächtnisstörungen (zunächst Kurzzeitgedächtnis). Die Betroffenen vergessen z. B. Termine oder Absprachen und wiederholen schon Gesagtes. Sie leiden häufig auch unter Wortfindungsstörungen. Die Betroffenen ziehen sich zurück, geben Tätigkeiten auf, die sie bisher gepflegt haben (z. B. Hobbies, Spaziergänge). Auch meiden sie soziale Aktivitäten und entwickeln in bis zu 30 % depressive Symptome oder eine Apathie.

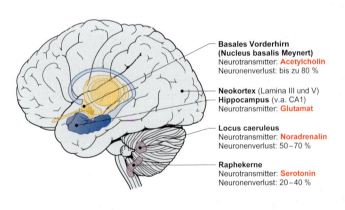

Abb. 24.2: Betroffene Neurotransmittersysteme bei Alzheimer-Demenz. [L141]

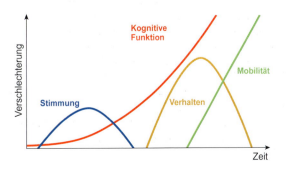

Abb. 24.3: Symptomentwicklung bei der Alzheimer-Demenz im Verlauf. [L141]

Zunehmend kommen räumliche Orientierungsstörungen (visuell-konstruktive Fähigkeiten) hinzu, d. h. Schwierigkeiten, den richtigen Weg zu finden, eine Landkarte oder die Uhr zu lesen. Die „äußere Fassade" bleibt in dieser Zeit meist noch relativ gut erhalten. Im weiteren Verlauf nehmen die Gedächtnis- und Orientierungsstörungen zu. Das Bedienen von Geräten, Anziehen und die Verrichtung alltäglicher Handlungen werden unmöglich (Apraxie), die Sprache verkümmert immer stärker, wird floskelhaft. Stimmungsschwankungen, Unruhe, Wahn oder Sinnestäuschungen können auftreten, der Schlaf-Wach-Rhythmus wird oft gestört. Beim Fortschreiten der Erkrankungen können auch neurologische Störungen (z. B. Ataxie) hinzukommen. Im Spätstadium der Erkrankung steigt aufgrund der Bettlägerigkeit das Risiko von Thrombosen, Embolien und Pneumonien (▶ Abb. 24.3).

Zur **Diagnostik** gehören psychiatrische, internistische und neurologische Untersuchungen und eine Fremdanamnese – die Alzheimer-Demenz ist eine Ausschlussdiagnose! Die bereits oben aufgeführte Diagnostik gehört zum Standard. Ein MMS mit weniger als 25 Punkten (max. 30 Punkte) ist demenzverdächtig. Das EEG kann normal sein oder eine Allgemeinveränderung aufweisen. Das CCT kann je nach Krankheitsstadium normal oder durch eine Atrophie imponieren. In der MRT können v. a. eine Hippokampusatrophie und parietotemporale Degenerationen auffallen. Spezielle PET-Untersuchungen können den verminderten Glukosemetabolismus temporal oder Amyloidablagerungen im PiB-PET darstellen. Diese Verfahren gehören jedoch nicht zur Routine, sondern werden bei differenzialdiagnostischen Erwägungen hinzugezogen. Im Liquor kann das β-Amyloid erniedrigt sein (durch Amyloidplaquesbildung) und ein Anstieg von Tau-Proteinen, v. a. Phospho-Tau, ist möglich.

Therapie
Eine kausale Therapie ist nicht bekannt. Die Therapie richtet sich nach folgenden Punkten:
- Verbesserung der Hirnleistung
- Unterstützung der Alltagskompetenzen
- Verminderung der Verhaltensstörungen

Dies erfolgt über psychoedukative, milieutherapeutische, kognitive und psychopharmakologische Maßnahmen. Symptomatisch stehen Gestaltung des Umfelds, Gedächtnisschulung und Alltagstraining zur Verfügung.

Ziel des Gedächtnistrainings ist nicht nur eine reine Förderung kognitiver Leistungen, sondern auch eine Verbesserung der sozialen Integration und des emotionalen Befindens. In Studien konnte gezeigt werden, dass eine gleichzeitige gezielte Förderung von Gedächtnisleistungen und psychomotorischen Fertigkeiten die besten Erfolge bringt. Dabei wird auch auf den Erhalt vorhandener Kompetenzen geachtet, die einen eigenständigen Alltag ermöglichen. Des Weiteren sind eine Steigerung der Aktivitäten und eine Aufrechterhaltung von sozialen Kontakten anzustreben.

Medikamentös kann man die unten genannten Substanzen verabreichen, jedoch mit begrenzten Erfolgen (▶ Kap. 8).

- **Acetylcholinesterasehemmer** (z. B. Donezepil, Rivastigmin, Galantamin): Sie hemmen den Abbau von Acetylcholin und erhöhen so dessen Konzentration. Sie bewirken bei der Demenz vom Alzheimer-Typ eine Verlangsamung der Progression der Erkrankung, evtl. auch eine vorübergehende leichte Besserung der Symptomatik. Nicht nur die kognitiven Funktionen, sondern auch die Kompetenzen im Alltag sowie assoziierte psychiatrische Symptome sollen günstig beeinflusst werden. Diese Gruppe von Medikamenten wird bei leichten bis mittelschweren Demenzen eingesetzt. Die Nebenwirkungen der Substanzklasse ergeben sich aus der verstärkten cholinergen Aktivität und beinhalten gastrointestinale Beschwerden (Übelkeit, Erbrechen, Durchfall), Bradykardie, Hypotonie, Hyperhidrosis, Hypersekretion und Schlafstörungen.
- **Glutamatmodulatoren** (z. B. Memantin), sog. N-Methyl-D-Aspartat-(NMDA-) Antagonisten, binden an einen Subtyp der Glutamatrezeptoren, wodurch die Wirkung pathologisch erhöhter Glutamatkonzentrationen blockiert wird; bei schweren Formen der Alzheimer- und der vaskulären Demenz einsetzbar.
- **Phytotherapeutika**: z. B. Ginkgopräparate (Durchblutungsförderung) und Vitamin E (Radikalfänger, somit antioxidative Wirkung)
- **Andere Nootropika** (Piracetam, Selegilin = MAO-Hemmer): Weder der genaue Wirkmechanismus (unspezifische Wirkung auf den Hirnstoffwechsel) noch die Wirksamkeit sind hier näher belegt. Der Stellenwert der Nootropika ist also nicht geklärt. Man hat allerdings in Tierversuchen gesehen, dass sie die Hirndurchblutung verbessern.

Begleitende psychiatrische Symptome werden entsprechend psychopharmakologisch behandelt. Besondere Bedeutung kommt auch den **pflegenden Angehörigen** zu. Sie leisten oft einen erheblichen Beitrag zur Patientenversorgung und -betreuung und opfern viel Zeit für die Betroffenen. Dies ist eine sehr fordernde und kräftezehrende Leistung. Deshalb sollten sie vom Arzt über die Erkrankung und über Hilfsangebote (sozialpsychiatrische Dienste, Kurzzeitpflege, Heimunterbringung, Betreuung etc.) aufgeklärt und in den Therapieplan einbezogen werden. Entlastung bieten den Angehörigen auch entsprechende Selbsthilfegruppen oder psychoedukative Gruppen.

Vaskuläre Demenzformen
Dabei besteht ein zeitlicher Zusammenhang zwischen vaskulär bedingten Hirnläsionen und erkennbaren Auffälligkeiten. Die Symptomatik beginnt somit eher abrupt und verläuft – im Gegensatz zur progredienten Alzheimer-Demenz – in Schüben. Man spricht von einem fluktuierenden Verlauf. Vaskuläre Demenzen sind eine heterogene Gruppe von Erkrankungen, die mikro- und makropathische Gefäßveränderungen umfassen. Blutungen, Embolien oder Thrombosen sind dabei ursächlich für die Schädigung der Hirnstruktur und der Entwicklung einer Demenz.

Die Symptomatik kann nach einem Ereignis abrupt beginnen oder sich bei multiplen kleinen subkortikalen Infarkten auch schleichend entwickeln. Charakteristisch ist der fluktuierende Verlauf mit schubförmiger Symptomatik, die durch erneute vaskuläre Ereignisse bedingt ist.

Ätiologie
Ursachen der vaskulären Demenz können makroangiopathische oder mikroangiopathische Prozesse sein. Mehrere kortikale Infarkte (MID = Multiinfarktdemenz) können genauso wie einzelne Infarkte, die wichtige Hirnstrukturen betreffen (Basalganglien, Thalamus), zu relevanter Hirnschädigung mit Entwicklung einer Demenz führen. Mikroangiopathische, arteriosklerotisch bedingte subkortikale Infarkte, die eine diffuse periventrikuläre Marklagerschädigung bedingen, bezeichnet man auch als subkortikale arteriosklerotische Enzephalopathie oder Morbus Binswanger. Entscheidend ist dabei die deutliche Ausdehnung der Schädigung. Auch andere Erkrankungen, wie zerebrale Vaskulitiden im Rahmen von systemischen Erkrankungen (SLE, Panarteriitis

nodosa, mykotische/bakterielle Infekte), Amyloidangiopathien oder seltene Erberkrankungen (CADASIL, MELAS) führen zur Veränderung zerebraler Gefäße und damit zu einer vaskulären Demenz.
Vaskuläre Demenzen treten häufig zusammen mit einer Alzheimer-Demenz auf.

Klinik und Diagnostik
Kognitive Hirnleistungsstörungen mit Fluktuation und meist plötzlichem Auftreten sowie neurologische Herdsymptome (z. B. Hemiparesen, Koordinationsstörungen, Gesichtsfelddefekte) sprechen für eine vaskuläre Demenz.
Die Betroffenen zeigen oft eine Antriebsminderung, Verlust von Interessen, Affektlabilität und Verlangsamung.
Neben der Standarddiagnostik ist die zerebrale Bildgebung wegweisend, mit ihr lassen sich lakunäre Infarkte oder periventrikuläre Demyelinisierungen nachweisen (s. Lehrbücher Neurologie).

> Eine vaskuläre Demenz darf nur bei auffälliger Bildgebung diagnostiziert werden!

Anamnestisch sind Risikofaktoren (z. B. Hypertonie, Schlaganfälle) typisch. Lakunäre Infarkte und periventrikuläre Demyelinisierung lassen sich durch CCT oder MRT nachweisen.

Therapie
Die Kontrolle der vaskulären Risikofaktoren wie Hypertonie, Diabetes, Nikotinabusus ist wichtig sowie die Verbesserung der Hämodynamik; Acetylcholinersterasehemmer und Glutamatmodulatoren können unterstützend wirken, sind aber nicht zugelassen.

Frontotemporale Demenz (FTD, Morbus Pick)
Hierbei handelt es sich um eine umschriebene degenerative Atrophie des Frontalhirns und umschriebener Bereiche des Temporallappens mit zunehmendem Persönlichkeitszerfall. Manifestationsalter ist vor dem 65. Lebensjahr. Männer sind im Gegensatz zur AD häufiger betroffen. Es gibt eine familiäre Häufung. Histologisch ist diese Krankheit durch das Auftreten von Pick-Zellen (angeschwollene kortikale Neurone) charakterisiert.

Klinik und Diagnostik
Typisch für die FTD ist zunächst die Veränderung des Verhaltens und der Persönlichkeit bei relativ intaktem Gedächtnis. Die Betroffenen neigen zur Enthemmung mit Distanzlosigkeit, Missachtung sozialer Gepflogenheiten und Normen. Auffällig ist der Rededrang mit Witzelsucht und einem gestörtes Essverhalten (Aufnahme wahlloser, großer Mengen). Häufig leidet auch die Körperpflege. Der Affekt kann labil sein, die Patienten sind schnell ermüdbar, und haben Probleme, Aufgaben zu lösen oder abstrakt zu denken. Aphasie oder Apathie können ebenfalls vorkommen.
Entscheidend für die Diagnose ist auch hier die zerebrale Bildgebung, durch die sich eine Atrophie des fronto-(temporalen) Bereichs und eine Erweiterung der Vorderhörner darstellen lässt.

Therapie
Da keine kausale Therapie bekannt ist, erfolgt eine symptomorientierte Behandlung mit Psychopharmaka. Die frontotemporale Demenz verläuft über 5–10 Jahre progredient.

Lewy-Körper-Demenz

Die Lewy-Körper-Demenz ist eine neurodegenerative Erkrankung zwischen Alzheimer-Demenz und Morbus Parkinson. Sie tritt zwischen dem 60. und 70. Lebensjahr auf und ist eng mit einem Parkinson-Syndrom assoziiert. Pathogenetisch treten v. a. in pigmentierten Kerngebieten im Hirnstamm neuronale Einschlusskörper, die Lewy-Körper, auf. Aber auch Amyloidplaques und Neurofibrillen sind nachweisbar. Patienten mit Lewy-Körper-Demenz zeigen fluktuierende Verwirrtheitszustände und komplexe optische Halluzinationen. Die Demenz muss sich definitionsgemäß vor einer Parkinson-Symptomatik entwickeln, spätestens jedoch 1 Jahr nach deren Auftreten (Abgrenzung zur Demenz bei Morbus Parkinson). Weitere Symptome sind Stürze, Bewusstseinsstörungen, ggf. Wahnentwicklung und weitere Halluzinationen. Auffällig ist, dass die Patienten sehr empfindlich auf Antipsychotika reagieren und sehr schnell EPM-Symptome oder ein MNS entwickeln können. Entscheidend ist die Diagnosestellung bei wiederkehrenden Verwirrtheitszuständen und die Anpassung der Parkinsonmedikation (s. Lehrbücher Neurologie) mit möglichem Verzicht auf Anticholinergika. Es sollten nur Antipsychotika mit einem geringen EPM-Risiko und keinen anticholinergen Nebenwirkungen zur Behandlung gewählt werden.

Demenz bei anderen Erkrankungen

Es gibt eine Reihe von Erkrankungen, bei denen sich im Krankheitsverlauf eine Demenz entwickeln kann. Etwa 30 % der **Parkinsonkranken** entwickeln eine Demenz, auch bei **Chorea Huntington** ist die Endphase der Erkrankung durch eine Demenz gekennzeichnet. Ein kleinschrittiger Gang, Inkontinenz und eine leichte Demenz ist die Symptomtrias des **Normaldruckhydrozephalus** (s. Lehrbuch Neurologie). Patienten mit zerebralen Infektionen haben ebenfalls ein erhöhtes Demenzrisiko, insbesondere **HIV**-Patienten oder sehr selten, aber prüfungsrelevant, die Prionenerkrankung **Creutzfeld-Jakob-Krankheit** (s. Lehrbuch Neurologie). Aber auch metabolische Erkrankungen, wie die Kupferspeicherkrankheit **Morbus Wilson**, kann in einer Demenz münden.

Tab. 24.2: Ursachen eines Delirs.

Ätiologische Faktoren eines Delirs	Beispiele
Kardiovaskuläre Erkrankungen	Herzinsuffizienz, Herzrhythmusstörungen, hypertensive Enzephalopathie
Metabolische Störungen	Hypo-/Hyperglykämie, Urämie, Elektrolytstörungen, hepatische Enzephalopathie
Endokrine Störungen	Nebennieren-, Schilddrüsen-, Hypophysenfunktionsstörungen
Neurologische Erkrankungen	Epilepsie, Hirnödeme, Hirnblutungen
Infektionen und immunologische Störungen	Enzephalitis, Meningitis, Sepsis, AIDS, SLE
Vitaminmangelsyndrome	Vitamin B_{12}, Folsäure
Entzug oder Intoxikation mit psychotropen Substanzen	Alkohol, Anxiolytika, Barbiturate, Amphetamine
Medikamente	Anticholinergika, Digitalis, trizyklische Antidepressiva, Antibiotika, Antipsychotika, Antiparkinsonmittel
Exogene Schädigung	Schädel-Hirn-Trauma, Operation

Organisches amnestisches Syndrom

Als Synonym wird häufig das (nicht Alkohol bedingte) **Korsakow-Syndrom** verwandt.

Klinik

Patienten fallen durch eine ausgeprägte Störung des Kurz- und Langzeitgedächtnisses auf, ohne dass die unmittelbare Wiedergabe von Neuem beeinträchtigt ist (Immediatgedächtnis). Betroffene sind zeitlich desorientiert und leiden unter einer antero- oder retrograden Amnesie. Sie können schlecht Vergangenes in umgekehrt chronologischer Reihenfolge wiedergeben. Das Bewusstsein ist ungestört. Die Patienten neigen dazu, die Gedächtnislücken mit Erfundenem zu schließen. Dies bezeichnet man als **Konfabulationen.** Betroffene haben eine eingeschränkte Urteilsfähigkeit. Manchmal wirken sie auch apathisch und unentschlossen.

Ätiologie

Ursache sind Schädigungen im hypothalamischen-dienzephalen oder hippokampalen Bereich durch z. B. Blutungen, Ischämien, Raumforderungen und Traumafolgen oder Folge eines Vitamin-B_1-Mangel. Das Korsakow-Syndrom kann natürlich auch durch psychotrope Substanzen (▶ Kap. 21) ausgelöst werden, dann wird es nach ICD-10 in Kap. F1 kodiert.

Diagnostik und Therapie

Entscheidend für die Prognose ist eine gründliche somatische Ursachenforschung, einschließlich Labor, zerebrale Bildgebung, EKG, ggf. Liquordiagnostik, um potenziell reversible Ursachen zu behandeln.

Organische Halluzinose

Sie ist gekennzeichnet durch überwiegend akustische oder optische Halluzinationen ohne Bewusstseinsveränderung. Patient erkennen diese Sinneseindrücke manchmal als Halluzinationen, eine wahnhafte Verarbeitung ist ebenfalls möglich. Es fehlen aber andere Symptome der psychotischen Störung. Sowohl die Stimmung als auch die kognitive Leistungsfähigkeit sind unbeeinträchtigt. Wird die Halluzinose durch Alkohol bedingt, erfolgt die Zuordnung nach ICD-10 in Kap. F1 (Störungen durch psychotrope Substanzen).

Psychische Störungen aufgrund einer organischen Schädigung des Gehirns

Delir
Beim Delir handelt es sich um eine unspezifische Reaktion des Gehirns auf schädigende Einflüsse (▶ Tab. 24.2). Schwere Allgemeinerkrankungen, Drogen- oder Alkoholabhängigkeit, Vorschädigungen des Gehirns erhöhen das Risiko eines Delirs.

Epidemiologie
Das Delir entwickelt sich v. a. bei älteren Menschen (> 60 Jahre). Große Eingriffe wie Operationen am offenen Herzen oder Hüftgelenksoperationen stellen einen häufigen Auslöser dar.

Klinik
Das Delir ist durch eine **akute Bewusstseins-** und Orientierungsstörung, durch kognitive Einbußen (z. B. Aufmerksamkeit, Lernfähigkeit) sowie psychomotorische Veränderungen (Erregungszustände oder Apathie, Nesteln) gekennzeichnet. Halluzinationen (v. a. optische), Wahnideen, eine gestörter Wach-Schlaf-Rhythmus, ein inadäquater Affekt (z. B. Ängstlichkeit) und vegetative Störungen kommen häufig hinzu.

Diagnostik
Dazu gehören eine gründliche Fremdanamnese (Medikamenteneinnahme, Suchtanamnese, internistische und neurologische Vorerkrankungen), internistische/neurologische Untersuchung, Blut-/Urinuntersuchung und ggf. apparative Zusatzuntersuchungen (Röntgen, EKG, cCT etc.), Liquorpunktion.

Therapie
Im Vordergrund der Therapie steht die Behebung der Ursachen des Delirs. Grundsätzlich sollte eine internistische Basistherapie erfolgen, bei der auf einen ausgeglichenen Wasser-Elektrolyt- und Blutzucker-Haushalt geachtet wird, das Herz-Kreislauf-System kontrolliert und eine Thromboseprophylaxe durchgeführt wird. Unterstützend wirken eine Normalisierung des Schlaf-Wach-Rhythmus, eine adäquate Schmerztherapie, eine Mobilisierung des Patienten und ggf. eine Rooming-in von Angehörigen, die den Patienten in der Reorientierung helfen können. Der Patient sollte angehalten werden, Hilfsmittel wie Brille oder Hörgeräte zu nutzen. Begleitend können bei psychomotorischer Unruhe oder psychotischem Erleben Psychopharmaka indiziert sein (▶ Kap. 25).

> Ein Delir stellt eine Notfallsituation dar und sollte in der Regel stationär behandelt bzw. überwacht werden. Da sich das Delir zu einer lebensbedrohlichen Situation entwickeln kann, ist eine intensivmedizinische Betreuung häufig indiziert.

ZUSAMMENFASSUNG

- Psychische Erkrankungen, die nachweisbar auf eine zerebrale Erkrankung, eine Hirnverletzung oder auf eine extrazerebrale Erkrankung, die die Hirnfunktion beeinträchtigt, zurückgeführt werden können, nennt man organische psychische Störung.
- Organische psychische Erkrankungen können sich als Demenz, organisch amnestisches Symdrom, Delir, organische psychische Störungen (wie Halluzinose, wahnhafte Störung, affektive Störung, Angststörung) oder als organische Persönlichkeits- und Verhaltensstörung manifestieren.
- Demenzen sind geprägt vom Abbau kognitiver Leistungen und damit einer deutlichen Einschränkung der Alltagsbewältigung. Eine Wesensveränderung entwickelt sich je nach Demenzform in unterschiedlicher Ausprägung.
- Die Alzheimer-Demenz ist die häufigste Demenzform, gefolgt von der vaskulären Demenz. Entscheidend ist der Ausschluss von therapierbaren sekundären Demenzen (z. B. Enzephalitiden, NHP). Bei primär degenerativen Demenzen steht die Unterstützung bei der Alltagsbewältigung, frühzeitige Einbeziehung der Angehörigen, Verminderung der Verhaltensstörungen und in begrenzter Möglichkeit die Stärkung der Hirnleistung im Vordergrund der Therapie.
- Das Delir ist eine Notfallsituation, bei der es zur akuten Bewusstseins- und Orientierungsstörungen sowie vegetativer Entgleisung mit psychomotorischen Veränderungen kommt. Es kann sich zu einem lebensbedrohlichen Stadium entwickeln und wird daher stationär behandelt, ggf. unter intensivmedizinischer Überwachung.

25 PSYCHIATRISCHE NOTFÄLLE

Zu den psychiatrischen Notfällen – mit denen Ärzte jeder Disziplin konfrontiert werden können – zählen:
- Akute Suizidalität
- Erregungszustände, ggf. mit Fremdgefährdung
- Intoxikationen (z. B. Drogen, Medikamente)
- Nebenwirkungen von Psychopharmaka (z. B. EPMS)
- Stupor und Katatonie

> **Häufigste psychiatrischen Gründe für eine Vorstellung in der Ambulanz**
> - Affektive Störungen, sowohl die Exazerbation einer depressiven als auch einer manischen Episode
> - Angststörungen (Auf Komorbidität mit depressiver Symptomatik achten!)
> - Alkoholintoxikation

Notfalldiagnostik

Bei **psychiatrischen Notfällen** sollten folgende Punkte bei der Erstuntersuchung in jedem Fall abgeklärt werden (▶ Abb. 25.1):
- Bewusstsein (Abklärung eines Delirs, ▶ Kap. 24)
- Psychomotorik (Erregung oder Apathie?)
- Psychotische Symptome
- Affekt
- Suizidalität
- Fremdgefährdung
- Krankheitseinsicht

Dabei gehen sollten Sie folgendes Vorgehen beachten:
- Patient nicht alleine lassen.
- Beruhigend auf Patienten einwirken (Talk-down), Patienten von Reizen abschirmen, Bezugspersonen einbeziehen/ausschließen (je nach Einfluss auf Patienten).
- Eventuell Personalpräsenz im Hintergrund schaffen (bei V. a. auf Fremdgefährdung und fehlender Krankheitseinsicht), auf ausreichenden Eigenschutz achten (z. B. Alarmfunk), Entfernung von gefährlichen Gegenständen und Fluchtwege sichern.
- Psychopathologischen Befund erheben, Abschätzung des Grades der **Beeinträchtigung des Bewusstseins.**
- Informationen einholen: Fremdanamnese, Medikamenteneinnahme, Alkohol-/Drogenkonsum (z. B. Foetor alcoholicus, Einstichstellen), somatische und psychiatrische Krankheitsvorgeschichte).

Ist der Patient akut erregt oder gefährdet sich selbst oder andere, können zunächst auch andere Notfallmaßnahmen nötig werden, wie Notfallmedikation oder mechanische Fixierung (s. unten). Wenn die Situation es erlaubt, und die Sicherheit des Patienten und des Personals nicht gefährdet ist, folgen weitere Schritte zur Abklärung der Symptomatik.
- Neurologisch-internistische Untersuchung, Körpertemperatur, RR, HF, Blutuntersuchung (inkl. Blutzucker, TSH, CK und CRP), Drogenscreening im Urin, Alkohol-Atem-Test
- Ggf. weiterführende Untersuchungen bei Hinweis auf organische Genese: kraniale Bildgebung, Liquordiagnostik, EKG, EEG etc.

Vorrangig sollten die Notfallsyndrome erfasst und Hinweise auf Ätiologie gesammelt werden. Im weiteren Behandlungsverlauf kann die Therapie an die entsprechende Grunderkrankung angepasst werden.

Notfallmaßnahmen

Neben den bereits oben erwähnten allgemeinen Maßnahmen wie Talking-down und Kontaktaufbau zum Patienten, sollten im Erstgespräch Geduld und Verständnis signalisiert, Hoffnung vermittelt und eine gemeinsame Basis zur Behandlung geschaffen werden. Im Notfall kann auch eine Pharmakotherapie (s. unten) nötig werden. Bei selbstgefährdenden oder schwer fremdaggressiven Patienten können **Zwangsmaßnahmen** unumgänglich sein. Dazu gehören die stationäre Unterbringung des Patienten gegen seinen Willen oder eine mechanische Fixierung. Da diese Maßnahmen sehr einschneidend und traumatisierend (für Patient und Personal) sein können, muss ihr Einsatz sehr gründlich abgewogen werden. Sie stellen immer eine Ultima ratio dar und sind gesetzlich genau geregelt (▶ Kap. 26). Sie werden nur von Fachärzten angeregt und überwacht, eine genaue Dokumentation ist obligatorisch.

Suizidalität

Weltweit sterben in einem Jahr ca. 1 Mio. Menschen durch Suizid, in Deutschland ca. 10.000, die Dunkelziffer ist hoch (▶ Abb. 25.2). Suizid ist somit eine der häufigsten Todesursachen. Männer sind häufiger betroffen als Frauen. Suizidversuche werden häufiger von Frauen, vollendete Suizide aber häufiger von Männern (v. a. im höheren Alter) begangen. Männer wählen eher „harte" Methoden, um sich das Leben zu nehmen, wie Erhängen oder Erschießen. Bei Frauen überwiegen die „weichen" Suizidmethoden (z. B. Tablettenintoxikationen oder Vergiftung durch Gas).
Neben dem Geschlecht spielen auch das Alter, die Verfügbarkeit der Methode (z. B. Waffen/Gas) und kulturelle Normen eine Rolle.
In Industrienationen ist das Suizidrisiko höher als in Entwicklungsländern. Suizidversuche sind um ein Vielfaches häufiger als Suizide.
Jeder suizidale Patient und jeder Patient nach einem Suizidversuch befindet sich in einer tiefgreifenden Krise und sollte in seinen Nöten ernst genommen werden.
Die höchste Gefahr eines Suizids besteht im ersten Jahr nach einem Suizidversuch, unabhängig von der „Ernsthaftigkeit" der Durchführung.

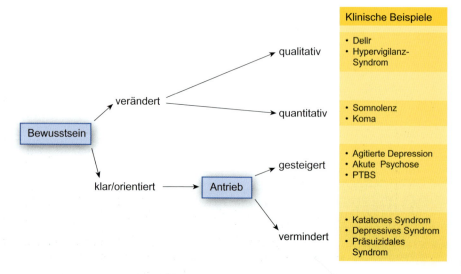

Abb. 25.1: Symptomorientierter Entscheidungsweg bei psychiatrischen Notfällen. [L141]

Spezielle Aspekte der Psychiatrie

> Auch **selbstverletzende Handlungen** bei z. B. Persönlichkeitsstörungen sollten als Suizidversuch gewertet und nicht bagatellisiert werden!

Die Unterscheidung in Parasuizid oder „ernsthaften Suizidversuch" ist da nicht immer hilfreich.

> **Suizidäußerungen** von Patienten sind immer ernst zu nehmen! Suizidalität immer dokumentieren!

90 % der Suizide ereignen sich auf dem Boden einer psychischen Erkrankung, dazu gehören:
- **Depressive Erkrankungen**
- **Schizophrene Störungen**
- **Persönlichkeitsstörungen** (v. a. emotional-instabile oder narzisstische Persönlichkeitsstörung)
- **Abhängigkeitserkrankungen**

Schwere, chronische somatische Erkrankungen erhöhen ebenfalls das Suizidrisiko. Weitere **psychosoziale Risikofaktoren,** die bei der Abschätzung der Suizidalität beachtet werden sollten, sind:
- Krisenhafte Lebenssituation (z. B. Verlust des Arbeitsplatzes, Trennung oder Tod des Partners, finanzielle Belastungen)
- Alleinstehende, alte oder sozial isolierte Menschen
- Menschen mit Integrationsproblemen
- Suizidversuche im Umfeld oder in der Vorgeschichte des Patienten

Selbstmord gefährdete Menschen durchleben nach Pöldiger drei Phasen: Zunächst das **Erwägungsstadium,** bei dem erste Suizidideen auftauchen und als Lösungsmöglichkeit für die eigene problematische Situation erwogen werden. An dieses Stadium schließt sich das **Ambivalenzstadium** an, in dem Suizidimpulse vermehrt auftreten, aber gleichzeitig eine Unsicherheit besteht, ob der Suizid das geeignete Mittel zur Problemlösung ist. In dieser Phase suchen die Patienten häufig Allgemeinärzte auf oder teilen sich direkt oder indirekt Vertrauenspersonen mit. In der **Entschlussphase,** steht die Entscheidung zum Suizid fest. Die Patienten wirken dann häufig ruhiger und entschlossen („Ruhe vor dem Sturm"), was als Besserung des Befindens fehlinterpretiert werden kann.

Um die Suizidalität einschätzen zu können, ist es entscheidend, den Patienten darauf behutsam anzusprechen. Nur so fühlt er sich in der therapeutischen Beziehung mit seinen Sorgen ernst genommen und kann sich über das Äußern seiner suizidalen Gedanken entlasten.

Fragen zur Einschätzung der Suizidalität:
- Können Sie sich vorstellen, dass es Ihnen wieder besser gehen könnte?
- Haben Sie schon mal daran gedacht, dass es besser wäre, nicht mehr leben zu müssen? Wie häufig müssen Sie daran denken?
- Haben Sie sich schon konkrete Gedanken gemacht, wie Sie sich das Leben nehmen würden? Haben Sie Vorbereitungen getroffen (Tabletten gehortet, Abschiedsbrief geschrieben)?
- Gibt es etwas, was Sie vom Plan, sich das Leben zu nehmen, abhält?

> Ein **akut eigengefährdeter Patient** ist immer auf eine geschützte bzw. geschlossene psychiatrische Station aufzunehmen, ggf. auch gegen seinen Willen!

Im Umgang mit suizidgefährdeten Menschen gelten die bereits oben erwähnten Notfallmaßnahmen. Herrschen (psychotische) Angst- oder Erregungszustände oder eine ausgeprägte depressive Störung vor, sollten Benzodiazepine (z. B. Lorazepam 2–4 mg/Tag) verabreicht werden. Begleitend wird die Grunderkrankung mit Antipsychotika oder Antidepressiva behandelt. Bei Drogen- oder Alkoholintoxikation erfolgt zunächst die stationäre Entgiftung. Auf einen ausreichenden Nachtschlaf sollte bei allen Suizidgefährdenden geachtet werden. Eine Dokumentation der Suizidalität und die Hinzuziehung eines Oberarztes sind vorgeschrieben. Grundsätzlich sollte zeitnah mit einer adäquaten Therapie der zu-

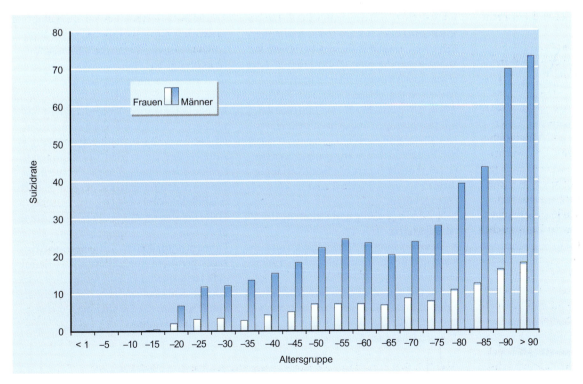

Abb. 25.2: Suizidraten in Abhängigkeit vom Alter. [L235]

grunde liegenden psychischen Störung begonnen werden.
Neben der Pharmakotherapie muss eine psychotherapeutische Intervention geprüft, ggf. eingeleitet und eine adäquate ambulante Therapie bereits aus der Klinik organisiert werden. Psychosoziale Dienste können einbezogen und der Patient sollte über Anlaufstellen in akuten Krisen (z. B. Arche) und über Selbsthilfegruppen informiert werden.

Erregungszustände

Symptome sind affektive Enthemmung, Unruhe, Angst, Aggressivität, Gereiztheit, Gewaltausbrüche, Steigerung von Antrieb und Psychomotorik und Kontrollverlust. Erregungszustände können ein Symptom im Rahmen vieler psychiatrischer Störungen sein, z. B. Angststörungen, Manie, Schizophrenie, Persönlichkeitsstörungen. Sie treten auch bei organischen Grunderkrankungen auf wie Hyperthyreose, hirnorganischen Erkrankungen, Intoxikationen/Rausch. Diese müssen bei Einleitung einer psychiatrischen Therapie entsprechend ausgeschlossen bzw. behandelt werden.
Neben der verbalen Beruhigung und der Reduktion von Aggressivität fördernden Reizen können im akuten Erregungszustand Psychopharmaka verabreicht werden. Notfallmedikamente liegen z. T. als Schmelztabletten oder Lösungen bzw. Tropfen vor, sie können aber auch parenteral verabreicht werden, wie bei bestimmten Antipsychotika oder Benzodiazepine.

> Wegen des kardiovaskulären Risikos darf Haldoperidol **nur** unter intensivmedizinischen Bedingungen **intravenös** verabreicht werden. Gefahr von Atem- und Herz-Kreislauf-Depression bei gleichzeitiger **parenteraler** Gabe von Benzodiazepinen und Antipsychotika (wie z. B. Olanzapin).

Bei schwerster Erregung kann eine Fixierung (mechanische Bewegungsbeschränkung) notwendig werden. In der Folge sollte natürlich die Grunderkrankung behandelt werden.

Intoxikationen

Die Folge der Intoxikationen können Erregungszustände (s. oben) oder auch hypoaktive Zustände mit Bewusstseinsstörungen

Tab. 25.1: Notfallmedikation nach Ursache der Erregung.

Erregungszustand	Notfallmedikation
Ohne psychotische Symptomatik, kein Delir oder Entzug	Benzodiazepine (z. B. Lorazepam, Diazepam)
Psychotische Symptome bei somatischen Erkrankungen (z. B. Tumoren)	Haloperidol, ggf. Melperon
Mit psychotischen Symptomen bei Schizophrenie oder Manie	Haldoperidol (2–10 mg) i. m./p. o. oder Risperidon (2 mg) oder Olanzapin (5–10 mg), ggf. zusätzlich Benzodiazepine
Bei depressiven Symptomen	Benzodiazepine (z. B. Lorazepam, Diazepam), mittelfristig antidepressive Therapie
Bei Angststörungen/Panikattacken	Bezodiazepine (z. B. Lorazepam), alternativ Melperon/Pipamperon
Mit Delir ohne Hinweis auf Substanzabusus	Haldoperidol (< 3 mg) i. m./p. o. oder Risperidon (1–2 mg) oder Olanzapin (5–10 mg) Benzodiazepine **vermeiden!**
Delir bei Entzug von Alkohol oder Benzodiazepinen	Clomethiazol p. o. oder Lorazepam/Diazepam p. o./i. m.
Bei Intoxikation mit zentral stimulierenden Substanzen (z. B. Amphetamine)	Benzodiazepine p. o./i. m./i. v. (langsam)
Bei Intoxikation mit zentral dämpfenden Substanzen (z. B. Alkohol)	Haloperidol (2–10 mg) p. o./i. m.

sein. Suizidale Absichten sind häufig Gründe für eine Intoxikation, aber auch Fehldosierungen oder sich potenzierende Wirkungen bei Kombinationen von psychotropen Substanzen. Ältere Menschen oder Menschen mit einer langsamen Verstoffwechselung von Substanzen („poor-metabolizer") haben ein erhöhtes Risiko für Intoxikationen.
Infrage kommen ursächlich Alkohol, Medikamente und jede andere Droge (▶ Kap. 21 und ▶ Kap. 22). Klassische Vertreter für stimulierende Substanzen sind Amphetamine, SSRI, SNRI oder Kokain. Zu den dämpfenden psychotropen Substanzen gehören Alkohol, Benzodiazpine, Antipsychotika oder Hypnotika. Grundsätzlich ist nach internistischen Notfall-Algorithmen zu handeln. Allein der Verdacht auf eine Intoxikation mit psychotropen Substanzen stellt einen Notfall dar und muss mit den entsprechenden Erstmaßnahmen angegangen werden (s. Lehrbücher Innere Medizin/Notfallmedizin).
Dazu gehören:
▶ Wiederherstellung und Sicherung der Vitalfunktionen
▶ Detoxifikation in Abhängigkeit von Substanz und Bewusstseinszustand des Patienten
▶ Symptomatische Behandlung (Sedierung, Kontrolle von Flüssigkeitshaushalt, Kreislaufparameter, Antikonvulsiva etc.)
▶ Ggf. Gabe eines Antidots

> Der **Verdacht auf eine Intoxikation** sollte zur sofortigen internistischen, evtl. Intensivmedizinischen, Behandlung führen!

Intoxikation ausgewählter Substanzen

Opiatintoxikation Besonders muss auf die potenziell letal endende Nebenwirkung der Atemdepression geachtet werden. Typische Symptome sind Miosis, Bradykardie und Bradypnoe mit schlechter Sauerstoffsättigung. Intensivmedizinische Überwachung ist angezeigt. Bei Opiatintoxikationen kann der Partialantagonist Naloxon gegeben werden.

Alkoholintoxikation Es wird auf eine ausreichende Flüssigkeitssubstitution geachtet, bei Erregungszuständen kann Haloperidol verabreicht werden. Bei schweren Intoxikationen muss ggf. intubiert werden, um einer Aspiration vorzubeugen. Je nach Ausprägung sind verwaschene Sprache, Halluzinationen, Aggressivität, Apathie zu erwarten.

Cannabisintoxikation Patienten mit Mydriasis, geröteten Konjunktiven, Tachykardie, evtl. Halluzinationen und Agitiertheit. Gefahr des Kreislaufversagens. Eventuell Gabe von Diazepam zur Beruhigung, Distanzierung und Anxiolyse.

Schwerwiegende unerwünschte Wirkungen von Psychopharmaka

Malignes neuroleptisches Syndrom (MNS)
Das maligne neuroleptische Syndrom ist eine sehr seltene, aber schwere Nebenwirkung einer Antipsychotikatherapie, die letal enden kann.
Das MNS entwickelt sich in den ersten 2 Wochen einer hochdosierten Antipsychotikatherapie.

Klinik
Fieber > 40 °C, Rigor mit CK-Erhöhung, Akinese, Bewusstseins- und Kreislaufstörungen.

Differenzialdiagnose
Perniziöse Katatonie (s. unten).

Diagnostik
Es findet sich eine erhöhte CK sowie häufig Transaminasen-, alkalische Phosphatase- und Leukozyten-Erhöhungen. Wegen der Gefahr einer Rhabdomyolyse sind auch die Bestimmung und Verlaufskontrolle der CK und des Kreatinins wichtig.

Therapie
Man setzt das betreffende Antipsychotikum sofort ab. Unter intensivmedizinischer Überwachung erfolgen eine Kühlung und Flüssigkeitszufuhr. Dantrolen kann als Muskelrelaxans i. v. appliziert werden (▶ Kap. 11).
Andere extrapyramidalmotorische Nebenwirkungen, die Patienten als sehr bedrohlich wahrnehmen können, wie z. B. Frühdyskinesien, sind in ▶ Kapitel 11 beschrieben.

Anticholinerges Delir
Anticholinerge Psychopharmaka, wie z. B. Clozapin oder trizyklische Antidepressiva, könne bei Überdosierung oder Kombination zum Delir führen.

Therapie
Die anticholinergen Substanzen müssen abgesetzt werden und je nach Verlaufsform (agitiert oder sedativ) kann Physiostigmin intravenös verabreicht werden. Die symptomatische Therapie erfolgt unter internistischer Kontrolle.

Zentrales Serotoninsyndrom
Das zentrale Serotoninsyndrom ist eine seltene Nebenwirkung von Psychopharmaka mit serotonerger Wirkomponente (z. B. SSRI; SNRI, MAOH, Lithium). In der Regel tritt es in den ersten Behandlungstagen auf.

Klinik
Sie besteht aus einer Trias aus Fieber, neuromuskulären Symptomen (Hyperreflexie/-rigidität, Tremor, Myoklonien) und psychopathologischen Symptomen (z. B. Verwirrtheit, Erregung). Zusätzlich kann es zu gastrointestinalen Symptomen (Diarrhö), epileptischen Anfällen oder Herzrhythmusstörungen führen, im Extremfall zu Multiorganversagen und Koma.

Therapie
Das sofortige Absetzen der serotonergen Substanzen reicht in über 90 % der Fälle zur Besserung aus, ggf. wird eine symptomatische Therapie (z. B. Sedierung, Flüssigkeitszufuhr oder Kühlung) unter intensivmedizinischer Überwachung nötig.

Hypoaktive Zustände
Hypoaktive Zustände z. T. mit einer verminderten Vigilanz können Ausdruck organischer Grunderkrankungen, Intoxikationen oder kataton-stuporöse Störungen bei psychiatrischen Erkrankungen sein. Auch ein Delir kann sich vorübergehend in einer apathisch-hypoaktiven Form äußern, meist folgt darauf jedoch ein rascher Befundwechsel mit Erregungszunahme.

Stupor und Katatonie
Stupor ist ein Zustand fehlender psychomotorischer Aktivität. Trotz wachen Bewusstseins bleiben Reaktionen auf Umweltreize aus, was auch als passiver Negativismus bezeichnet wird. Das völlige Versiegen der Sprachproduktion nennt man Mutismus. Nahrung muss hierbei ggf. per Sonde zugeführt werden. Die Ausscheidung sollte medikamentös und mittels Katheter unterstützt werden. Mögliche Ursachen sind schwere Depression, Schizophrenie (katatoner Stupor), Belastungsreaktionen (dissoziativer Stupor), hirnorganische Erkrankungen, insbesondere Enzephalitiden.

Therapie
Die Notfalltherapie bei Stupor unbekannter Genese besteht in der Gabe von Benzodiazepinen (z. B. Lorazepam 1–2,5 mg in Expedit-Formulierung oder 0,5–1 mg i. v.). Häufig löst sich dadurch die Reaktionseinschränkung. Je nach Grunderkrankung sollten dann Antidepressiva (depressiver Stupor) oder Antipsychotika (katatoner Schizophrenie) verordnet oder eine psychotherapeutische Krisenintervention bei dissoziativem Stupor begonnen werden. Entscheidend ist der Ausschluss einer organischen Ursache oder der Entzug von Substanzen, die den Stupor verursacht haben. Bessert sich der Stupor unter Benzodiazepinen nicht, oder liegt eine organische Erkrankung zugrunde, kann auch ein Behandlungsversuch mit Haloperidol 5–10 mg p. o./i. m. unternommen werden. Bei der katatonen Schizophrenie kann der Stupor in einen Bewegungssturm umschlagen. Es sollte dabei auch an die sehr seltene, aber lebensbedrohliche **perniziöse Katatonie** gedacht werden, die durch Fieber, vegetative Entgleisung und Bewusstseinstrübung gekennzeichnet ist. Eine intensivmedizinische Behandlung und ggf. EKT sind dann erforderlich. Eine akute Gefährdung entsteht durch Nahrungs-/Flüssigkeitsverweigerung und durch die Immobilität (Thrombosen, Pneumonie).

> ▶ Psychiatrische Notfälle können sowohl Teil einer psychischen Störung als auch Symptom einer organischen Grunderkrankung sein.
> ▶ Jede medizinische Fachrichtung kann mit ihnen konfrontiert werden.
> ▶ Je nach Ausprägung stehen bei fehlendem Bewusstsein oder Intoxikationen zunächst die Notfall-Algorithmen im Vordergrund.
> ▶ Wichtig ist, nach bestehenden organischen und psychischen Grunderkrankungen zu fahnden bzw. zu fragen (Fremdanamnese!).
> ▶ Nach akuter Notfallintervention und Sicherung der Vitalparameter muss ein Spezialist hinzugezogen werden, der eine psychiatrisch-psychotherapeutische Therapie einleiten kann.

ZUSAMMENFASSUNG

26 PSYCHIATRISCHE ASPEKTE DER SCHWANGERSCHAFT UND STILLZEIT

Die Schwangerschaft und die Geburt eines Kindes stellen eine sensible Phase für das Auftreten von psychischen Erkrankungen dar. Bei der Entstehung der Erkrankungen spielen die individuelle Vulnerabilität (z. B. positive Familienanamnese), neurobiologische (z. B. hormonelle Umstellungen) und psychosoziale Faktoren (z. B. ungewollte Schwangerschaft) eine Rolle. Ein erhöhtes Risiko der Wiedererkrankung besteht für Frauen, die bereits vor der Schwangerschaft unter psychischen Erkrankungen gelitten haben. Vorbestehende psychische Störungen können sich aber während der Schwangerschaft auch verbessern. Grundsätzlich können alle psychischen Störungen neu oder erneut in der Prä- und Postnatalzeit auftreten, z. B. affektive, Angst-, Zwangs- oder auch psychotische Erkrankungen. Für depressive Erkrankungen und psychotische Störungen ist die postpartale Zeit ein besonderes Risiko.

Wochenbettdepression

Etwa 10 % der Frauen entwickeln eine depressive Symptomatik nach der Entbindung. Diese hohe Zahl erklärt man sich durch dramatische hormonelle Umstellungen nach der Geburt des Kindes. Die Mütter sehen sich mit einer neuen Situation konfrontiert, die hohe Anforderungen an sie stellt; auch Schlafmangel kann eine Rolle spielen (▶ Abb. 26.1).

Die **„Wochenbettdepression"** muss von den **„Heultagen"** oder **„Baby Blues"** abgegrenzt werden. Den „Baby Blues" erlebt die Hälfte aller Mütter wenige Tage nach der Entbin-

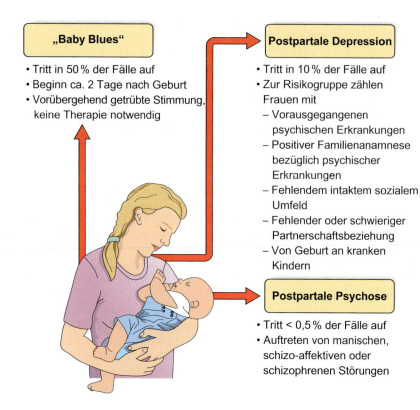

Abb. 26.1: Postpartale Stimmungsveränderung. [E905]

dung, die getrübte Stimmung, die auch von Reizbarkeit, vermehrtem Grübeln und Schlafstörungen begleitet sein kann, klingt nach kurzer Zeit wieder ab. Als postpartale Depression bezeichnet man eine depressive Episode von mindestens 2-wöchiger Dauer. Sie kann sich aus einem „Baby Blues" entwickeln oder erst zeitversetzt nach einigen Wochen oder Monaten auftreten. In ▶ Abbildung 26.1 sind Risikofaktoren für die Entwicklung einer postpartalen Depression aufgeführt. Gekennzeichnet ist die „Wochenbettdepression" durch ausgeprägte Schuld- und Insuffizienzgefühle bezüglich der eigenen Kompetenzen als Mutter. Die Unfähigkeit sich zu freuen, verstärkt das Gefühl als Mutter zu versagen und unterhält die depressive Stimmung. Daher ist die Früherkennung einer „Wochenbettdepression" besonders wichtig, um einer gestörten

Mutter-Kind-Bindung oder sogar dem Risiko eines Suizids bzw. erweiterten Suizids vorzubeugen. Neben einer intensiven psychotherapeutischen Begleitung ist ggf. die antidepressive Medikation indiziert (s. unten) und ein Abstillen muss dann individuell und behutsam geklärt werden. In schweren Fällen ist eine stationäre Aufnahme, evtl. auf einer Mutter-Kind-Station indiziert.

Postpartale Psychose
Weniger als 0,5 % der Entbundenen erleben eine **manische, schizophrene und schizoaffektive Psychose,** die als postpartale Psychose zusammengefasst werden. Wie bei der postpartalen Depression handelt es sich um ein multifaktorielles Geschehen. Neben einer Euphorie oder Erregung wie in der Manie, können sich wahnhafte Symptome und akustische Halluzinationen entwickeln. Häufige Wahninhalte sind Sorgen um das Kind, dass es z. B. vor Verfolgern geschützt werden muss, aber auch imperative Stimmen, die zur Verletzung oder Tötung des Kindes auffordern. Wegen der potenziellen Gefährdung des Kindes werden oft stationären Aufnahmen nötig und eine Behandlung mit Antipsychoika schließt sich an (s. unten).

Psychopharmaka in Schwangerschaft und Stillzeit
Da fast alle Psychopharmaka plazentagängig sind und in die Muttermilch übergehen, sollte deren Einsatz in der Schwangerschaft und Stillzeit nur nach einer gründlichen individuellen Risikoabwägung und unter Einbeziehung der behandelnden Gynäkologen und Pädiater erfolgen. Spezielle Beratungszentren (z. B. www.embryotox.de oder www.reprotox.de) geben individuelle Risikoeinschätzungen. Teratogenität, direkte toxische Wirkungen auf das Kind, Frühgeburtsrisiko und langfristige postnatale Entwicklungsstörungen spielen bei der Bewertung der Therapie eine Rolle.

Die Gefährdung der Mutter und des Kindes durch die Schwere der psychischen Erkrankung muss aber den Risiken gegenüber gestellt werden. Eine ausführliche Beratung der Eltern sowie das Ausschöpfen psychotherapeutischer Behandlungsoptionen sind obligat. Wenn eine Psychopharmakotherapie unausweichlich ist, sollte auf folgende Grundsätze geachtet werden:
- Gabe im 1. Trimenon (Organogenese) vermeiden.
- Monotherapien bevorzugen, Studienlage beachten.
- Ultraschallscreening in 20. SSW
- Kein abruptes Absetzen von Medikamenten kurz vor Entbindung oder bei Langzeittherapie in der Schwangerschaft
- Entbindung in einem Perinatalzentrum mit Pädiatrie bevorzugen.

> - Schwangerschaft und Stillzeit sind eine sensible Phase für das Neu- oder Wiedererkranken an psychischen Störungen. Häufig ist eine postpartale Depression.
> - Eine postpartale Depression muss von den nicht behandlungsbedürftigen „Heultagen" abgegrenzt und rechtzeitig therapiert werden, um Schaden von Mutter und Kind abzuwenden.
> - Die seltenere postpartale Psychose stellt ebenfalls eine dringend Therapieindikation dar, da aufgrund des Wahnerlebens oder der imperativen Stimmen eine Selbstgefährdung und Gefahr für den Säugling bestehen können.
> - Der Einsatz von Psychopharmaka in der Schwangerschaft und Stillzeit sollte nur unter strenger Indikationsstellung, sorgfältiger individueller Risikoabwägung und in interdisziplinärer Zusammenarbeit erfolgen. Eine ausführliche Aufklärung der Eltern über die potenziellen Auswirkungen der Medikamente ist obligat!

ZUSAMMENFASSUNG

27 JURISTISCHE ASPEKTE IN DER PSYCHIATRIE

Forensik
Die forensische Psychiatrie beschäftigt sich u. a. mit von psychisch Kranken begangenen Straftaten. Aufgaben des Arztes sind, die Schuldfähigkeit bei Strafdelikten zu untersuchen, eine Zwangsunterbringung bei Eigen- oder Fremdgefährdung zu veranlassen und/ oder eine Betreuung zu regeln. In der Forensik tätig sind sowohl klinische Psychiater als auch speziell ausgebildete Gerichtsmediziner.

Gutachten
Arbeitet ein Psychiater als Gutachter, dann dient er dem zuständigen Gericht als medizinischer Sachverständiger und prüft z. B. Schuldfähigkeit des Probanden. Er muss ein schriftliches Gutachten erstellen, in dem er den Zustand des Beschuldigten nach folgenden Gesichtspunkten beurteilt:
- Jetziger psychischer und körperlicher Zustand
- Versuch, aus dieser Beurteilung auf den Zustand des Beschuldigten während der Tatzeit zu schließen
- Einschätzung der Schuldfähigkeit unter Berücksichtigung des § 20 StGB (Strafgesetzbuch)

§ 20 StGB (Schuldunfähigkeit)
„Ohne Schuld handelt, wer bei Begehung der Tat wegen einer krankhaften seelischen Störung, wegen einer tief greifenden Bewusstseinsstörung oder wegen Schwachsinns oder einer schweren anderen seelischen Abartigkeit unfähig ist, das Unrecht der Tat einzusehen oder nach dieser Einsicht zu handeln."
Nach ICD-10 sind diese krankhaften Zustände wie folgt definiert:
- **Krankhafte seelische Störung:**
  - Schwere Formen der affektiven Störung, wie z. B. chronisch-rezidivierende depressive oder bipolare Störungen
  - Schizophrene Psychosen und wahnhafte Zustände
  - Suchterkrankungen (Intoxikationen, Delir, Korsakow-Syndrom oder psychotische Störungen)
  - Organisch begründbare psychische Störungen wie demenzielle Syndrome (▶ Kap. 24)
- **Tief greifende Bewusstseinsstörung:** Affektstörungen oder im Affekt begangene Straftaten. Affekt heißt „in einer akuten Belastungssituation".
- **Schwachsinn:** Intelligenzminderung (▶ Kap. 23)
- **Seelische Abartigkeit:**
  - Persönlichkeits- oder Verhaltensstörungen
  - Neurotische, somatoforme oder Belastungsstörungen
  - Abhängigkeit von psychotropen Substanzen
  - Schizotype Störungen
  - Anhaltende affektive Störungen
  - Sexuelle Perversionen

Zunächst muss bei einem Gutachten zur Frage der Schuldfähigkeit geklärt werden, ob der Straftäter unter einer psychischen Störung leidet. Eine klare Diagnosestellung anhand der ICD-10 sollte dabei erfolgen. Liegt eine psychische Erkrankung vor, muss die **Einsichtsfähigkeit** des Straftäters beurteilt und anschließend die **Steuerungsfähigkeit** (z. B. wurde die Tat geplant; wurden Spuren wissentlich verwischt, ist der Straftäter geflohen) geklärt werden. War der Straftäter zur Tatzeit nicht einsichtsfähig, dann gilt die **Schuldunfähigkeit** (§ 20 StGB). War der Straftäter nur bedingt in der Lage, das Unrecht seiner Tat zu erkennen und war seine Steuerungsfähigkeit vermindert, kann eine **verminderte Schuldfähigkeit** nach § 21 StGB vor Gericht geltend gemacht werden.

§ 21 StGB (verminderte Schuldfähigkeit)
„Ist die Fähigkeit des Täters, das Unrecht der Tat einzusehen oder nach dieser Einsicht zu handeln, aus einem der in § 20 bezeichneten Gründe bei Begehung der Tat erheblich vermindert, so kann die Strafe nach § 49 Absatz 1 gemildert werden."
Häufige Straftatbestände, bei denen ein Gutachten angefordert wird, sind:
- Alkoholstraftaten
- Diebstähle
- Affektdelikte
- Sexualdelinquenz

Bei Schuldunfähigkeit kann ein Freispruch erfolgen oder ggf. eine Unterbringung im Maßregelvollzug (forensische Psychiatrie) § 63 StGB vom Gericht angeordnet werden, dies gilt auch für die verminderte Schuldfähigkeit. Dabei sollte die **soziale Wiedereingliederung** (Besserungsgedanke) des psychisch Kranken und der Grundsatz der **Verhältnismäßigkeit** Beachtung finden. Gegenstände der Therapie sollten dabei sowohl eine Besserung der Symptomatik als auch eine Verhinderung bzw. eine Reduktion des Risikos erneuter Straftaten beinhalten. Eine Unterbringung in eine Entziehungsanstalt § 64 StGB kann vom Gericht ebenfalls angeordnet werden.

Sicherungsverwahrung
Besteht bei den Straftätern Wiederholungsgefahr, die durch ein ausführliches **Prognosegutachten** beurteilt wird, kann auch eine **Sicherungsverwahrung** § 66 StGB verhängt werden. Diese gilt unbefristet, muss aber alle 2 Jahre überprüft werden.

Unterbringung in einem psychiatrischen Krankenhaus gegen den Willen des Betroffenen
Neben der Unterbringung von Straftäter in den Maßregelvollzug können psychisch Kranke auch bei Eigen- oder Fremdgefährdung untergebracht werden.
Bei bestehender Eigen- oder Fremdgefährdung, die nur durch eine stationäre Einweisung in eine psychiatrische Klinik abzuwenden ist, kann der zuständige Arzt eine Unterbringung beantragen, wenn der Patient sich nicht freiwillig in die stationäre Therapie begibt. Rechtlich geht es um die Abwehr von Gefahren für die öffentliche Sicherheit und Ordnung. Die Unterbringung beinhaltet nicht automatisch eine medikamentöse Behandlung, schafft aber die Grundlage, geeignete Maßnahmen (Freiheitsbeschränkung) bei akuter Selbst- oder Fremdgefährdung zu ergreifen. Die Unterbringung ist auf Landesebene per Unterbringungsgesetz (UBG) bzw. Psychisch-Kranken-Gesetz (PsychKG) geregelt. Entweder über das Ordnungsamt oder mithilfe der Polizei wird ein Antrag auf Unterbringung gestellt, dem ein ärztliches Zeugnis beigelegt wird. Der Patient kann auch in der Klinik „fürsorglich" zurückgehalten werden, wenn er sich dort bereits befindet. Dies geschieht, indem der Arzt ein Unterbringungsantrag mit Zeugnis ausstellt und an das zuständige Amtsgericht sendet. Die Gründe für die Unterbringung müssen verständlich erläutert sein. Der Patient hat das Recht auf eine richterliche Anhörung. Umgehend nach Aufnahme (ggf. über richterlichen Notdienst) muss eine gerichtliche Entscheidung zur Unterbringung gefällt werden. Verschiedene Wege einer Erwirkung zeigt ▶ Abbildung 27.1.

Jugendgerichtsgesetz
Die Rechtsstellung variiert je nach Alter des Betroffenen. Eine Übersicht gibt ▶ Tabelle 27.1.
Nur bei Selbstgefährdung kann ein betreuter Patient auch über das Betreuungsgesetz, das bundeseinheitlich geregelt ist, untergebracht werden. Bei Fremdgefährdung erfolgt die Unterbringung gegen den Willen eines betreuten Patienten über ein öffentlich-rechtliches Verfahren.

Einrichtung einer Betreuung (§ 1896 BGB)
Das Betreuungsgesetz löst die früher existierenden Paragrafen für die Entmündi-

Spezielle Aspekte der Psychiatrie

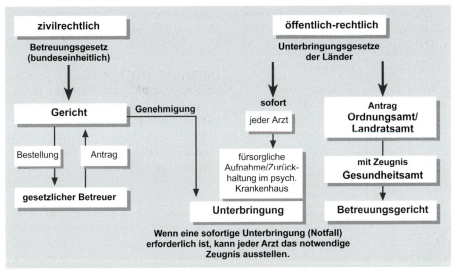

Abb. 27.1: Unterbringung in einem psychiatrischen Krankenhaus gegen den Willen und zum Schutz psychisch Kranker. [L235]

Tab. 27.1: Eckdaten der Rechtsstellung nach Lebensalter.

Alter	Rechtsstellung
Geburt	Rechtsfähigkeit
6 Jahre	Schulpflicht
7 Jahre	Beschränkte Rechts- und Deliktfähigkeit
14 Jahre	Ende des strafrechtlichen Kinderschutzes, insbesondere Mitbestimmungs- und Anhörungsrechte
15 Jahre	Ende der allgemeinen Schulpflicht, Berufsschulpflicht
16 Jahre	Teilweise Ende des Jugendstrafschutzes, Eidesmündigkeit, Testierfähigkeit*
18 Jahre	Volljährigkeit, Geschäftsfähigkeit, Beurteilung als Heranwachsende
21 Jahre	Ende der Anwendbarkeit des JugendStrR, Ende der Hilfe für junge Volljährige
24 Jahre	Ende des Jugendstrafvollzugs

*Testierfähigkeit bedeutet die Fähigkeit zur Abfassung eines rechtswirksamen Testaments

gung, die Vormundschaft und Pflegschaft ab. Betreuung bedeutet nicht Entmündigung des Patienten, sondern „**beratender Beistand**". Dem Patienten sollen Möglichkeiten der eigenen Gestaltung seiner Angelegenheiten offen bleiben. Zur Einrichtung einer Betreuung muss der Betroffene selbst angehört werden. Eine Betreuung anregen kann jeder (z. B. Arzt, Angehörige), den Antrag stellt nur der Betroffene. Bei einem Antrag reicht ein ärztliches Gutachten aus. Bei der Anregung einer Betreuung muss eine Begutachtung erfolgen, welche die Notwendigkeit einer Betreuung darlegt. Außerdem sollen die Dauer und der Umfang der Betreuung benannt sein. Bereiche, auf die eine Betreuung begrenzt werden kann, sind u. a. Zuführung zur ärztlichen Behandlung, Gesundheitsfürsorge, Aufenthaltsbestimmungsrecht oder Vermögenssorge. Die **Geschäftsfähigkeit** ist von der Betreuung unabhängig. So kann eine betreute Person durchaus geschäftsfähig sein. Der Betreuer hat natürlich rechtliche Pflichten, wie z. B. die Erledigung der Aufgaben des zu Betreuenden zu dessen Wohl und Berücksichtigung seiner Wünsche und Vorstellungen.

Vor Erledigung wichtiger Aufgaben ist immer mit dem Betroffenen Rücksprache zu halten.

Schweigepflicht

Ärzte sind per Gesetz an die Schweigepflicht gebunden. Verstöße können strafrechtlich geahndet werden. Da in manchen Situationen die Einhaltung dieser Pflicht mit anderen Pflichten kollidieren kann, gibt es den sog. rechtfertigenden Notstand (§ 34 StGB), der eine geringere Beachtlichkeit der Schweigepflicht beinhaltet. Konkret kann in einer Notfallsituation, in der beispielsweise ein Menschenleben in Gefahr ist, die Schweigepflicht vom Arzt gebrochen werden. Dennoch sollte der Arzt in der Regel eine schriftliche Entbindung von der Schweigepflicht vom betroffenen Patienten einholen. Der Schweigepflicht unterliegen vom Patienten Anvertrautes, Diagnosen, Prognosen, Befunde und die Krankheitsvorgeschichte. Für den Arzt gibt es hier also ein **Recht** auf Offenbarung, aber keine **Pflicht**, falls er dadurch die Schweigepflicht verletzen müsste (z. B. Dilemma Fahrtauglichkeit bei Demenzkranken).

Natürliche Einwilligungsfähigkeit

Konsiliarpsychiater werden gerne von anderen Fachrichtungen hinzugezogen, um die Einwilligungsfähigkeit eines Patienten zu prüfen (z. B. demente Patienten vor Operationen). Dabei wird häufig die Geschäftsfähigkeit mit der Einwilligungsfähigkeit verwechselt oder gleichgesetzt. Die Einwilligungsfähigkeit bezieht sich auf einen konkreten Sachverhalt und bezeichnet die Fähigkeit, Art, Tragweite und Bedeutung einer medizinischen Maßnahme zu verstehen und nach dieser Einsicht zu handeln. Dies heißt auch, sich der Konsequenzen einer nicht ausgeführten ärztlichen Behandlung bewusst zu sein. Besteht keine Einwilligungsfähigkeit, kann eine Betreuung (s. oben) angeregt werden. Im Notfall, wenn die Gesundheit des Patienten ernstlich gefährdet oder dessen Leben bedroht ist, kann der Arzt auch im „rechtfertigenden Notstand" (§ 36 StGB) handeln.

> ▶ Das Gebiet der forensischen Psychiatrie beschäftigt sich u. a. mit Straftätern, die eine Straftat im Zustand einer psychischen Erkrankung begangen haben. Der Arzt fungiert als Sachverständiger und vermittelt zwischen Patient und Gericht, indem er die zugrunde liegende Krankheit bei dem Betreffenden exploriert. Der Arzt muss unter Berufung auf die §§ 20 und 21 StGB entscheiden, ob bei der zu beurteilenden Person eine Schuldunfähigkeit oder eine verminderte Schuldfähigkeit zum Tatzeitpunkt festgestellt werden kann.
> ▶ Weitere rechtliche Aspekte in der Psychiatrie sind die Unterbringung eines Menschen in einer psychiatrischen Klinik bei Selbst- oder Fremdgefährdung gegen seinen Willen oder die Bestellung eines gesetzlichen Betreuers. In beiden Fällen ist das Vorgehen gesetzlich genau geregelt und der Patient muss richterlich angehört werden, bevor eine endgültige Entscheidung gefällt wird.

ZUSAMMENFASSUNG

Fallbeispiele

28 Fall 1: Kraftlosigkeit und Bauchschmerzen 88
29 Fall 2: Wirre Ideen 90
30 Fall 3: Nur noch Rohkost 92
31 Fall 4: Unerklärliche Herzattacken 94

28 FALL 1: KRAFTLOSIGKEIT UND BAUCHSCHMERZEN

> **FALLBEISPIEL**
> Eine 62-jährige Frau stellt sich in Begleitung ihres Ehemanns in der psychiatrischen Ambulanz vor. Sie berichtet, dass sie seit mehreren Wochen an Kraftlosigkeit, Konzentrationsschwierigkeiten und Bauchschmerzen leide. Der Hausarzt habe sie zu Ihnen geschickt, weil er glaube, es sei „psychisch". Sie könne sich das gar nicht vorstellen, so schlecht sei es ihr noch nie gegangen, sie habe keinen Appetit mehr, mache sich viele Gedanken über ihren Zustand und komme auch nachts kaum zur Ruhe.

Welche Erkrankungen könnten sich hinter diesen Beschwerden verbergen und wie müssen Sie weiter vorgehen, um die Diagnose einzugrenzen?

Die Beschwerden können natürlich Ausdruck einer **somatischen Erkrankung** sein. Deswegen sollten Sie abklären, ob der Hausarzt die notwendigen Untersuchungen zum Ausschluss einer körperlichen Erkrankung vorgenommen hat. Als psychische Erkrankungen kommen u. a. eine **affektive Störung (Depression)**, eine **Somatisierungsstörung**, eine **hypochondrische Störung**, aber auch eine **demenzielle** oder **wahnhafte Entwicklung** infrage. Sie müssen also eine ausführliche Anamnese, ggf. unter Hinzuziehung des Ehemanns, und einen psychopathologischen Befund erheben, um die Diagnose zu sichern.

Die Patientin berichtet weiter, dass sie „nichts mehr schaffe", sie habe keine Kraft mehr, sie wisse nicht mehr, wie es weitergehen solle. Sie könne sich schlecht konzentrieren, ständig würden ihre Gedanken abschweifen. Sie könne kein Buch mehr lesen oder Film verfolgen, immer wieder frage sie sich, was sie wohl habe, was das für drückende Schmerzen im Bauch seien. Manchmal merke sie auch, wie der Druck vom Bauch auf den Brustraum hochziehe, sie habe dann das Gefühl, sie werde „zugeschnürt". In den letzten 4 Wochen habe sie kaum noch etwas unternommen, sich zu Hause zurückgezogen. Selbst die Dinge, wie Kochen und Putzen fielen ihr enorm schwer. Innerlich fühle sie sich wie „ausgebrannt", nichts mache ihr mehr Freude, selbst an ihren Enkeln könne sie sich nicht mehr richtig erfreuen. Sie habe ein schlechtes Gewissen, weil sie ihrer Tochter und den berufstätigen Schwiegertöchtern nicht mehr unter die Arme greifen könne und auch der Mann fast alles alleine machen müsse.

Der Ehemann bestätigt diese Angaben, sagt, seine Frau sei eigentlich schon seit 3 Monaten eine „andere". Er erkenne sie kaum wieder, habe Sorgen, dass sie eine schwerwiegende Erkrankung habe. Sie sei sonst so aktiv und viel unterwegs, die Enkel seien häufig zu Besuch gewesen. Derzeit sitze sie aber nur rum, raffe sich zu nichts auf und weine häufig. Nachts und in den frühen Morgenstunden stehe sie auf und wandere durch die Wohnung.

Auf Nachfragen räumt sie, keinen Appetit und schon einige Kilogramm abgenommen zu haben. Bis auf die Sorge an einer körperlichen Erkrankung zu leiden, zeigt sie keine überwertigen oder wahnhaften Ideen. Auch verneint sie Ich-Störungen oder Halluzinationen. Bisher habe sie nur den Hausarzt aufgesucht, der verschiedene Untersuchungen, auch eine Darmspiegelung, durchgeführt, aber nichts gefunden habe. In der Familienanamnese stellt sich heraus, dass ihr Vater wegen einer Altersdepression behandelt worden war und später dement gewesen sei. Ihre 3 erwachsenen Kinder und weitere Verwandte waren nie in psychiatrischer oder neurologischer Behandlung. Sie nehme keine Tabletten ein, internistische Vorerkrankungen seien nicht bekannt und sie sei nur einmal am Blinddarm und nach einem Schienbeinbruch operiert worden.

Eine ähnliche Krankheitsepisode, wie die derzeit erlebten Beschwerden, habe sie bisher noch nie erlitten.

Welche psychopathologischen Phänomene können Sie der Schilderung entnehmen?

Die Patientin berichtet über verminderte Konzentrationsfähigkeit, Kraftlosigkeit, Insuffizienzgefühle (sie schaffe nichts mehr) und Schuldgefühle, Grübelneigung mit einer gedanklichen Einengung auf die körperlichen Beschwerden, Hoffnungslosigkeit (sie wisse nicht mehr weiter), Freudlosigkeit und Antriebslosigkeit (sitze nur rum). Hinzu kommen sozialer Rückzug mit depressiver Verstimmung, Durchschlafstörungen mit morgendlichem Erwachen und Appetitlosigkeit. Das Gefühl, der Brustkorb sei wie zugeschnürt, drückt die Leibnähe der Beschwerden aus. Das „innerliche Ausgebrannt-Sein" kommt dem Gefühl der „Gefühllosigkeit" nahe.

Welche Verdachtsdiagnose erhärtet sich durch den bisher erhobenen Befund?

Die psychopathologischen Phänomene erhärten den Verdacht einer **depressiven Episode.** Gegen eine Somatisierungsstörung spricht, dass die Patientin keine häufig wechselnden, körperlichen Beschwerden beklagt, die schon einige Jahre bestehen. Sie hat auch nicht ergebnislos viele unterschiedliche Ärzte konsultiert oder spezialisierte Einrichtungen besucht, um sich eine körperliche Ursache der Beschwerden bestätigen zu lassen. Zwar äußert sie körperliche Beschwerden, ist sich aber über deren Ursache nicht eindeutig im Klaren und schildert zusätzlich viele depressive Symptome. Bei einer hypochondrischen Störung müsste die Patientin überzeugt sein, an einer fortschreitenden oder schweren körperlichen Erkrankung zu leiden und alle weiteren Missempfindungen als Ausdruck dieser Erkrankung interpretieren. Auch hier hätte sie verschiedene Ärzte aufsuchen und sich weigern müssen, eine nicht körperliche Erkrankungsursache anzunehmen.

Zum Ausschluss einer demenziellen Entwicklung sind orientierende Fragen zur Gedächtnisleistung (z. B. Mini-Mental-State-Test), zur Orientierung und zur Alltagskompetenz wichtig. Diese Abklärung ist wesentlich, weil der Beginn einer Demenz häufig mit depressiven Symptomen einhergehen kann.

Was versteht man unter „depressiver Pseudodemenz"?

Depressive Patienten leiden häufig unter vorübergehenden Einschränkungen der kognitiven Leistungsfähigkeit. Dabei schwankt die Denk- und Konzentrationsfähigkeit im Tagesverlauf und die Patienten sind sich der Schwierigkeiten bewusst und klagen darüber. Bei einer Demenz bleibt die kognitive Leistungsfähigkeit im Tagesverlauf meist gleich schlecht. Die Patienten versuchen, die Leistungseinbußen zu überspielen und nehmen sie nicht bewusst wahr.

Wenn sich die Gedächtnisstörung bei der Untersuchung nicht erhärtet, welchen weiteren entscheidenden Aspekt der depressiven Erkrankung müssen Sie unbedingt noch klären?

Die Patientin muss unbedingt auf suizidale Gedanken angesprochen werden. Hinter der geschilderten Verzweiflung und Hoffnungslosigkeit können sich Suizidgedanken verbergen. Dies ist wichtig für die Einschätzung des Schweregrads der Depression, aber v. a. für das weitere Vorgehen und für die Therapie.

Auf die Frage, ob sie sich zeitweise so verzweifelt fühle, dass sie am liebsten nicht mehr leben wolle, antwortet die Patientin: „Ich würde mir selbst nichts antun, schon wegen der Enkelkinder nicht, aber manchmal wünsche ich mir schon, nicht mehr aufwachen zu müssen und den neuen Tag als Berg vor mir zu sehen."

Wie schätzen Sie diese Äußerung ein?

Die Äußerung drückt passive Todeswünsche aus. Es besteht keine akute Suizidalität, aber die Behandlung der Depression ist entscheidend, weil passive Todeswünsche bei Fortbestehen der Erkrankung auch in eine akute Selbstgefährdung umschlagen können.

Welche Bedeutung haben Krankheitsvorgeschichte, Verlauf und Familienanamnese der Patientin?

Als **Hauptsymptome** zeigt sie:
- Depressive Stimmung
- Freudlosigkeit und Interessenverlust
- Antriebsmangel

Als **Zusatzsymptome** erlebt sie:
- Konzentrationsstörungen
- Schuldgefühle
- Vermindertes Selbstvertrauen (Insuffizienzgefühle)
- Fehlende Zukunftsperspektive
- Schlafstörungen und Appetitverlust

Diese depressive Symptomatik, die länger als 2 Wochen besteht, erlebt die Patientin zum ersten Mal. Es handelt sich also um eine **depressive Episode,** keine rezidivierende Erkrankung. Die positive Familienanamnese erhärtet den Verdacht der Diagnose.

Was würden Sie der Patientin empfehlen? Muss sie stationär aufgenommen werden?

Sie sollten die Patientin und ihren Ehemann über die Verdachtsdiagnose einer Depression aufklären. Anhand der von ihr geschilderten Beschwerden können sie die Erkrankung verständlich machen und ihr auch Wege aufzeigen, wie sich eine Depression gut behandeln lässt. Dabei sollten sie neben der medikamentösen Therapie auch die weiteren Therapiemöglichkeiten, wie Psychotherapie, Ergotherapie und ergänzende Verfahren (z. B. psychoedukative Gruppen), im Auge haben und der Patientin vermitteln.

Eine stationäre Therapie ist aufgrund der Schwere der Depression anzuraten. Die Pharmakotherapie lässt sich im stationären Rahmen auch besser einstellen, weswegen Sie die Patientin zu einer stationären Therapie unbedingt motivieren sollten. Häufig hilft hier auch das Argument, den Ehemann durch die stationäre „Auszeit" entlasten zu können. Da keine akute Selbstgefährdung vorliegt, ist eine stationäre Einweisung aber nicht zwingend indiziert. Engmaschige ambulante Wiedervorstellungen, eine medikamentöse Therapie und eine Aufklärung des Ehemanns über Erkrankung und Behandlungsmöglichkeiten sind Optionen der zweiten Wahl, wenn die Patientin nicht zur stationären Aufnahme bereit ist. Dann muss allerdings auf die wiederholte Abklärung der Suizidalität Wert gelegt werden.

Welche medikamentöse Therapie schlagen Sie vor und über was müssen Sie die Patientin aufklären?

Da die Patientin keine Vorerfahrungen mit Antidepressiva hat, welche die Therapieplanung beeinflussen könnten, sollten Sie ein nebenwirkungsarmes Medikament aus der Gruppe der SSRI vorschlagen (z. B. Citalopram). Da die Patientin zusätzlich unter Schlafstörungen leidet und SSRIs nicht sedierend wirken, können sie die Therapie mit einem sedierenden Antidepressivum (z. B. Mirtazapin) ergänzen oder ein Schlafmittel empfehlen. Bei einem Schlafmittel mit Abhängigkeitscharakter sollte eine kontinuierliche Einnahme 4 Wochen nicht überschreiten. Prinzipiell sind auch trizyklische Antidepressiva mit sedierenden Eigenschaften, wie Amitriptylin, möglich. Sie zeigen aber in der Regel eine höhere Nebenwirkungsrate. Sie sollten die Patientin über mögliche Nebenwirkungen, insbesondere Kopfschmerzen, Unwohlsein bzw. Übelkeit oder Unruhe in den ersten Behandlungstagen aufklären. Im Behandlungsverlauf sind diese initialen unerwünschten Begleiterscheinungen oft rückläufig.

Grundsätzlich sollten Sie betonen, dass die antidepressive Wirkung der Medikamente erst nach frühestens 1–2 Wochen einsetzt und manchmal sogar erst nach 4 Wochen spürbar ist. Wichtig ist die regelmäßige und mindestens 6 Monate dauernde Einnahme, um einen Behandlungserfolg zu sichern und ein vorzeitiges Rezidiv zu verhindern. Als verordnender Arzt müssen Sie den Therapieverlauf weiter beobachten und bei fehlender Wirksamkeit der Medikation oder bei nicht erträglichen Nebenwirkungen Therapiealternativen entwickeln.

29 FALL 2: WIRRE IDEEN

FALLBEISPIEL

Ein 22-jähriger Informatikstudent wird von der Mutter in die Nothilfe gebracht. Sie berichtet, dass sich ihr Sohn in den letzten Wochen zunehmend seltsam verhalte und „wirre Ideen" entwickelt habe. Sein Vater sei Ägypter, sie habe sich von ihm getrennt, als der Sohn 5 Jahre alt gewesen sei. Der Sohn habe zum Vater nur noch sporadisch Kontakt. Im Rahmen der jetzt aufgeflammten revolutionären Ideen in Ägypten, die ihr Sohn am Computer und im Fernsehen intensiv verfolgt habe, bilde er sich ein, er müsse „seinen Landsleuten" helfen und ihnen die Ideen der deutschen Demokratie näherbringen. Der Student ist auffällig blass und hat dunkle Augenringe, er ist nachlässig gekleidet. Unruhig und misstrauisch sieht er sich im Zimmer um, fragt Sie, „auf welcher Seite" sie stehen würden und ob das Zimmer „sicher" sei. Als Sie nachfragen, was er damit meine, antwortet er: „Tun Sie nicht so, als wüssten Sie nicht, dass sich die Welt verändere." Dann bricht er ab, schaut sich im Zimmer um. Im weiteren Gespräch wird deutlich, dass er seine „Bestimmung" durch geheime Botschaften seines Vaters im Internet erhalten habe. Dieser würde ihm auch einflüstern, dass er „auserwählt" sei, er solle allen Ägyptern die „Demokratie" bringen, dorthin solle er sich „aufmachen". Diese Aufforderungen „empfange" er nur, wenn er allein in seinem Zimmer sei. Er spüre, dass es Menschen gebe, die mit ihm „sympathisieren" und solche, die „opponieren". Wenn er durch die Stadt gehe, merke er die „demokratischen Schwingungen", er spüre sie körperlich, sie „brennen ihm durch die Hände und Beine".
Seine Mutter ergänzt, dass er in den letzten Nächten kaum mehr geschlafen habe, sich im Zimmer drei Computer installiert habe, sich zurückziehe. Kontakt zu ihr und Bekannten würde er meiden, nur noch unregelmäßig essen und die Uni nicht mehr besuchen. Auch habe er Flugblätter mit unklaren Ideen zum „ägyptischen Frühling" in die Briefkästen der Nachbarn geworfen.

Welche Verdachtsdiagnose haben Sie? Welche psychopathologischen Phänomene unterstreichen Ihre Vermutung?

Die Psychopathologie weist auf eine **schizophrene Störung**, vermutlich paranoid-halluzinatorisch, hin. Der Patient berichtet über sensitives Beziehungserleben (geheime Botschaften aus dem Internet), akustische Halluzinationen (Stimme des Vaters), wahnhafte Überzeugtheit „ausgewählt zu sein", leibliches Beeinflussungserleben (Brennen durch Hände und Beine). Hinzu kommen misstrauisches Verhalten, formale Denkstörungen (Gedankenabreißen), sozialer Rückzug, Schlafstörungen und motorische Unruhe.

Was würden Sie weiter tun, um die Verdachtsdiagnose zu sichern? Welche Erkrankungen müssen sie differenzialdiagnostisch ausschließen?

Die Exploration muss vervollständigt, die Krankheitsvorgeschichte, Familienanamnese und Suchtanamnese müssen erhoben werden. Dann sollte eine gründliche körperliche Untersuchung mit Blut- und Urinuntersuchung und kranieller Bildgebung erfolgen. Im Vordergrund steht der Ausschluss einer **somatischen Erkrankung** (z. B. Infektion, Neoplasie, endokrinologische Funktionsstörung). Die Urinuntersuchung ist wichtig, um evtl. einen Substanzmissbrauch aufzudecken (z. B. Stimulanzien, Halluzinogene). Aber auch an wahnhafte Symptome im Rahmen einer affektiven Erkrankung muss gedacht werden.

Wie unterscheidet sich der Wahninhalt einer schizophrenen Störung von einer depressiven Störung mit psychotischen Symptomen?

Klassische Wahninhalte einer depressiven Störung sind:
- Verarmungswahn
- Versündigungs-/Schuldwahn
- Nihilistischer Wahn
- Hypochondrischer Wahn

Es handelt sich also um **stimmungskongruente Ideen**, die sich aus negativen, sorgenvollen Gedanken ergeben und dem Affekt entsprechen.
Bei einer schizophrenen Störung ist der Wahn eher **bizarr** und **magisch-mystisch**. Lebensgeschichtliche Prägungen, die Persönlichkeit des Patienten und der soziokulturelle Hintergrund gestalten den Wahn mit. Themen, mit denen sich der Patient beim Ausbruch der Erkrankung intensiv beschäftigt, können häufig das Wahnerleben beeinflussen. Im Fall des Studenten fließen die politischen Veränderungen und seine eigene Abstammung in die Wahninhalte ein. Aber auch religiöse Themen oder andere Überzeugungen können das Wahnerleben prägen.

Was versteht man unter Plus- und Minussymptomatik? Nennen Sie Beispiele aus der Fallgeschichte.

Plus- und Minussymptome sind klinische Begrifflichkeiten. Plussymptome sind die sog. produktiven Symptome, bei denen der Patient „mehr" erlebt als der Gesunde. Im Fallbeispiel sind dies z. B. akustische Halluzinationen, sensitives Beziehungserleben, Wahn oder die motorische Unruhe. Minussymptome sind ein „Mangel" an Erleben, also Affektverflachung, Freudlosigkeit oder, wie im Fallbeispiel, sozialer Rückzug mit Kontaktabbruch oder fehlender Schlaf.

Welche Bedeutung haben die Plus- und Minussymptome im Krankheitsverlauf?

Die Plussymptome prägen v. a. im akuten Krankheitsstadium das klinische Bild, häufig überdecken sie auch die Minussymptome und stehen somit im Vordergrund der Behandlung. Nach Abklingen der Plussymptome können die Minussymptome vermehrt zutage treten und eine „postschizophrene Depression" bedingen. Die medikamentöse Therapie sollte den Symptombildern entsprechend angepasst werden und z. B. sedierende Medikamente in der postschizophrenen Depression so weit möglich reduziert werden.

Warum sind akustische Halluzinationen auch für den Krankheitsverlauf entscheidend?

Akustische Halluzinationen im Sinne des Stimmenhörens schließen „imperative Stimmen" ein, d. h., der Patient hört Befehle, die ihn zu Handlungen auffordern. Diese Befehle können häufig suizidale und manchmal fremdaggressive Inhalte haben (z. B. „Nimm das Messer und bringe dich um"). Patienten, die unter imperativen Stimmen leiden, haben also ein erhöhtes Suizidrisiko und sollten besonders beschützt und entsprechend behandelt werden.

Wie kann sich die Psychomotorik in der akuten Krankheitsphase einer Schizophrenie verändern?

Der Patient kann entweder „Bewegungsstürme" mit motorischer Erregung (z. B. Hin- und Herrennen, Haareraufen, Schreien, Schlagen) erleben oder in eine Bewegungsstarre verfallen. Bestimmen die psychomotorischen Phänomene das klinische Bild, spricht man von **Katatonie**. Seit Einführung der antipsychotischen Medikation ist diese Unterform der Schizophrenie jedoch selten geworden.
Eine **Hebephrenie** kann sich in einer gekünstelten Pose mit auffälligem Verhalten, wie Nachahmen anderer Personen und Faxen, und einer gestelzten, unnatürlich wirkenden Sprache äußern. Dabei ist der Patient läppisch-heiter gestimmt und fällt durch formale Denkstörungen und Desorganisiertheit auf.

Welche Aussagen können Sie zum Langzeitverlauf der schizophrenen Erkrankung treffen? Welche Bedeutung kommt den sog. Frühwarnzeichen zu?

Jeder Krankheitsverlauf ist natürlich individuell. Grob betrachtet, kann man aber von einer **Drittelregel** ausgehen, d. h., ein Drittel der Erkrankten erlebt nach der ersten Krankheitsphase eine vollständige Gesundung und keine oder nur wenige Rezidive, ein weiteres Drittel erlebt wiederkehrende Krankheitsepisoden mit unterschiedlich stark ausgeprägter Residualsymptomatik (d. h., es bleiben einzelne Krankheitssymptome auch nach Abklingen der akuten Phase bestehen). Ein Drittel erlebt einen ungünstigen Krankheitsverlauf mit fehlender Gesundung und dauerhaftem Residuum. Allerdings ist auch beim letzten Drittel noch eine Abflachung und Besserung der Symptomatik nach Jahren möglich.

Die **Frühwarnsymptome** sind ebenfalls individuell und umfassen z. B. Schlafstörungen, Konzentrationsstörungen, depressive Verstimmung, Geräusch- und Lichtempfindlichkeit oder sozialen Rückzug. Es sind unspezifische Symptome, die sich häufig im Vorfeld einer akuten Krankheitsphase einstellen und vom Patienten mit psychoedukativer Schulung erkannt werden können. Mit dem Patienten können dementsprechend Strategien (Krisenplan) entwickelt werden, wie er sich beim Auftreten der Frühwarnzeichen verhalten soll (z. B. Aufsuchen des Arztes, Erhöhung der Medikation, Stressreduktion). Dadurch kann versucht werden, einen erneuten Ausbruch der Erkrankung zu verhindern oder zumindest ambulant abzufangen.

Welche Therapie würden Sie empfehlen, wenn der Student im Fallbeispiel zum ersten Mal erkrankt ist und keine somatischen Einschränkungen bestehen?

Zunächst sollten Sie den Patienten zur stationären Aufnahme motivieren und ihm als Akuttherapie ein atypisches Antipsychotikum (z. B. Aripiprazol oder Risperidol) empfehlen. Dabei muss begleitend auf Therapieerfolg und Nebenwirkungen geachtet werden. Für die Rückfallprophylaxe sollten Sie bei erfolgreicher Therapie das Antipsychotikum für 1–2 Jahre weiter verordnen. Zur Therapie gehört aber auch die Aufklärung über die Erkrankung und Hilfen bei der Verarbeitung und im Umgang mit der Erkrankung. Hier haben sich psychoedukative Gruppen oder eine Verhaltenstherapie bewährt. Die Mutter des Patienten sollte in das Behandlungskonzept mit einbezogen werden, soweit es der Patient zulässt. Gemeinsam sollten private und berufliche Perspektiven, ggf. mit dem Sozialdienst, besprochen werden.

Warum empfehlen Sie ein atypisches Antipsychotikum?

Die antipsychotische Wirksamkeit der Substanzen ist bewiesen, sie zeigen aber weniger motorische Nebenwirkungen und erhöhen über die bessere Verträglichkeit die Compliance des Patienten. Außerdem wird ihnen eine Wirkung auf die Minussymptomatik zugeschrieben. Da der Patient bisher keine Vorerfahrung mit Antipsychotika hat, würde ich zunächst ein Atypikum wählen. Bei fehlendem Therapieerfolg oder Zunahme der produktiven Symptomatik kann natürlich ein klassisches Antipsychotikum, ggf. mit sedierenden Eigenschaften (z. B. Haloperidol), erwogen werden.

Welche Nebenwirkungen müssen Sie unter Haloperidol-Gabe erwarten?

Extrapyramidal-motorische Nebenwirkungen wie Frühdyskinesien, Parkinsoid oder Spätdyskinesien. Anticholinerge Nebenwirkungen wie Mundtrockenheit, Tachykardie, Delir. Weitere Nebenwirkungen sind Müdigkeit, orthostatische Beschwerden, Gesichtsödeme und Hyponatriämie.

Würden Sie dem Patienten von der Fortführung des Studiums abraten?

Grundsätzlich gibt es keinen Grund, warum ein Patient mit einer schizophrenen Störung nicht studieren sollte. Wichtig ist aber die Einzelfallbetrachtung. Zunächst muss der Therapieverlauf entscheiden, wie gut sich der Student erholt, wie seine Konzentrationsfähigkeit und seine Belastungsfähigkeit nach Abklingen der akuten Phase ist. Stress ist ein großer Risikofaktor für das Wiederauftreten der schizophrenen Erkrankung, deswegen sollte gut abgewogen werden, welchen Stellenwert hierbei die Fortführung des Studiums hat. Eine regelmäßig Medikamenteneinnahme und Wiedervorstellung beim Psychiater tragen natürlich entscheidend zum guten Krankheitsverlauf bei. Diese Zusammenhänge sollten auf jeden Fall mit dem Patienten besprochen werden und ggf. auf Wunsch Alternativen zum Studium gesucht werden.

Welche Option haben Sie, wenn schizophrene Patienten wenig motiviert sind, regelmäßig Medikamente einzunehmen?

Sie können versuchen, den Patienten für eine andere Applikationsform, z. B. Depotpräparat zu gewinnen. Das Antipsychotikum (z. B. Risperidon) wird dabei in gewissen Abständen (2–4 Wochen) gluteal i. m. injiziert. Der Patient muss daher nicht täglich an die Tabletteneinnahme denken, hat aber einen ausreichenden Rückfallschutz.

30 FALL 3: NUR NOCH ROHKOST

FALLBEISPIEL

In die Ambulanz kommt eine 17-jährige junge Frau, Selina, mit ihrer Mutter, die Ihnen eine Überweisung vom Hausarzt überreicht. Die Mutter berichtet, es könne so nicht mehr weitergehen, ihre Tochter würde ja bald vom Fleisch fallen, sie esse kaum noch etwas, nehme nicht mehr an den Familienmahlzeiten teil und ernähre sich ausschließlich von Rohkost. Deshalb habe sie Selina zum Besuch beim Hausarzt gezwungen, der sie dann zu Ihnen überwiesen habe. Das Mädchen rollt während des Gesprächs sichtlich genervt mehrmals mit den Augen, bis ein Streit zwischen den beiden entflammt. Die Tochter wirft der Mutter Einmischung in ihre persönlichen Angelegenheiten vor, und sie neige doch sehr zur Übertreibung. Um die Situation zu entschärfen, bitten Sie die Mutter, vor der Türe zu warten, und versuchen zunächst ein Gespräch mit der Patientin unter vier Augen.

Wie gestalten Sie das Gespräch mit der jungen Frau weiter?

Da Ihre Patientin ganz offensichtlich nicht aus eigenem Antrieb zu Ihnen kommt, sollten Sie die Gesprächsatmosphäre so gestalten, dass Sie einen Zugang zur Patientin bekommen. Sie sollten der Patientin Raum geben, ihre Sicht der Situation darzustellen, bevor sie weitere diagnostische oder gar therapeutische Schritte einleiten. Sie können Selina beispielsweise fragen, was denn ihrer Meinung nach zur Gewichtsabnahme geführt habe. Oder Sie fragen nach Gründen für die Auseinandersetzungen mit der Mutter, ob es aus ihrer Sicht andere Probleme geben würde, die ein Zusammenleben mit der Mutter erschweren.
Dabei behalten Sie die Gewichtsproblematik der Patientin natürlich im Auge, gehen darauf aber erst später ein.
Die äußere Erscheinung des Mädchens ist für diagnostische Überlegungen wichtig. Sie sehen ein sehr schlankes Mädchen mit etwas eingefallenen Wangenknochen, tief liegenden Augen. Allerdings ist eine genauere Aussage zum Gewicht wegen der sehr locker fallenden Kleidung nicht möglich.

Welche Ursachen können für einen Gewichtsverlust einer 17-jährigen Patientin verantwortlich sein?

Grundsätzlich können **somatische Erkrankungen** wie Tumoren, Infektionskrankheiten, Stoffwechselstörungen (Hyperthyreose) oder entzündliche Darmerkrankungen (Morbus Crohn, Colitis ulcerosa) zu Gewichtsverlust führen. Deswegen sollten körperliche Faktoren für ein Untergewicht zunächst ausgeschlossen werden.
Aber auch **psychische Störungen** können für den Gewichtsverlust verantwortlich sein. Neben Essstörungen muss auch an depressive Störungen, Abhängigkeitserkrankungen (z. B. Drogen, Medikamente), schizophrene Störungen, Angst- oder Zwangsstörungen gedacht werden. Appetitverlust und Antriebslosigkeit sind typische Symptome einer Depression. Auch Jugendliche in Selinas Alter können an dieser Symptomatik leiden. Oft fällt es den Erwachsenen/Eltern schwer, diese Zeichen bei ihrem Kind zu erkennen, da man eine Depression eher in fortgeschrittenem Alter vermutet. Es ist also entscheidend, einen ausführlichen psychopathologischen Befund zu erheben, bei dem Sie gezielt nach Konzentrations- und Gedächtnisleistung (schulische Leistungen? Verschlechterung der Noten?), Grübelneigung, Stimmung (auch evtl. Tagesschwankungen), Empfinden von Freude, Interesse (z. B. Pflegen von Freundschaften, Ausgehen, Lebenspartner), Schlafstörungen fragen. Weiterhin sollten Sie Angst/Zwangssymptome und ggf. psychotische Symptome eruieren.

Selina berichtet, dass es ihr einfach gut gehe, wenn sie „kontrolliert" esse und sich viel bewege. Sie gehe jeden Tag joggen und mehrfach in der Woche ins Fitnessstudio. Ihre Mutter mache sich da unnötige Gedanken. Sie fühle sich „fit" und genieße es, sich ihren eigenen Essensplan zusammenzustellen und nicht immer die „fetten und ungesunden" Sachen der Familie essen zu müssen. Ihre Freundin sei viel dünner als sie selbst, sie habe noch gar keine „Traumfigur". Es sei doch ihre Sache, wann sie sich wohlfühle und die Mutter müsse sich da nicht immer einmischen.
Auf vorsichtiges Nachfragen, wann sie denn ihre „Traumfigur" erreicht habe, sagt sie, dazu fehlten ihr sicher noch mindestens 2 kg. Derzeit wiege sie um die 43 kg bei 1,70 m.

Wie errechnen Sie den Body-Mass-Index (BMI)? Was sagt er aus?

Der BMI errechnet sich nach der Formel:

$$\text{BMI (kg/m}^2) = \frac{\text{Körpergewicht (kg)}}{\left[\text{Körpergröße (m)}\right]^2}$$

Ihre Patientin wiegt bei einer Größe von 1,70 m 43 kg, was einem BMI von etwa 15 entspricht. Also einem deutlichen Untergewicht (▶ Tab. 30.1).

Welche Essstörung vermuten Sie hinter dem Verhalten von Selina? Welche weiteren Anzeichen würde Ihre Verdachtsdiagnose erhärten?

Vermutlich leidet Selina unter einer **Anorexia nervosa.** Sie empfindet sich trotz des Untergewichts noch als zu dick und sorgt sich um ihre Figur. Außerdem betreibt sie intensiv Sport. Weitere Anzeichen, die auf eine Anorexie hinweisen könnten, sind die gedankliche Einengung auf das Essen, ständige Beschäftigung mit Kalorienangaben und Einteilung der Nahrungsmittel in „erlaubte" (z. B. Rohkost, Obst) und „nicht-erlaubte" (z. B. Süßes, Pommes frites) sowie das Verleugnen eines Hungergefühls. Häufig nehmen die Patienten nur sehr kleine Portionen und kauen sehr lange, sie verzichten auf Leibspeisen und nehmen an Familienmahlzeiten nicht mehr teil. Begleitend können depressive Symptome oder eine Selbstwertproblematik auffällig sein. Bei länger bestehender Magersucht können endokrine Störungen, wie das Ausbleiben der monatlichen Regelblutung hinzukommen.
Die Gewichtsregulation kann bei der Anorexie ausschließlich über die Nahrungsrestriktion erfolgen, aber auch durch induziertes Erbrechen, Laxanzien-/Diuretikaeinnahme aktiv beeinflusst werden.

Tab. 30.1: Klassifikation des Gewichts (BMI in kg/m^2) abhängig vom Geschlecht. [W203]

Klassifikation	W			M		
Untergewicht	< 19			< 20		
Normalgewicht	19	–	24	20	–	25
Übergewicht	24	–	30	25	–	30

Die Abgrenzung zur Bulimia nervosa erfolgt über den BMI, der bei der Bulimie normal bis erhöht ist.

Welche körperlichen Folgeschäden erwarten Sie bei einer Anorexie?
Es können fast alle Organsysteme von der chronischen Mangelernährung betroffen sein. Typisch sind Herz-Kreislauf-Probleme, Amenorrhö, Magen-Darm-Störungen und Osteoporose.

Welche Ursachen der Anorexie werden diskutiert? Wer ist besonders von der Anorexie betroffen?
Essstörungen betreffen überwiegend **Frauen.** Es werden unterschiedliche Faktoren für die Genese verantwortlich gemacht. Die westliche Kultur hat als **Schönheitsideal** extrem schlanke Frauen erkoren, die durch Werbung, Modeschauen, Fernsehen etc. bereits bei jungen Mädchen das Gefühl auslösen, zu dick zu sein. Attribute der Schlankheit sind Willensstärke und Erfolg. Junge Mädchen werden bei dem Nahrungsangebot, das in der westlichen Welt herrscht, in wiederholte Diäten Zuflucht suchen, um ihrem Körperideal näherzukommen. Dies kann Ausgangssituation für eine Anorexie sein.

Aber auch die **Familienstruktur,** der Umgang mit Essen in der Familie und versteckte Konflikte zwischen den Eltern werden als Ursache der Störung gesehen. Dabei spielt eine strenge, leistungsorientierte Erziehung mit Liebesbezeugungen über das Essen eine Rolle, aber auch Trennungswünsche der Eltern oder dominante Eltern, welche die Kinder überfordern und mit einem pathologischen Verhalten (Essstörung) kompensiert werden.

Die Essstörung wird psychoanalytisch aber auch als Ablehnung der Weiblichkeit und eines „Nicht-Erwachsen-Werden-Wollens" gesehen. Außerdem gibt es Hinweise auf genetische Komponenten.

Welche weitere Essstörung kennen Sie? Wie ist sie charakterisiert?
Die Bulimia nervosa ist eine Essstörung, die durch Heißhungerattacken und Essanfälle gekennzeichnet ist. Die Patienten schlingen große Mengen in kurzer Zeit in sich hinein und versuchen in der Folge, durch selbst induziertes Erbrechen eine Gewichtskontrolle zu erhalten. Die Patienten sind meist norm- oder leicht übergewichtig, leiden aber unter dem Gefühl zu dick zu sein und beschäftigen sich intensiv mit der Nahrungsaufnahme und Essensbeschaffung. Viele Betroffene erleben die maßlosen Essanfälle als beschämend und leiden an depressiven Symptomen, mit denen sie sich erstmalig beim Arzt vorstellen.

Nach einer ausführlichen Exploration und nach Rücksprache mit dem überweisenden Hausarzt wird Selina über die Verdachtsdiagnose aufgeklärt. Die Patientin streitet jedoch alles ab und bezichtigt Sie, mit der Mutter unter einer Decke zu stecken. Sie verlässt aufgebracht das Untersuchungszimmer. Der ebenso aufgebrachten Mutter müssen Sie erklären, dass Ihnen juristisch die Hände gebunden seien und eine stationäre oder andere Behandlung nicht erzwungen werden könne. Sollte sich der Zustand der Tochter verschlechtern, kann ggf. eine stationäre Unterbringung gegen den Willen der Tochter erwirkt werden. Sie geben der Mutter jedoch Adressen von Spezialeinrichtungen und Jugendtherapeuten mit und empfehlen dringend eine Wiedervorstellung, wenn sich Selinas Meinung ändern sollte.

Die Patientin kommt ca. 6 Monate später in die Ambulanz mit einem Gewicht von jetzt noch 38 kg. Sie muss nun stationär behandelt und per Magensonde ernährt werden. Sie selbst fühlt sich schwach und müde. Sie gesteht ein, die Kontrolle über das Abnehmen verloren zu haben und möchte ihr Essverhalten ändern.

Was wissen Sie über die Therapie der Anorexia nervosa?
Da die Ursachen der Anorexie vielfältig sind, sollte auch das Behandlungsprogramm verschiedene Aspekte umfassen. Zunächst geht es um die Motivation zum Gewichtsaufbau und eine Normalisierung der Ernährungsgewohnheiten. Spezialisierte Einrichtungen bieten stationär/teilstationär oder ambulant Programme an, die verhaltenstherapeutische Verfahren entwickelt haben, um über Gewichtsverträge, Ernährungsberatung und unter Einbeziehung der Familien ein normales Essverhalten einzuüben und dauerhaft ein bestimmtes Gewicht zu halten. Begleitend können weitere psychotherapeutische Verfahren zum Einsatz kommen, die verschiedene Aspekte der Anorexie im Fokus haben, z. B. psychoanalytische Therapie (Autonomie-Abhängigkeits-Konflikt) oder soziales Kompetenztraining (Selbstwertstärkung). Medikamente kommen nur symptomatisch, z. B. bei zusätzlichen depressiven Symptomen (Antidepressiva), zum Einsatz. Eine stationäre Therapie ist ab einem BMI von weniger als 14,5 dringend indiziert, da dann eine vitale Gefährdung besteht. Andererseits ist eine kontrollierte Gewichtszunahme auch schon bei einem BMI von z. B. 17 im Rahmen eines **stationären** Aufenthalts angezeigt.

> Die Anorexie kann ohne adäquate Behandlung in **einen lebensbedrohlichen Zustand** münden, der einen intensivmedizinischen Aufenthalt mit Zwangsernährung erforderlich macht!

Wie ist die Prognose der Anorexia nervosa?
Der Verlauf ist in über 10 % der Fälle chronisch und mit einer Mortalitätsrate von bis 20 % prognostisch ungünstig. 50 % der Patienten profitieren aber von Behandlungsangeboten und können ihre Symptomatik zumindest bessern. Wenn sie ein ständiges Körpergewicht von über 85 % des Normalgewichts halten können, ist dies ein guter Therapieerfolg.

31 FALL 4: UNERKLÄRLICHE HERZATTACKEN

FALLBEISPIEL

Eine 34-jährige schlanke und modisch gekleidete Frau stellt sich gemeinsam mit ihrem Lebensgefährten in der internistischen Nothilfe vor. Sie berichtet von „Herzattacken", die sie seit etwa 4 Wochen plagen würden. Aus dem Nichts heraus werde ihr plötzlich ganz heiß, dann schwindelig und ihr Herz würde zu rasen anfangen. Sie habe das Gefühl, gleich umzukippen, es sei wirklich schrecklich. Sie habe einen solchen Anfall zum ersten Mal während einer Konferenz in ihrer Arbeit erlebt, sie habe plötzlich dieses Hitzegefühl wahrgenommen, alles sei ihr so unwirklich vorgekommen, dann das Herzrasen und die schreckliche Angst. Sie habe fluchtartig den Raum verlassen müssen und mithilfe einer befreundeten Kollegin sei es ihr nach wenigen Minuten besser gegangen, allerdings habe sie zunächst noch am ganzen Körper gezittert. Die Kollegin habe sie zu einer Vorstellung beim Hausarzt gedrängt. Der Hausarzt habe leicht erhöhte Schilddrüsenwerte festgestellt, wegen denen sie jetzt L-Thyroxin einnehme. Ihr EKG und die restlichen Untersuchungen waren unauffällig. Wenige Tage später habe sie beim Einkaufen, als sie in einer Schlange an der Kasse anstand, eine ähnliche Situation erlebt. Sie sei sehr erschrocken, habe fürchterliche Angst gehabt, dass ihr etwas passieren, dass sie „tot umfallen" könne. Sie habe den Einkaufswagen an den Rand gestellt und sei aus dem Geschäft herausgelaufen und habe ihren Freund mit dem Handy verständigt. Als er ankam, sei es ihr wieder besser gegangen. Seitdem traue sie sich kaum noch alleine aus dem Haus. Sie habe Angst, dass die Anfälle wiederkommen könnten. Schon der Gedanke an ihren Arbeitsplatz, sie sei leitende Angestellte in einer internationalen Versicherung, mache ihr Angst. Der Hausarzt habe sie krankgeschrieben und ihr geraten, den Psychiater aufzusuchen. Sie glaube aber nicht, dass sie sich die Anfälle „einbilde", die Zustände seien wirklich unerträglich. Heute Morgen habe sie einen erneuten Anfall erlitten, als sie zu Hause am Computer gearbeitet habe. Deswegen habe sie sich in der internistischen Nothilfe eingefunden, um eine zweite Meinung einzuholen.

Wenn keine somatischen Ursachen für die Beschwerden gefunden werden können und die Schilddrüsenwerte unter Substitution normalisiert sind, welche psychiatrische Verdachtsdiagnose haben Sie? Durch welche Kennzeichen ist sie charakterisiert?

Sie vermuten eine Angststörung hinter den panikartigen Beschwerden und zwar eine **Agoraphobie mit Panikstörung.** Die Agoraphobie ist durch Angstattacken in agoraphobischen Situationen, also Situationen, in denen vermeintlich ein Fluchtweg fehlt, gekennzeichnet. Bei der Frau im Beispiel ist es der Konferenzraum, aber auch die Menschenschlange an der Kasse, die sie als phobisch erlebt. Die Panikattacken beginnen mit körperlichen Symptomen, wie Herzklopfen, Schweißausbrüchen, Zittern, Beklemmungsgefühl oder Atembeschwerden. Sie werden von dem Gefühl der Derealisation, der Angst vor Kontrollverlust oder der Angst zu sterben begleitet. Im Anschluss an solche Angstattacken kann sich eine **Erwartungsangst** und somit die **Angst vor der Angst** ausbilden. Bei der Patientin stellt sich die Angst bereits bei dem Gedanken an die Arbeit, einem Ort, an dem der erste Angstanfall aufgetreten ist, ein. Sie traut sich nur noch mit Begleitung aus dem Haus und meidet die Arbeitssituation durch die Krankschreibung (Vermeidungsverhalten). Allerdings treten die Panikattacken bereits in einem „sicheren Ort", zu Hause vor dem Computer auf, was als eine Generalisierung, also eine Ausweitung der Angst auf zunächst nicht angstauslösende Situationen, zu werten ist.

Welche differenzialdiagnostischen Überlegungen müssen Sie anstellen?

Zunächst sollten **somatische Ursachen**, wie endokrine (z. B. Hyperthyreosen, Phäochromozytom), metabolische (z. B. Hypoglykämien), kardiale (z. B. koronare Herzinsuffizienz, Herzrhythmusstörungen), pulmonale (z. B. Asthma bronchiale) oder zerebrale Störungen (multiple Sklerose, zerebrale Vaskulitiden) ausgeschlossen werden. Angstattacken können aber auch bei anderen psychischen Erkrankungen auftreten. Dabei spielt die Abgrenzung gegenüber der **Depression** eine wichtige Rolle. Sind depressive Symptome vor dem Auftreten von Angstattacken eruierbar oder klingen die Angstsymptome nach Besserung der Depression ab, dann sind sie eher als Symptom der Depression zu werten. Weitere psychische Störungen, bei denen Angstzustände auftreten können sind:

- Somatoforme Störungen
- Schizophrene Störungen
- Zwangsstörungen
- PTBS
- Essstörungen
- Abhängigkeitserkrankungen (Alkohol, Drogen oder Medikamente)

Wie würden Sie im Fallbeispiel weiter vorgehen?

Im Vordergrund steht zunächst die körperliche Abklärung, d. h., die Vorbefunde vom Hausarzt müssen eingeholt und ggf. ergänzende Untersuchungen durchgeführt werden. Durch dieses Vorgehen wird sich die Patientin auch in ihrer Sorge um körperliche Ursachen der Beschwerden ernst genommen und entlastet fühlen. Sie sollten weiter den psychopathologischen Befund bzw. die Anamnese vervollständigen, um andere psychische Ursachen auszuschließen. Sollte sich die Verdachtsdiagnose der Agoraphobie mit Panikstörung bestätigen, ist es wichtig, der Patientin zu verdeutlichen, dass sie die Angst tatsächlich erlebt und sie sich nicht „einbildet". Gleichzeitig sollte ihr aber auch erklärt werden, dass es sich um eine „fehlgeleitete Angst" handelt, die zwar körperliche Symptome (wie Schwitzen, Herzrasen etc.) triggern kann, aber der keine gefährliche Krankheit zugrunde liegt.

Der erhobene psychopathologische Befund zeigt neben einer Einschlafstörung mit vermehrter Grübelneigung, einer leichten Nervosität und einer verantwortungsvollen, perfektionistischen Grundpersönlichkeit der Patientin keine weiteren Auffälligkeiten.

In der Arbeit habe sie derzeit viel Stress, es sei aber eher „positiver Stress". Man habe ihr eine Stelle in Amerika angeboten, bei der sie weiter Karriere machen könne. Ihr Freund überlege derzeit, ob er sie dorthin begleiten und sich beruflich verändern wolle. Sie habe bisher keine Kinder, habe ihren Kinderwunsch immer hinter ihre beruflichen Wünsche gestellt, wollte sich erst beruflich ein „Standbein aufbauen", habe sich noch zu jung für Kinder gefühlt. Allerdings gründen viele ihre Freundinnen derzeit Familien und hätten schon Kinder, das gebe ihr zu denken.

Sie berichtet, vor 6 Jahren nach Trennung von ihrem damaligen Freund Ängste und eine „leichte Depression" gehabt zu haben, die nach einer Psychotherapie (20 Sitzungen) abgeklungen seien.

Können Sie psychologische Erklärungsmodelle der Angst anhand der Anamnese ableiten?

Lerntheoretisch kann die Entstehung der Angst durch **klassische** und **operante Konditionierung** erklärt werden. Ein neutraler Reiz (Besprechung im Konferenzraum) wird nach Erleben der vermeint-

lich lebensbedrohlichen Angstattacke im Konferenzraum zum konditionierten Reiz (klassische Konditionierung). Das fluchtartige Verlassen des Konferenzraums lässt die Angstattacke abklingen. Der Wegfall der Angst (negative Konsequenz) verstärkt so das „Flucht-" bzw. das Vermeidungsverhalten und hält die Angst darüber aufrecht (operante Konditionierung).
Psychodynamische Konzepte sehen die Angst als Ausdruck ungelöster Konflikte. Widersprüchlich wirken bei der Patientin die Bestrebungen nach Autonomie und Abhängigkeit. Die von ihr geforderte berufliche Entscheidung könnte ihre Beziehung in Gefahr bringen und ihr bei Wegzug in die USA evtl. den Kinderwunsch verwehren. Der Wunsch nach Selbstständigkeit steht hier der Aufgabe von anderen Lebensmodellen gegenüber. In der neurotischen Konfliktlösung wird vom Betroffenen unbewusst auf frühkindliche Bewältigungsstrategien zurückgegriffen.

Welche Therapie würden Sie der Patientin im Fallbeispiel empfehlen?
Anknüpfend an ihre bisherigen positiven Erfahrungen mit Psychotherapie sollten Sie ihr zur Wiederaufnahme der Therapie raten. Da die Wirksamkeit kognitiv verhaltenstherapeutischer Konzepte wissenschaftlich nachgewiesen ist, können Sie diese bevorzugt empfehlen. Dabei sollten auch die Konsequenzen der erfolgreichen Therapie in der Verhaltenstherapie aufgegriffen werden: „Was tun Sie mit ihrem Leben, wenn Sie durch die Agoraphobie nicht mehr eingeschränkt sind? Wo wollen Sie hingehen? Wie soll Ihr Leben dann aussehen?"
Begleitend kann in enger Absprache mit dem Psychotherapeuten auch eine medikamentöse Therapie mit Benzodiazepinen im Bedarfsfall und Antidepressiva (z. B. Citalopram, Clomipramin) als Erhaltungstherapie angeboten werden. Dabei sollte das Suchtpotenzial der Benzodiazepine sorgfältig abgewogen werden. Auch sollten Sie die Schlafstörung der Patientin, die sich unter Antidepressivagabe verschlechtern kann, im Auge behalten.

Welche weiteren Angststörungen kennen Sie und wie unterscheiden sie sich?
Panikstörungen können auch isoliert auftreten, d. h. sie sind nicht situations- oder objektgebunden. Wiederkehrende Angstattacken mit vegetativen Symptomen treten dabei ohne erkennbare äußere Ursache auf. Bestehen große Ängste, in sozialen Situationen die Aufmerksamkeit auf sich zu ziehen, prüfend betrachtet zu werden und sich zu blamieren, spricht man von **sozialer Phobie.** Typische Situationen sind z. B. das Halten von Vorträgen, aber auch das Essen in kleinen Gruppen oder der Besuch einer Party. Das Vermeidungsverhalten ist bei dieser Störung stark ausgeprägt und kann zur sozialen Isolation führen. Soziale und spezifische Phobien sind die häufigsten Angststörungen. **Spezifische Phobien** sind durch objekt- bzw. situationsgebundene Ängste gekennzeichnet (z. B. Hunde- oder Spinnenphobie, Höhenangst). Die Phobien sind klinisch meist nicht so relevant, weil die Betroffenen selten einen Leidensdruck verspüren, weil sie die Angst besetzten Situationen meiden.
Treten übertriebene Sorgen und Ängste fast täglich über mehrere Wochen auf und sind diese von starken körperlichen Symptomen begleitet (z. B. vegetative Symptome und muskuläre Anspannung), handelt es sich um eine **generalisierte Angststörung.**

Was wissen Sie über den Verlauf von Angststörungen?
Angststörungen neigen zur Chronifizierung, deswegen können ein frühzeitiges Erkennen der Erkrankung und eine adäquate Therapie entscheidend für den Verlauf sein. Das Vermeidungsverhalten und die Abhängigkeit gegenüber Angehörigen verstärkt die Hilfebedürftigkeit der Patienten. Die „unrealistischen" und „übertriebenen" Ängste sind für die Umgebung in der Regel schwer nachvollziehbar und führen häufig zu Unverständnis. Zusätzlich werden häufig Ärzte und medizinische Einrichtungen wegen der körperlichen Symptome bemüht, Krankschreibungen und vorzeitige Berentungen sind häufig und belasten die Gesundheitskosten. Soziale Phobien enden nicht selten in einer sozialen Isolation der Patienten.

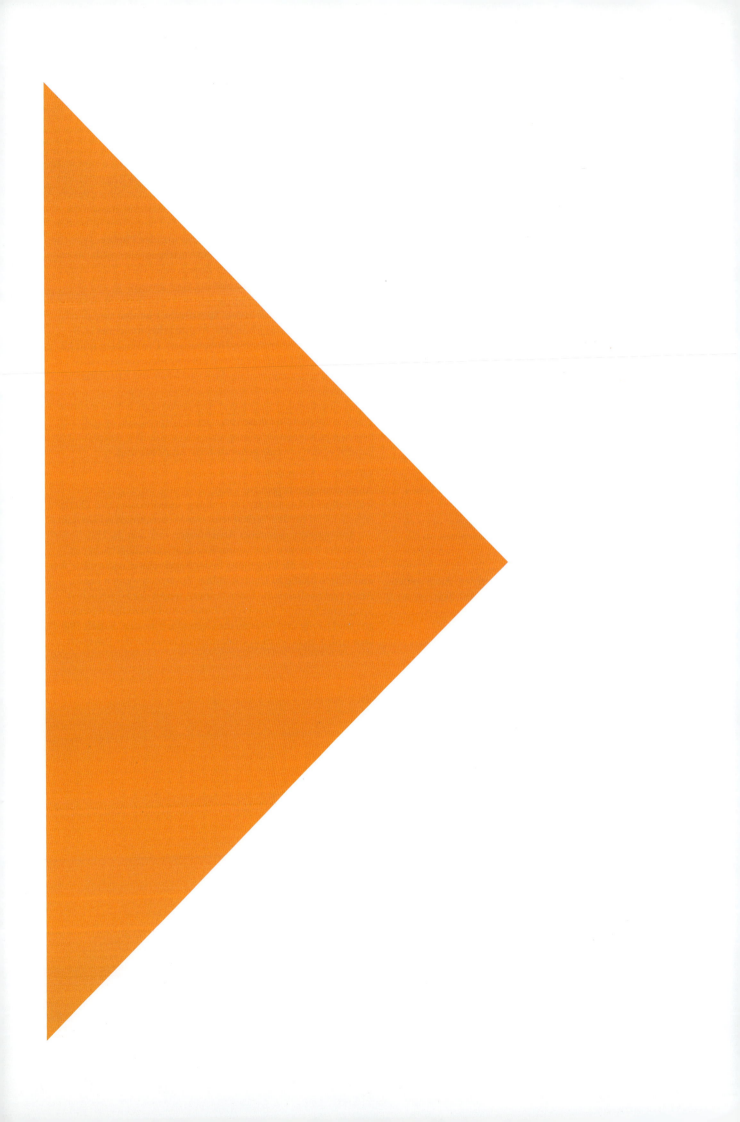

Anhang

32 Glossar 98
33 Tabellen und Quellenverzeichnis 100
34 Register 101

32 GLOSSAR

A
Agitiertheit: motorische Unruhe, erhöhte innere Erregbarkeit
Agnosie: Störung des Erkennens, z. B. Seelenblindheit oder -taubheit
Agranulozytose: gefährliche Granulozytopenie mit Abwehrschwäche und körperlichen Symptomen wie Fieber, Schüttelfrost, Schleimhautnekrosen, Lymphknotenschwellung
Akinese: Bewegungslosigkeit
Amenorrhö: Ausbleiben der Menstruation, Unterscheidung in primär (Regel war noch nie da) und sekundär (Regel bleibt plötzlich aus)
Amimie: Fehlen der Mimik
Amnesie: Form der Gedächtnisstörung, meist mit inhaltlicher oder zeitlich begrenzter Erinnerungslücke
Analgesie: aufgehobene Schmerzempfindung
Anankasmus: ängstliches, sehr gewissenhaftes Verhalten mit Zwanghaftigkeit im Denken und Handeln
Angina pectoris: Folge einer koronaren Minderdurchblutung → es entstehen ischämische Bereiche im Herzmuskel → Schmerzen im Brustkorb
Anosmie: Unfähigkeit, zu Riechen
Anurie: keine Urinproduktion (< 100 ml in 24 h), normal: bis 1,5 l in 24 h
Anxiolyse: Distanzierung von bestehenden Ängsten, z. B. durch Gabe von Benzodiazepinen
Aphasie: zentrale Sprachstörung, z. B. nach Hirnschlag
Ataxie: allg.: Störung von Bewegungsabläufen, **zerebelläre A.** durch Erkrankung/Schädigung des Kleinhirns. Zeichen einer Ataxie sind Dysarthrie, Dysdiadochokinese, Störungen der Okulomotorik und des Gangbilds
Autismus: Kontaktstörung mit Rückzug

B
Basalganglien: bestehen aus folgenden zerebralen Strukturen: Nucleus caudatus, Putamen, Claustrum, Corpus amygdaloideum; Koordination von Muskeltonus, Körperhaltung und gezielten Bewegungen

C
Cholestase: Gallestau
Compliance: Bereitschaft des Patienten, mit dem Arzt zusammenzuarbeiten, eine Therapie durchzuziehen oder Medikamente einzunehmen
Coping: Bewältigungsstrategien

D
Delinquenz: Straffälligkeit
Diadochokinese: Begriff für die Koordination, schnelle antagonistische Bewegungen, z. B. Supination/Pronation mit dem Unterarm
Dyspnoe: Atemnot mit verstärkter Atemarbeit
Dysthymia: Verstimmung
Dysurie: Schmerzen beim Wasserlassen

E
Empathie: Einfühlungsvermögen

F
Fugue: Flucht, plötzliches Verlassen der gewohnten Umgebung, evtl. wird eine neue Identität angenommen (dissoziative Fugue); bei schizophrenen Störungen

G
Galaktorrhö: spontane Milchabsonderung aus der Mamma
Grübeln: unablässiges Beschäftigen mit den immer gleichen und wiederkehrenden Gedanken, die meist unangenehmen Inhalts sind

H
Hebephrenie: Form der Schizophrenie, die in der Jugend beginnt und vorrangig durch affektive Symptome gekennzeichnet ist
Hypalgesie: vermindertes Schmerzempfinden
Hypästhesie: verminderte Empfindlichkeit für Sinnesreize
Hyperhidrosis: verstärktes Schwitzen
Hypo-/Hypersomnie: es wird zu wenig bzw. zu viel geschlafen
Hypomanie: gehobene Stimmung, jedoch nicht so stark ausgeprägt wie bei der Manie
Hypoxie: verminderte Sauerstoffkonzentration

I
Iatrogen: durch den Arzt/Therapeuten verursacht
Insomnie: Schlaflosigkeit
Introspektionsfähigkeit: Fähigkeit, in sich selbst hineinzuschauen und selbstkritisch Verhaltensweisen oder Charaktereigenschaften wahrzunehmen

K
Katatonie: Störung der Psychomotorik; Formen: katatoner Stupor (Zustand der absoluten Reglosigkeit), katatoner Erregungszustand. Die Formen können ineinander übergehen
KHK: koronare Herzkrankheit (Arteriosklerose der Herzkranzgefäße)
Kognition: Wahrnehmungs-, Denk- und Erinnerungsprozesse. Kognitive Störungen beinhalten Gedächtnis-, Denk- und Konzentrationsstörungen
Komorbidität: das gleichzeitige Auftreten von mehreren Krankheiten bei einem Patienten

L
Laxanzien: Abführmittel
Libido: sexuelles Verlangen
Limbisches System: funktionelles System, dem verschiedene Hirnstrukturen angehören und das eine Rolle bei der Gedächtnis- und Lernfunktion des Gehirns spielt, außerdem ist es für Emotionalität im Verhalten verantwortlich und steuert Triebimpulse
Logopädie: beschäftigt sich mit Stimm-, Sprech- oder Sprachstörungen

M

MCV: mittleres korpuskuläres Volumen der Erythrozyten; vermindert z. B. bei Eisenmangelanämie → Hypochromie, vermehrt z. B. bei Vit.-B_{12}-Mangel → Hyperchromie

Miosis: Engstellung der Pupillen (z. B. im Hellen oder nach Opioidgabe)

Mutismus: Versiegen der Sprachproduktion bei intaktem Sprechorgan

Mydriasis: Weitung der Pupillen (z. B. im Dunkeln)

N

Negativsymptomatik (auch Minussymptomatik): gehemmter Antrieb, gedrückter Affekt, Freudlosigkeit, Apathie, Verlangsamung

Neuroleptanalgesie: Anästhesieform, bei der ein hochpotentes, kurz wirksames Opiat in Kombination mit einem Antipsychotikum i. v. verabreicht wird; v. a. bei kleineren operativen Eingriffen

O

Obstipation: Verstopfung

Oligophrenie: Intelligenzminderung

Oligurie: verminderte Harnausscheidung (< 500 ml in 24 h); vgl. Anurie

Orthostase: aufrechtes Stehen

Orthostatische Dysregulation: Beim Übergang vom Liegen zum Stehen kommt es infolge Hypotonie und zerebraler Minderdurchblutung zu Schwindel, Schwarzwerden vor Augen, Ohrensausen

P

Palpitationen: subjektiv empfundenes Herzklopfen oder Herzrasen

Parästhesie: Sensibilitätsstörung: kribbelnde oder brennende Missempfindungen

Parathymie: Affekte, die einer Situation nicht angemessen sind, z. B. lautes Lachen bei einer Beerdigung

Parkinsonoid: dem Parkinson-Syndrom ähnliches Zustandsbild, das allerdings andere Ursachen hat (z. B. Antipsychotika-Nebenwirkung)

Perseveration: Wiederholen bestimmter Handlungen oder Gedanken, Haftenbleiben

Phytotherapeutika: Medikamente auf pflanzlicher Basis

Pleozytose: erhöhte Zellzahl im Liquor

Polyurie: erhöhte Harnausscheidung, > 2 l in 24 h, vgl. Oligurie

Postiktal/postikterisch: nach einem (epileptischen) Krampfanfall (oft postiktaler Schlaf und/oder Verwirrtheitszustand)

Prion (proteinaceous infectious particle): infektiöses, fehlgefaltetes Protein („Erreger" von BSE)

Promiskuität: durch häufig wechselnde Partner gekennzeichnetes Sexualleben

Psychose: durch verändertes Erleben gekennzeichnete Störung; man unterscheidet organische (Delir, frühkindlicher Hirnschaden, Trauma) von den körperlich nicht begründbaren Psychosen (z. B. Schizophrenie, affektive Psychosen wie Depression, Manie)

R

Rebound-Phänomen: der Wirkung entgegengesetzte Reaktion nach plötzlichem Absetzen z. B. von Medikamenten

Retrobulbärneuritis: Entzündung des N. opticus, häufiges Erstsymptom bei multipler Sklerose

Rhabdomyolyse: Untergang von Muskelgewebe entweder medikamentös bedingt, traumatisch (Verkehrsunfall) oder nach exzessivem Sport

Rigor: Steifigkeit der Muskulatur durch eine Erhöhung des Muskeltonus, typisch z. B. bei Parkinson-Syndrom

S

Schizoid: der Schizophrenie ähnlich mit den Eigenschaften Ungeselligkeit, Introvertiertheit, emotionale Kälte

Seborrhö: vermehrte Talgproduktion

Sedation/Sedierung: Beruhigung, dämpfende Wirkung auf das ZNS

Stupor: Zustand der psychischen und motorischen Reglosigkeit

T

Tachypnoe: schnelle Atmung

Tetanie: neuromuskuläre Übererregbarkeit, evtl. Ausbildung von Muskelkrämpfen, Pfötchenstellung der Hände, Einteilung in normo- und hypokalzämische T., auch durch Hyperventilation auslösbar

Torticollis: muskulärer Schiefhals

V

Vigilanz: Wachheit

Z

Zerebellum: Kleinhirn. Funktionen: Aufrechterhaltung des Muskeltonus, der Koordination, des Gleichgewichts, Koordination von Bewegungsabläufen

Zyklothymia: instabile Stimmung mit ständigen Wechseln zwischen „himmelhoch jauchzend" und „zu Tode betrübt"

33 TABELLEN UND QUELLENVERZEICHNIS

Tab. 33.1: Vier Beispielfragen aus dem MMS-Test. Adaptiert und reproduziert mit spezieller Genehmigung des Verlegers, Psychological Assessment Resources, Inc. 16204 North Florida Avenue, Lutz, Florida 33549, von der Mini Mental State Examination von Marshal Folstein und Susan Folstein, Copyright 1975, 1998, 2001 von der Mini Mental LLC, Inc. Veröffentlicht 2001 durch Psychological Assessment Resources, Inc. Die weitere Reproduktion ist ohne Genehmigung von PAR, Inc. nicht gestattet. Die MMSE kann bei PAR, Inc. unter der Telefonnummer 001-813-968-3003 bestellt und käuflich erworben werden. [X314]

		Fragen
1.	Zeitliche Orientierung	Welches Datum haben wir?
2.	Merkfähigkeit	Hören Sie mir aufmerksam zu. Ich werde jetzt drei Worte sagen. Wenn ich mit dem Sprechen fertig bin, werden Sie diese Worte wiederholen. Sind Sie bereit? Hier sind die Worte… APFEL [Pause], LAMPE [Pause], TISCH [Pause]. Wiederholen Sie jetzt diese Worte. [Bis zu 5 Mal wiederholen. Punkte jedoch nur für den ersten Versuch vergeben.]
3.	Sprachliche Benennung	Was ist das? [Auf einen Bleistift oder Kugelschreiber deuten.]
4.	Lesen	Bitte lesen Sie dies durch und tun Sie, wozu Sie aufgefordert werden. [Dem Patienten/der Patientin die Worte auf dem Stimulusvordruck zeigen.]: „Schließen Sie Ihre Augen."

Tab. 33.2: Struktur eines psychopathologischen Befunds.

Äußeres
Kontaktverhalten
Bewusstsein
Orientierung
Aufmerksamkeit
Gedächtnis
Formales Denken
Antrieb
Interessen
Affekt
Befürchtungen
Ängste
Zwänge
Wahn
Sinnestäuschungen
Ich-Störungen
Zirkadiane Rhythmik
Schlafstörungen (Ein-, Durchschlafstörungen, morgendliches Früherwachen)
Appetenz
Gewicht
Vegetative Störungen
Suizidalität
Fremdgefährdung
Einsichtsfähigkeit, Kritikfähigkeit
Therapiemotivation

Quellenverzeichnis

Der Verweis auf die jeweilige Abbildungsquelle befindet sich bei allen Abbildungen im Werk am Ende des Legendentextes in eckigen Klammern.

[E604]	Bäuml, J.: Psychosen aus dem schitzophrenen Formenkreis. Springer Verlag, 2. Aufl. 2008
[E905]	Stevens, L./Rodin, I.: Psychiatry – An Illustrated Colour Text. Elsevier Churchill Livingstone 2001
[F778-001]	Shulman, K. I. et al.: Clock-drawing and dementia in the community: A longitudinal study. In: International Journal of Geriatric Psychiatry, 8 (1993), 487–496
[G356]	Huber, Gerd: Klinische Psychopathologie. Springer Verlag 2007
[L141]	Stefan Elsberger, Planegg
[L217]	Esther Schenk-Panic, München
[L231]	Stefan Dangl, München
[L235]	Willi Schittek, Duisburg
[M515]	Prof. Dr. med. Klaus Lieb, Direktor der Klinik für Psychiatrie und Psychotherapie, Universitätsklinikum Mainz, Mainz
[V492]	abavo GmbH, Buchloe
[W203]	World Health Organzation Genf (WHO): International Travel & Health Map 1998
[W906-001]	ICD-10-GM Version 2014, DIMDI Deutsches Institut für Medizinische Dokumentation und Information, BMG
[X314]	Folstein, M.; Folstein, S.: Mini Mental State Examination

34 REGISTER

Symbole
α₂-Rezeptor-Antagonisten 16

A
Abhängigkeit 59
Abwehr 10
Acamprosat 62
affektive Störungen
– bipolare 28
– Depression 24
– Dysthymia 27
– im Alter 25
– Zyklothymia 27
Affektstörungen 5, 30
Agoraphobie 36, 94
akute Belastungsstörung 44
Alkoholabhängigkeit 59
Alkoholfolgekrankheiten 61
Alkoholintoxikation 61, 80
Alzheimer-Demenz 73
Analgetika, Abhängigkeit 66
Angststörungen 36, 95
Anorexie 52, 92
Anpassungsstörungen 44
anticholinerges Delir 81
Antidementiva 20
Antidepressiva 16
Antikonvulsiva 29
Antipsychotika 18
– Schizophrenie 33
Antriebsstörungen 5
Anxiolytika 20
– Abhängigkeit 66
Arbeitstherapie 14
Asperger-Autismus 69
Aufmerksamkeitsdefizit-Hyperaktivitätssyndrom (ADHS) 70
Ausscheidungsstörungen 70
Autismus 69
autogenes Training 14

B
Baby Blues 82
Barbiturate, Abhängigkeit 66
Belastungsstörungen 44
Benzodiazepine 20
– Abhängigkeit 66
Betreuungsgesetz 84
Bewusstseinsstörungen 4
Biofeedback 13
bipolare Störungen 28
BMI (Body-Mass-Index) 53, 92
Borderline-Persönlichkeitsstörung 48
Bulimie 52, 93
Burn-out-Syndrom 43

C
Cannabis 64
– Intoxikation 80
Chorea Huntington 76
Chronic-Fatigue-Syndrom (CFS) 43
Clozapin 19
Creutzfeld-Jakob-Krankheit 76
CT (Computertomografie) 9

D
Delir 77
– anticholinerges 81
Delirium tremens 61
Demenz 72
– frontotemporale 75
– Lewy-Körper- 76
– vaskuläre 74
Denkstörungen 4
– Schizophrenie 31
Depression 24, 89
– im Alter 25
Desensibilisierung 12
Dissoziationsneurose 46
dissoziative Amnesie 46
dissoziative Fugue 46
dissoziative Störungen 46
Disulfiram 62
Drogenabhängigkeit 64, 65
DSM-System 6
dysmorphophobe Störung 42
Dysthymia 27

E
EEG (Elektroenzephalografie) 9
Elektrokrampftherapie (EKT) 27
Entspannungstherapien 13
Entwicklungsstörungen 69
Entzug (Alkohol) 62
Ergotherapie 14
Erregungszustände 80
Erschöpfungssyndrom 43
Erstgespräch 2
Essstörungen 52
Esstörungen 92
Expositionsverfahren 12

F
Fallbeispiel 88, 90, 92, 94
Familientherapie 13
Fibromyalgiesyndrom 43
Fremdgefährdung 5
Freud, Siegmund 11
frontotemporale Demenz 75
frühkindlicher Autismus 69

G
Ganser-Syndrom 47
Gedächtnisstörungen 4
Gegenübertragung 11
generalisierte Angststörung 37
Gerontopsychiatrie 72
Gesprächstherapie 13
Gutachten 84

H
Halluzinationen 5, 90
– Schizophrenie 31
Halluzinogene 64
Halluzinose 61, 76
Heultage 82
Hypersomnien 57
Hypnose 14
Hypnotika 20
– Abhängigkeit 64, 66
hypoaktive Zustände 81
hypochondrische Störung 42

I
ICD 10 6
Ich-Störungen 5
– Schizophrenie 30
Illusionen 5
Insomnien 57
Instanzenmodell 10
Intelligenzminderung 68
interpersonelle Psychotherapie (IPT) 13
Interviews 8
Intoxikationen 80

J
Joining 13
Jugendgerichtsgesetz 84

K
Kanner-Autismus 69
Katatonie 31, 90
Kinder- und Jugendpsychiatrie
– Entwicklungsstörungen 69
– Intelligenzminderung 68
– Verhaltensstörungen 70
Kokain 64
Konfabulationen 76
Kontaktstörungen 5
Korsakow-Syndrom 61, 76
Krankheitsgewinn 46

L
Labordiagnostik 9
Leistungsdiagnostik 8
Lewy-Körper-Demenz 76

34 REGISTER

Lichttherapie 26
Lithium 17
– bipolare Störungen 29

M

Magersucht 52, 92
malignes neuroleptisches Syndrom 81
Manie 28
Medikamentenabhängigkeit 65
Melatoninrezeptoragonist 16
Mini-Mental-State (MMS) 72
Modelllernen 12
Monoaminoxidasehemmer (MAO-Hemmer) 16
Morbus Alzheimer 73
– Binswanger 74
– Parkinson 76
– Pick 75
– Wilson 76
MRT (Magnetresonanztomografie) 9
multiple Persönlichkeitsstörung 47
Mutismus 31

N

Narkolepsie 57
Neurasthenie 43
Neurosebegriff 11
nichtselektive Monoamin-Wiederaufnahmehemmer 16
Nootropika 20
Notfalldiagnostik 78
Notfälle 78
Notfallmaßnahmen 78

O

Opiat, Intoxikation 80
Opioide 64
organische Halluzinose 76
organische psychische Störung 72
organisches amnestisches Syndrom 76
Orientierungsstörungen 4

P

Panikstörungen 37, 94
Parasomnien 58
Persönlichkeitsdiagnostik 8
Persönlichkeitsstörungen 48
PET (Positronenemissionstomografie) 9
Phasenprophylaktika 17
Platzangst 36
Plus- und Minussymptomatik 32, 90
postpartale Psychose 83
posttraumatische Belastungsstörung (PTBS) 44
progressive Muskelrelaxation (PME) 14

Psychiatrie
– Diagnostik 8
– Epidemiologie 6
– forensische 84
– Kinder, Jugendliche 68
– Klassifikationssysteme 6
– Notfälle 78
– Untersuchung 2
Psychoanalyse 11
Psychoedukation 14
Psychomotorik 5
– Schizophrenie 31
psychopathologischer Befund 4
Psychopharmaka
– Antidepressiva 16
– Antipsychotika 18
– Anxiolytika 20
– Hypnotika 20
– Nootropika 20
– Phasenprophylaktika 17
– Psychostimulanzien 21
– Schwangerschaft 83
– Stillzeit 83
Psychostimulanzien 21
Psychotherapie
– Entspannungstherapien 13
– Gesprächstherapie 13
– interpersonelle 13
– lerntheoretische Verfahren 11
– psychoanalytisch-psychodynamische 10
– Psychoedukation 14
– systemische 13

R

Rapid Cycling 28
Rausch 61
Reframing 13
Rehabilitation 15
Restless-Legs-Syndrom (RLS) 58
Rogers 13

S

schizophrene Störung 90
Schizophrenie 30
Schlafapnoesyndrom 57
Schlafstörungen 56
Schuldfähigkeit 84
Schuldunfähigkeit 84
Schwangerschaft 82
Schweigepflicht 2, 85
Sedativa 20
– Abhängigkeit 64
Selbstgefährdung 5
selektive Noradrenalin-Wiederaufnahmehemmer (SNRI) 16

selektive Serotonin-Wiederaufnahmehemmer (SSRI) 16
Sexualstörungen 54
Sicherungsverwahrung 84
Somatisierungsstörung 42, 88
somatoforme autonome Funktionsstörung 42
somatoforme Schmerzstörung 42
somatoforme Störungen 42
Sozialtherapie 14
Soziotherapie 14
SPECT (Single-Photon-Emissionscomputertomografie) 9
Stillzeit 82
Stupor 81
Suchterkrankungen 59
– Alkohol 59
– Drogen 64
– Medikamente 65
Suizid 78, 89
systemische Therapien 13

T

Testpsychologie 8
Therapieverfahren
– medikamentös 16, 18, 20
– nicht-medikamentös 10
Ticstörungen 71
Tourette-Syndrom 71
Tranquilizer 20
Transsexualität 55
Trauma 44

U

Übertragung 11

V

vaskuläre Demenzformen 74
Vergiftung 80
Verhaltensstörungen
– Kinder, Jugendliche 70
Verhaltenstherapie 11

W

Wahn 4
– Schizophrenie 31
Wahrnehmungsstörungen 5
Wernicke-Enzephalopathie 61
Wochenbettdepression 82

Z

zentrales Serotoninsyndrom 81
Zwänge 5, 40
Zwangsgedanken 40
Zwangshandlungen 5, 40
Zwangsstörungen 40
Zyklothymia 27